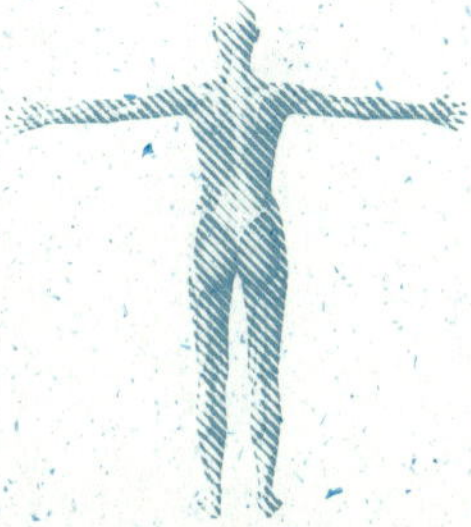

からだの一日

SEX SLEEP EAT DRINK DREAM

A Day in the Life of Your Body

あなたの24時間を医学・科学で輪切りにする

ジェニファー・アッカーマン／鍛原多恵子［訳］

早川書房

からだの一日

——あなたの24時間を医学・科学で輪切りにする

SEX SLEEP EAT DRINK DREAM

A Day in the Life of Your Body

by

Jennifer Ackerman

Translated by
Taeko Kajihara
First published 2009 in Japan by
Hayakawa Publishing, Inc.
This book is published in Japan by
arrangement with
Melanie Jackson Agency, LLC
through Tuttle-Mori Agency, Inc., Tokyo.

父ウィリアム・ゴーラムに
愛を込めて

自分を縛るこの肉体に私は畏怖《いふ》を感じる……なんという
不思議よ！

ヘンリー・デイヴィッド・ソロー

目次

プロローグ

あなたは、あなたの体そのものだ。それはあなたを包み込んで支える。あなたを束縛し、支配し、歓喜させ、嫌悪させる。にもかかわらず、肉体の働きは謎に満ちている。考えてもみよう。私たちはみな程度の差こそあれ自分の体を意識しており、顔の対称性や皺、胸から腰までのボディライン、太ももの膨らみ、腹部の丸み、両足の広がり具合など、身体的特徴については熟知している。しかし、いったいどれだけの人が体内で繰り広げられるドラマに気づいているだろうか。聖アウグスティヌスが述べたとおり、私たちは高くそびえる山や軌道を描いて巡る星に驚異の目を見張ることはあっても、体内で起きている奇跡には目もくれない。健康なときには、身体機能はあまりにも円滑で、私たちはとかく肉体の存在を忘れがちだ。それに気づくのは、何か問題や不安を感じたときがほとんどだ。実際、私たちはたいていい、自分の体内で何が起きているかなど気にもしないようにして生活している。便りのないのはいい便り、というわけだ。

だが、じつは違う。私がそう気づいたのは、次々とストレスに見舞われたあげくに重いインフルエンザにかかったときだった。何週間も気力が湧かず、仕事や運動の達成感、我が子の甘い匂いを嗅ぐ喜び、食欲を覚えたりものを食べたり、安らかに眠ったり、といった生きる楽しみを奪われてしまった。ようやく快復したときには、健康な体を取り戻した喜びと安堵《あんど》に浸ったのはもちろんのこと、体についてもっと知りたいと切実に願うようにもなっていた。私の健康な肉体が普段享受している、こういった快楽の正体とは何なのだろう。そして、折にふれそれに水を差す問題とは何なのか。私が気づいたのは、健康であるか否かにかかわらず、体内で起きていることについて自分が何も知らない、ということだった。たとえば、食物の消化とそれに先立つ空腹感の背後にあるものをまったくわかっていない。空腹感は、栄養素の欠如をコンフォートフード（訳注　慣れ親しんだ母親の手料理など）に対する渇望に変える不思議なループだ。そういう意味では、空腹感の対極にある吐き気についても、何も知らないのは同様だろう。ウイルスは私の体にどう働きかけるのか。アルコールは脳にどう影響するのか。たまったストレスがエネルギーと健康にどう作用するのか。私にはこれらの問いに対する答えはまるで見当もつかなかった。体には、朝のうちのほうがより効率よくできることや、午後や夕方向きのことがあると気づいてはいたものの、その理由となるとさっぱりだった。

インフルエンザの経験は臨死体験にはほど遠かったけれども、自分という存在が血と肉と骨の姿でこの世に生まれ出でてあの世に逝《い》くものだということを私に思い起こさせた。もちろん、あちらに「逝く」その日は日々近づいている。もっとも長く生きられる人でもこの世にいられるのはたったの七〇万時間なのだ。私の肉体がこの世に存在するのはたった一度きりである。私が別の肉体をもつ機会は二度と巡ってこない。ならば、自分の体についてもう少し知るのも悪くない。

小学校一年生のとき、私は自分の中で何が起きているかきちんと把握していた。心臓が鼓動するのは左の胸で、忠誠を誓うときに手を置く場所の近くだ。髪の毛に櫛を入れるとき、私たちはじつは死んだ細胞を撫でている。このどこか気味の悪い話はことあるごとに友だちに教えてあげたものだ。おやつに食べたもの、たとえばレーズン一箱があとでたいへんな結果をもたらすのもわかっていた。昼寝しないと自分が怒りっぽくなるのも知っていた。けれど、歳を取るにつれ、そうしたことをあまり考えなくなった。そうして三〇年が経《た》ち、今に至るというわけだ。そこに天の啓示のようにインフルエンザがやって来たのである。

これまでの無知に別れを告げようとして、最初に思いついたのは医学部進学だった。『グレイ解剖学』という教科書で記憶を司《つかさど》る神経や骨について学んだり、《ランセット》誌や《ニュー・イングランド・ジャーナル・オブ・メディスン》誌で報告される「腹部の痛みを頻繁に訴える一〇歳の女児」や「南米から帰国後に悪寒《おかん》と発熱に襲われた二二歳の男性」といった不可思議な症例を調べたりする自分を想像してみた。医学は探偵業と同じような魅力がある。念入りに観察し、分析し、診断を下し、処置を決めるのだ。しかし、三五歳で医学部に入り直すのでは、子育てまっただ中の私の生活はめちゃくちゃになってしまう。

それに、私は自分の体について一つだけ知っていることがあった。医者に求められるような厳しい勤務スケジュールに耐えられる体質ではなかったのだ。私は十分に眠らないと体が機能しない。いよいよ二カ年にわたる医進課程（訳注／学士号をもつ者が医学校に進学する前に履修する課程）に進むという前夜、私は橋から落ちて泥の中に頭から突っ込む夢を見た。翌朝、医学部進学の計画は取り止めにした。

物書きとして身体の問題に取り組んだのは一〇年後のことだった。それから数年にわたって、あらゆる機会をとらえて身体に関する最新の知見を探し集めた。本や雑誌を片っ端から漁った。科学者の研究室を訪ね、学会や会議、講義に顔を出した。自分の体に起きる主要な出来事を観察し、多数の検査や実験をに身を挺した。

それまで長いあいだ待ったのもけっきょくは無駄ではなかったとわかった。現在私たちの体についてわかっていることの多くは、最近になって爆発的に増えている新知見のおかげだからである。この五年から一〇年で、空腹や疲労、運動、知覚、セックス、睡眠、ユーモアまで、あらゆる現象の理解が科学によって可能になった。私たちはほんの一〇年前には想像もできなかったような、身体に関する知識をもつ。たとえば、この文章を読んでいるときに活発になっている脳の部位は正確にはどこか、たまったストレスがウエストのくびれにどう影響するか、運動がどう学習を促進するか。そうしたことがわかってきたのだ。こうした最新の知見は、かつては科学の力が及ばないと思われた問題にまで答えを与えてくれる。例を挙げれば、風邪をひいた子どもとどちらも一緒にいるのに、なぜあなたは風邪をひき、連れ合いはひかないのか。真っ赤なパンツとレンガ色のシャツでは組み合わせがよくないという夫婦の争いに生物学的な根拠があるのか。同僚の女性が好きなものを食べてもちっとも太らないのに、あなたはドーナツを見ただけで二〇〇グラム太るのはなぜか。

この一〇年で判明したのは、私たちの体はほんの一パーセントがヒトで、あとの九九パーセントは微生物からできているという事実だ。少なくとも細胞の数から見るとそうなのである（あなたや私がバイ菌のように見えないのは、バクテリアの細胞が私たちの細胞より小さいからだ）。運動について考えただけで筋力が増し、睡眠不足が体重増につながることもわかっている。「タイミングがすべて」ということもわかってきつつある。人生をいつでも最高の体調で過ごしたいなら、何をするかだけでなく、いつそれをするかが大事なのである。

こうした知見の一部には、正常な身体機能が失われた症例から得られたものがある。一七世紀イギリスの解剖学者トーマス・ウィリスの言葉を借りれば、「自然は、踏みならされた道から外れたところで働くときこそ、その神秘的な能力をもっともあらわに示す」。食欲を失った症例から空腹感の元となる化学物質が発見された。人の顔を見分けられなくなった症例から、顔を認識するという奇跡にかかわる新たな洞察が得られた。「触覚を失った」人の症例からは、抱いたりキスしたりといったスキンシップの生物学的な意味がわかった。

人の体内を観察できる最新の機器や手法の発達によって得られた、科学的知見のブレイクスルーもある。過去には、誰も目にしたことのない人体の内部を見るには、不幸な患者にとんでもない傷を負わせるしかなかった。内臓の働きを確かめられる観察窓のようなものが得られたのはまったくの偶然だった。アレクシス・セント・マーティンの胃にたまたま穴が開いたおかげで、軍医のウィリアム・ボーモントは消化器の働きをつぶさに見ることを得たのである。続いて二〇世紀にはレントゲンが発明され、筋肉に覆われて外からは見えない骨格のはっきりとした静止画が初めて得られた。ここ一〇年から二〇年で、新しい画像技術——陽電子放射断層撮影（ＰＥＴ）スキャンや機能的磁気共鳴画像法（ｆＭＲＩ）——や、さらに細胞の働きに「耳を傾ける」方法が生まれたことによって、人間の体内を生きながらに詳細に調べることができるようになった。他者の顔を認識したとき、新しい言語を学ぶとき、迷路のような界隈《かいわい》で道がわかったとき、バッハのソナタを聴くとき、ジョークを聞いたときに脳内で何が起きているのかを、脳スキャンによってリアルタイムにはっきりと見られるようになったのである。ヒトの腹部の細胞に耳を傾ける機器を使って、私たちはそこに「第二の脳」があることを発見し、入り組んだ絨毛《じゅうもう》と陰窩《いんか》に生きる生物の世界をも見つけたのだった。

また遺伝学の大きな発展によって、内臓や組織、細胞の基本的な働きをまったく新しい方法で調べられるようになった。ヒトの遺伝子に関する新しい知識の大半は、マウスやショウジョウバエ、ゼブラフィッシュなど他の生物の研究から生まれた。科学者にとって好都合なことに、菌類からヒトにいたるまで生物の仕組みには往々にして共通の特徴がある。原始的なイースト菌に当てはまることは、あなたにも当てはまるのである。

なかでも驚嘆すべき新発見は、私たちの体を構成する主要なパーツがリズミカルにテンポを刻んでいるという事実だ。一六二一年、イギリスの東洋学者ロバート・バートンは「私たちの体はあたかも時計のようだ」と記した。それは本当だ。精神だけでなく肉体までもが、その深奥《しんおう》において時に支配されている――まさしく時計そのものなのだ。人体には私たちの生命の営みを計る無数の体内時計が組み込まれている。脳内のマスタークロックや体内の細胞中にある末梢《まつしょう》時計はそれぞれの持ち場で時を刻み、朝起きる時間、昼食後に文章校正するときの精度、夜間にランニングする速度、深夜のパーティーで握手するとき手に込める力にまで影響を及ぼす。私たちはこれらの時計が生み出すリズムにふだんは気づいていないが、交代勤務や時差ぼけ、夏時間への変更時など、本来のリズムに逆らわねばならなくなってはじめて、それが明確に意識される。これらの時計は驚くほど多岐にわたる身体機能の日々の変動を管理しており、個々の遺伝子の作用から複雑な行動——スポーツにかかわる身体能力、アルコール耐性、認知反応——まで支配している。したがって、このリズムに合わせて行動すれば、会議で自分の能力を最大限に発揮したり、歯痛を最小限にとどめたりすることができる。反対に逆らうならば、大きな痛手を被《こうむ》りかねない。

本書はあなたの身体に関する新しい科学的知見にかかわるものであり、一日二四時間のうちに体内で起きる複雑で興味深い出来事を多数見ていこうとするものである。もちろん、典型的な一日というものはない。典型的な身体現象というものだってないだろう（自分のことばかり並べ立てるのもどうかと思うが、ソローの言葉を借りるならば「私をいちばんよく知っているのだから、ほかの人のことより自分のことを話そう」ということだ）。物理学者は電子や水の分子といった均質でどれを取っても同じものを扱う。一方、生物学者は驚異的ながら、ともすると私たちの足をすくませるほどの多様性に対処しなければならない。二匹の動物が同じであることはない。たとえクローンであっても。同じことは二個の細胞や、ＤＮＡ（デオキシリボ核酸）の分子二個についても言える。近年の研究は、遺伝的に見ると、ヒトの個体同士は異なる部分より同じ部分のほうが多いことを示唆しているが、それでも私たちには、解剖学、生理学、行動学の観点から見た、微々たるものとはいえ重要な相違点が少なくない。身体的な欲求の程度や代謝が違うし、ものの味わい方や見方が異なる。ストレスやアルコールに対する耐性も、起きる時間やベッドに入る時間の好みもばらばらだ。ある男性には甘露《かんろ》の酒でも、別の男性には毒になる。ある女性にはいい刺激でも、別の女性にはトラウマとなる。ある体にとっては夜でも、別の体にとっては夜明けなのである。

同一の人間のなかにも、バリエーションというものはある。一日、一年、一生涯をとおして見た場合、私たちは数知れぬ別人の集合体だ。フランスの哲学者モンテーニュも言っている。私たち一人ひとりは、他人と自分が異なるのと同じくらい自分の中でも変化している、と。

とはいえ、私たちはみな同じ身体現象を共有してもいる。たった一冊の本ですべてを網羅することはできないし、たとえそれがわずか一日のうちに起きる出来事であったとしても同じことだろう。そこで本書では、私自身の関心事と、読者の方々にも興味深いであろうと思われる話題に絞った。キスや抱擁からオーガズム、マルチタスキングから記憶、トレーニングからストレス、午後の居眠りから夜寝ているあいだに見る夢までを収めてある。

朝

まだ何が起こるかわかってもいない

新しいページの輝き

ライナー・マリア・リルケ
『時禱集《じとう》』より

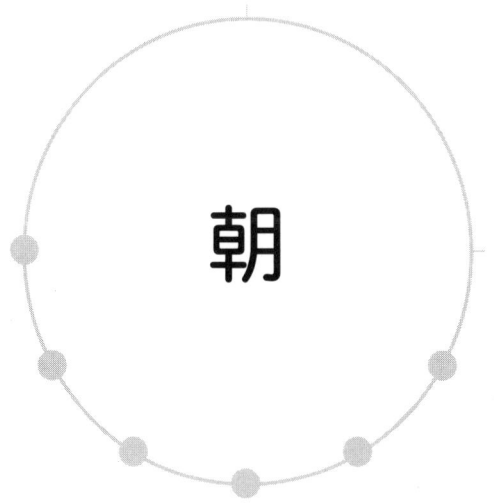

第1章　目覚め

目が開いてやっと目覚まし時計に焦点が合う。五時二八分。アラームが鳴る二分前だ。遠くでさえずる鳴鳥の澄んだ声以外、あたりはしんと静まり返っている。星明かりは消えかかっているけれど、朝の光が地平線の向こうから射してくるにはまだ一時間ある。

あなたも私のような人間かもしれない。目覚まし時計が鳴るのを予期して、けたたましい音がする一分か二分前に目覚めるのだ。目覚めたのはたっぷり睡眠を取ったからではない。では、何がきっかけだったのだろう。それはおそらく、かすかな聴覚キューを振られたのだという人もいる。いかにも早朝らしい音、たとえば、高速道が混みあい始める音、荷物を載せたトラックが走り去る音、あるいは目覚まし時計が鳴る直前のカチッというごく小さな音さえきっかけになるというのである。脳が睡眠中に音を聴くことができるのは本当だ。だから私たちは音を出す目覚まし時計を買う。匂いを出す目覚まし時計を買ったりはしない。ぐっすり眠りこけていても、スカンクの鼻が曲がるような匂いやコーヒーを淹れる強烈な匂いがすれば自分は目覚めるはず、という人もいるだろうが、ある最近の研究がこれを打ち消している。ブラウン大学の科学者たちによると、寝入りばなを除けば、ペパーミントや明らかに有毒とわかるピリジン（薪用の殺虫剤として使用されるコールタールの一成分）などの強力な匂いに対しても、就寝中の人はまったく反応しなかったという。彼らは、鼻は見張り役にはならないと主張する。いわく、「ヒトの嗅覚には、寝ている人を必ず起こす作用はない」

いずれにしても、私たちは体外から「起きろ」とキューを振られて起きるのではなく、脳を目覚めに導くうえでじつに信頼のおける、心にセットされた小型の目覚まし時計を体内にもっているのであって、このことを証明する圧倒的な証拠がある。テクニオン・イスラエル工科大学で睡眠を研究するペレツ・ラヴィーは、私たちが外部キューのない状態で指定の時間に自力で起きられるかどうか調べ、驚嘆すべき結果を得た。午前三時半という早朝にもかかわらず、被験者の多くは決められた時間の一〇分前か一〇分後に目を覚ましたのである。これはきわめて注目すべき時間計測能力であり、おそらくたいていの人は昼間、起きているあいだに同じ芸当をしろと言われてもできまい。別の研究では、ある時刻になると睡眠時間が終わると知っているだけで、ストレスホルモンの一種である副腎皮質刺激ホルモン（ＡＣＴＨ）の血中濃度が三〇パーセント上昇した。これは脳が目覚めようと準備している明白な徴候である。

少なくとも私たちのうちの一定の人びとは、寝ているあいだも体内で無意識に注意深く時間が計られており、脳は起きているときと同じように、起床など時間の決まっている予定を「予期」して化学物質を放出し、私たちが起きて活動し始めるよう働く。かつては意識にしか備わっていないと考えられていたものごとを予期する能力は、実際は寝ているあいだも働いており、そのおかげで（あるいは、そのせいで）私たちは決まった時間になると目覚めるのだ。

なんという不思議よ！

でも、あなたにはこんな問題は縁がないかもしれない。目覚まし時計が実際に鳴ったとき、あるいはタイマー付きのラジオから音楽やＤＪの声が流れてきたときにびっくりして目を覚ます人のほうが断然多い。あなたはそういう人びとの仲間かもしれない。そんなあなたは毎日のように、あと一〇分寝ていたいと目覚まし時計のスヌーズボタンを押す。あなたにとってきっと、この朝の儀式は欠かせないものだろう。それも一度ではなく。平均睡眠時間が理想的な八時間でなく七時間を下回るような国では、おおかたの人は、とりわけ平日には少しばかり睡眠不足の状態にある。残念なことに科学者によれば、目覚まし時計のスヌーズボタンを押してむさぼる短い睡眠は疲労回復にはつながらず、細切れの浅い眠りになる。次に目覚まし時計が鳴るまでうとうとしたにしても、起床時間を意識するだけで眠りの質は影響されるのだ。

もちろん、目覚まし時計がどれほど大きな音を出そうともこんこんと眠り続ける人もいる。そんなしぶとい朝寝坊の人には、一八五五年に特許が認められたイジェクター・ベッドがある。高鼾《たかいびき》で眠りつづける罪深き者がこのベッドに内蔵された目覚まし時計に反応しないと、片側のレールが外れ、哀れな無精者《ぶしょうもの》は床に落ちる羽目になる。これよりほんの少し人に優しい発明として、マサチューセッツ工科大学（ＭＩＴ）の有能なグループによる「クロッキー」を紹介しよう。柔らかなスポンジ状の手ざわりをしたロボット風のこの目覚まし時計は、時間になるとベッドサイドテーブルから転《ころ》げ落ち、車輪を使って部屋の目立たない隅に逃げ込む。そして毎日、逃げ込む場所を変える。発明者たちによると、クロッキーを探すという手間のかかる作業のために、どれほど眠い人でももう一度ベッドに横になろうとは思わないという。

ああ、あの眠りと目覚めのあいだの半睡半識の状態でほんのひとときまどろむ喜びよ。そして、心を目覚めに誘い、今日という愛すべき日がゆっくり訪れ来るのをいとおしむ喜びよ。この境地を味わえる人は少ない。起きるのが難しいのだとしたら、それはもともと、それほどの難事だからなのだ。無理もあるまい。起床後、心拍数と血圧はわずかのあいだに急上昇し、ストレスホルモンのコルチゾールの血中レベルがピークに達するのだから。

覚醒はすぐにはやって来ない。目覚めた直後のぼうっと混乱した状態は、睡眠慣性として知られ、ほとんど誰もが経験するものだ。「脳はスポーツカーではないので、七秒で時速一〇〇キロメートルまで加速する、などという芸当はできないのです」とハーヴァード大学で概日《がいじつ》リズム（訳注　生体内に約二四時間周期で起こる生理学的変化。二八ページ参照）を研究するチャールズ・ツァイスラーは茶目っ気たっぷりに語る。心身の諸機能を調べる検査を受けると、私たちの大半は夜の就寝前より朝起きぬけのほうが成績が悪い。ツァイスラーは付け加える。「起床後三〇分以内の脳の能力が、二四時間使用後より劣るというのは皮肉としか言いようがありません」。この有益な事実は、一九五〇年代にアメリカ空軍によって不幸ないきさつで発見された。当時、空軍では滑走路に駐機したジェット戦闘機にパイロットを夜間待機させた。コックピットで睡眠を取らせ、いつでも離陸できる態勢を維持するためだった。パイロットは睡眠中を叩き起こされて離陸を命じられた。しかし事故率が激増したことから、この慣行は禁止された。

二〇〇六年、ある科学者チームが睡眠慣性の効果を正式に定量化したところ、目覚めたばかりの被験者の認知能力は、ひかえめに言って、車を運転したらつかまってしまう、法的には飲酒状態とされるものと大差なかった。およそ一〇分後には最悪な状態は脱するものの、睡眠慣性の影響はじつに二時間後にまで及ぶのである。効果の度合いは、一つにはどういう状態から目覚めたかに左右される。先に触れたラヴィーのチームによると、急速眼球運動（ＲＥＭ《レム》）睡眠と呼ばれる段階から目覚めた人は周りの状況にすぐなじみ、心の働きがより俊敏で話にも活発に応じる。

ラヴィーの言葉を引けば、レム睡眠はいわば覚醒にいたる導入部であり、目覚めをより円滑にしてくれるものだ（レム睡眠は鮮やかで印象の強い夢を見ることでも知られる。目覚めたあとでも今見たばかりの夢をはっきりと覚えている場合があるのはそのためだろう）。

一方、深いノンレム睡眠中にびっくりするような目覚まし時計の音でいきなり起こされた不幸な人は、頭がぼうっとして「ここはどこ？」という感覚に襲われる。こんなふうに「叩き起こされる」人をなくすべく、アクソン・スリープ・リサーチ・ラボラトリーズ社が開発したのが、クロッキーよりもっと人にやさしい「スリープ・スマート」だ。この目覚まし時計は持ち主の睡眠サイクルを観察し、浅いレム睡眠のときに起こしてくれる。「かさばらず心地よく、人にやさしい」と謳《うた》い文句のついたヘッドバンドには電極とマイクロプロセッサが埋め込まれている。このマイクロプロセッサがあなたの睡眠中の脳波を各段階で測定し、情報をベッドの近くに置かれた時計に送る。時計には、これ以上は寝過ごせない起床時間がセットされている。これで、時計は定められた時間が来る前の最後の浅い眠りのときにあなたを起こしてくれる。

目覚めてすぐにすっきりとするか、いつまでもぼうっとするかは、あなたのクロノタイプにもよる。クロノタイプは、あなたの概日性を鳥類に当てはめ、ヒバリ（朝型人間）とフクロウ（夜型人間）に分ける。ヒバリは日が昇ると歌い、フクロウは夜に鳴くからである。

いつだったか、作家のジーン・M・アウルが、私の脳は日が暮れてずいぶん経ってからがいちばんよく働くと話してくれたことがある。彼女は夜一一時か一二時に仕事をしはじめ、朝七時に仕事を終えて就寝する。午後四時に起きると、夫とともに食事する。彼にとっては夕食で彼女にとっては朝食だ。そのあと街中に出て、夜中には再び仕事を始める。彼女は、この極端とも言えるフクロウ並みの生活でまったく不都合は感じていないという。

似たような生活を送っているのが偉大な遺伝学者のシーモア・ベンザーだ（訳注　二〇〇七年に死去）。彼が主として夜間に行なったショウジョウバエの変異体の研究によって、私たちの体の概日リズムの遺伝的基盤が解明された。ベンザーは深夜に仕事する。本人の弁によると、ほかの多くの人にならって朝に仕事を始めると、ともすると失敗をしでかすという。

アウルやベンザーの対極にいるのが極端なヒバリ型人間で、彼らはパン屋の明るい仕事に向いている。午後七時か八時には寝てしまい、午前三時か四時にはぱっちり目が覚めるのだ。この両極端な昼型と夜型の人にとってはお互いが、別の世紀か地球の反対側にでも生まれた人間だと思われるほど、相容《あいい》れない存在であるようだ。ヒバリ型人間はフクロウ型人間が寝ているあいだに活動する。両者は覚醒のピーク（ヒバリ型では午前一一時、フクロウ型では午後三時）、心拍数のピーク（ヒバリ型では午前一一時、フクロウ型では午後六時）、好みの食事時間、好みの運動時間、毎日摂取《せっしゅ》するカフェイン量（ヒバリ型はカップ単位、フクロウ型はポット単位）において劇的な違いを見せる。

ミュンヘン大学の時間生物学者ティル・レンネベルクは、極端なフクロウ型が極端なヒバリ型の三倍いることを発見した。たいていの人は両者のあいだに収まり、軽度から中度の夜行性パターンを示す。夜行性パターンは勤め人のルーティーンなタイムテーブルと相容れず、「社会的時差ぼけ」の感覚をもたらす。あなたもレンネベルクが考案した簡単なアンケートに答えることで、自分の傾向を知ることができる。アンケートにあるのは次のような質問だ。平日には何時に起きますか。週末や祝祭日はどうですか。すっかり目覚めたと感じるのは何時ですか。エネルギーが落ちたと感じるのは何時ですか。

ヒバリ型人間の徳をたたえることわざが多数あるにもかかわらず（ベンジャミン・フランクリンの「早く寝れば、早く起きられる」「早起きは三文の得」など）、早起きする人が健康や金銭の面で有利なわけではないし、早起きは必ずしも精神的に健全である証拠ではないことを科学が示している。しばらく前の話になるが、イギリスの研究者グループがフランクリンの格言に込められた知恵を実証しようと、一二〇〇人を超える高齢者（男女ともに含む）からデータを集めた。就寝時間と起床時間が健康、財力、認知機能に与える影響について調べた結果、実際にはフクロウ型がヒバリ型より金銭的に恵まれていることが多いと判明したものの、健康と知性について両者に違いは見られなかった。

いずれにしても、自分がどちらのタイプであるかについてあなたに選択の余地はないのかもしれない。ヒバリとフクロウの日常の生活習慣はかつては個性の違いと信じられていたが、実際は体内の生物時計の性質に由来している。ほぼ一〇年前、ペンシルヴェニア大学のハンス・ファン・ドンゲンは、平均的な昼型の人の生物時計は、夜型の人の時計より「位相が進んでいる」——二時間も進んでいる——ことを立証した（訳注　〝位相〟とは、波や円運動のように一定のサイクルの繰り返しから成る現象について、ある対象がそのサイクル中のどこにあるかを示す）。ファン・ドンゲンは、自分の傾向を克服することはできるかもしれないが、変えることはおそらく無理だろうという。ヒバリであるかフクロウであるかは、あなたの体内に生物学的に組み込まれているらしい。

「わたしは時からできている」とアルゼンチンの小説家ホルヘ・ルイス・ボルヘスは書いた。この言葉には深い洞察が隠されている。ここ一〇年で生物学者が発見したように、時間はあらゆる生命体の内部に組み込まれている。そしてその理由はきわめて説得力のあるものだ。つまり、私たちが自転する惑星上で進化したからだ、というのである。

このことを理解するには、数十億年前に遡《さかのぼ》って原初の地球に思いを馳《は》せねばならない。そのころ生物はすべて単細胞から成り、生温かい原始の海に浮かんでいた。真昼のまばゆい太陽と夜の冷たい闇が、来る日も来る日も定期的かつ予測可能なかたちで、数兆日にもわたって繰り返される。明と暗、冷と暖が上昇と下降、オンとオフを毎日繰り返し、生命が誕生する。オゾン層のスクリーンはまだ存在せず、日中は生命にとって有害な紫外線が地表に降り注ぐ。有害な紫外線を避けようと、生物は繊細で敏感な生化学反応を夜の闇に隠れて行なうようになり、代謝のリズムが生み出された。なかには太陽光を検知する光センサーを進化させるものもいる。光センサーは最初はただの光感受性細胞だが、やがて夜明けと日没のかすかな変化をも検知する高度な眼となった。

そこで天才が現われる。概日リズム（ラテン語の「circa（概《おおむ》ね）」と「dies（日）」に由来する）として知られる、惑星時間に見事に同調した体内リズムを作れる遺伝子や細胞、その他の身体系をもつ生命体が出現するのだ。光センサーから概日時計にいたる経路が進化によって生まれ、体内リズムを太陽日と同調できるようになる。生物学者のトーマス・ウェアは、「こうして、概日ペースメーカーが、生物の体内に外界を映した昼と夜をつくりだすのである」と述べる。

これらのペースメーカーは光に対する感受性が強く、弱い光によっても調整とリセットがなされる。ペースメーカーにとっては、太陽光が「時を告げる者（zeitgeber《ツァイトゲーバー》）」なのだ。これらのペースメーカーに、昼と夜の明暗が交互に現われるパターンに同調するリズムを太陽光が与え、生物の昼は夏には長く冬には短くなる。朝に窓のブラインドを上げると、あなたの網膜にある特殊な光感受性細胞が戸外の明るさを測り、まだ闇に支配されているあなたの脳に夜明けを告げ、概日時計を宇宙のリズムに同調させる。

ペースメーカーのリズムはめったなことではくずれない、信頼の置けるもので、外界からの刺激がなくとも持続する。科学者はこの事実を次のような実験によって確認した。被験者は数週にわたって外界からの刺激のない状態に置かれた。昼夜の別がわからなくなると、被験者の体は太陽のリズムから逸脱するが、二四時間サイクルの目覚めと睡眠など身体のリズムは維持された（この不動の概日パターンは自由継続リズムとして知られ、それぞれの種《しゅ》のゲノムに組み込まれている）。

こうして得た新しいシステムには大きな利点が二つある。体に合うことを体に合った時間でできること、特定の環境下における日々の変化を予期して行動を調整できることだ。宇宙のモデルを体内に組み込むことで、体は周りで起きる変化を前もって知り、食物、パートナー、捕食者、昼夜を通じた幅広い温度の上下動に備える。

私たちの体にこれほど大きな影響を及ぼすことを考えるなら、「時計」という言葉はあまりに貧弱に思えるかもしれない。体調を一定に保とうという要請は強いものの、私たちの体は概日動因によって一日二四時間のあいだに劇的な変化を経る。エマソンの言葉を借りれば、秘密を知らなければ、すべては安定して見えるものなのである。

体温を考えてみよう。

目覚めたあなたはたぶん今ごろ、シャワーを浴びているはず。きちんと目覚めるには、熱い湯と冷水を交互に浴びる「温冷交代浴」がいいという人がいる（この手法は一石二鳥かもしれない。冷たいシャワーを浴びて大声で叫ぶので家人は目が覚めてしまう）。皮膚直下の温受容体はおよそ四五度までの温度を検知し、冷受容体はおよそ一〇度まで検知する。この範囲を外れると、痛覚受容体の領分に入る。だがかなり熱い湯やかなり冷たい水を浴びても、体の深部体温は変わらない（ところで、私たちの平均体温が三七度であるというのはあまりに有名な話だが、この数字はじつは間違っている。体温測定を多数行なった綿密な研究によると、本当の平均体温は女性の場合が約三六度九分で、男性の場合には約三六度七分だった）。環境変化にかかわらず、体は比較的一定の体温を保つ能力が高いため、リン・コックスのような寒中水泳のチャンピオンは、南極の凍えるような海水に浸かっていても体温を一定に維持でき、マラソン走者は気温が五〇度近くまで上がる酷暑のデスヴァレーでも体温の上昇を防ぐことができる。

体温をはじめとする体内の環境を一定に保つ、この恒常性《ホメオスタシス》——ギリシア語の「似ている」と「安定している」からの造語——と呼ばれる能力は当たり前のように聞こえるかもしれないが、じつはこれは驚くべき現象なのだ。私たちの体はグルコースや二酸化炭素、各種ホルモン、温度などのレベル、さらには髄液のペーハー値にいたるまで休むことなく観察し、体内環境を維持する。これらの数値はある設定値、すなわち規定値付近で変動する。数値が設定値から逸脱すると、体内の複雑で多様な神経・ホルモン系がこれを検知し、関連の身体系に情報を送って修正する。

ところが近年、この設定値はじつは一定に定められてなどいないことが判明した。というのも、設定値は概日リズムにしたがって日内変動していることがわかったのである。これは私たちの身体機能や感情にとって大きな意味をもつ。たとえば、体温は一日のうちに二度近く変動する。早朝のおよそ三六度一分という体温に始まり（つまり、朝いちばんに測った体温が三七度なら、あなたは微熱がある）、午後遅くか夕刻早くにはおよそ三七度二分あるいは三七度八分まで上昇するのだ。こうした体温変化によってあらゆる身体機能は大きな影響を受ける。たとえば、体温が高いときには、痛みに対する耐性、筋肉の柔軟性、反射速度、眼と手の協調、文章の校正精度も高い。

心拍数と血圧も日内変動している。血液中を循環する白血球数、ホルモンや神経伝達物質のレベル、脳内の血流速度まで変化しているのだ。起床後時間が経つにつれて心拍数と血圧はゆっくりと上昇し、ストレスホルモンのコルチゾールが減少する。夜になると、夜間にのみ分泌されることから「暗さのホルモン」とも呼ばれるメラトニンが激増し、体温と心拍数と血圧が徐々に降下し、コルチゾールがゆっくりと上昇に転じる。コルチゾールは早朝にピークを迎える。

こうした概日リズムに従った変化をけっして侮《あなど》ってはいけない。医師がこれを視野に入れておかないと、血圧から心拍数、精子数からアレルギー反応にいたるまで、ある人の身体測定値はすべて、かなり歪められてしまう可能性があるからだ（あらゆる診断にその診断を行なったタイムスタンプを付すべきだと主張する科学者すらいる）。私たち自身は、こうした体内の変化に関する知識を利用してさまざまな選択をすることができる。あまり派手な出血を見たくないなら、午前八時に髭をあたるのがいい。この時間になると、血液を凝固させる血小板が一日のうちでいちばん数が多くて粘着性が高いからだ（この時間帯に心臓発作が多いのも同じ理由による）。歯医者で顔をしかめるような痛みをこらえるのが嫌なら、歯科医に通うのは歯の痛覚閾値《いきち》がいちばん高い午後にするべきだ。アルコールの悪影響を最小限にとどめたいなら、ビールやワインは午後五時あるいは六時に飲むのが適している。この時間帯には、肝臓のアルコール代謝作用が一般に最高レベルに達しているからだ。運動で記録を打ち立てたいなら、レースは午後遅くか宵の口がいい。

概日リズムの影響はあまりに大きく、時間生物学者のジョセフィン・アレントは、「反証が出てこない限り、私たちの体内で起きていることすべてにリズムがあると考えたほうがいいだろう」と述べる。

では、その微小な時計はどこにあるのだろう。ちょっと風呂場に入って、鏡の中を覗いてほしい。もし頭蓋骨の中の暗闇を覗き込むことができたなら、脳の視床下部に一対の翼を広げたような形状の構造を認めるだろう。それはちょうど両眼の裏側で下方にあり、一方は脳の右半球（右脳）に、他方は左半球（左脳）にある。この一万個ほどのニューロン集合体の対《つい》は合わせて視交叉上核《しこうさじょうかく》（ＳＣＮ）として知られ、これがあなたの脳内のマスタークロックだ。ＳＣＮは特殊なたんぱく質を概日パターンで産生し使用することで一日二四時間の経過を測定している。また、睡眠機能が夜間に最適となり、覚醒機能が昼間に最適となるように体の主要なリズムを制御する（実験動物のＳＣＮを破壊すると、各種の活動――走る、食べる、飲む、寝る――が正常な二四時間パターンとならず、一日のうちで無作為に起こる）。

全身が見える鏡とちょっとした遺伝子工学の助けがあれば、あなたの体のほかの部分も時を刻んでいるのが目に入るだろう。現在では、私たちが一個の時計ではなく、数十億にものぼる時計をもつことがわかっている。これらの概日時計は私たちの体のいたるところで、腎臓でも、肝臓でも、心臓でも、血中でも、骨の中でも、眼の中でも律義に時を刻んでいるのだ。二〇〇四年に行なわれたある研究で、研究者たちはホタルの発光現象を起こすルシフェラーゼというたんぱく質の遺伝子をマウスに挿入し、末梢《まっしょう》組織の細胞がリアルタイムで概日リズムを示すかどうかを調べた。果たして、マウスの全身の細胞が概日リズムで「点滅」した。

ＳＣＮにあるマスタークロックが全身の周期的なリズムを司《つかさど》る一方で、それ以外の組織や内臓の細胞に備わった遺伝的な末梢時計は、独自の概日スケジュールを維持しているのかもしれない。すなわち、それぞれの持ち場で最大の活動と最小の活動を異なる時間に設定し、ある内臓が必要なものを必要なときに得られるようにする一方で、その活動のタイミングを優先度に応じて管理しているのである。たとえば、心臓細胞の時計は血圧が一日を通じて変動するリズムを設定し、肝臓細胞の時計は消化やアルコールなどの毒素の代謝リズムを設定する。

末梢時計は、オーケストラの各楽器にたとえられる。SCNは指揮者であり、個々の小さな末梢時計が発生するリズムを調和させ、外界から受け取る光信号に同調させる。しかし、末梢時計は狂いが生じ、別の時を刻み始めることもある。時間帯を越える旅行や徹夜でシンフォニーを乱されたとき、私たちはこの現象に見舞われるのだ。

これらの時計の中核を成すのが遺伝子である。概日時計の遺伝子がもつわずかの違いによって、早朝に目覚める人と、フクロウのように夜が好きで朝のうちは頭がすっきりせず、真夜中にいちばんノリがいい人とに分かれるのだ。

極端なヒバリ型と遺伝子の直接のつながりを初めて見つけたのは、ユタ大学のルイス・プタセクらだった。ユタ州に住む極端なヒバリ型——午後七時には寝てしまい、午前二時に目を覚ます家族性睡眠相前進症候群と呼ばれる障害をもつ——のある大家族には、SCNで活動するPer2と呼ばれる主要な時計遺伝子に突然変異が見られた。以来、プタセクのチームはこの遺伝子をもつ約六〇家族を割り出している。プタセクは「彼らは鬱病で反社会的であるために早く寝るのだとずっと言われてきたのです」と述べる。それがいまや、時計遺伝子に障害をもつことがはっきりしたのだ。

イギリスの研究者たちは、極端なヒバリ型とフクロウ型は時計遺伝子Ｐｅｒ３が少し異なることを明らかにした。とても早く起きる人は遅くまで寝ている人に比べてこの遺伝子が長い変異体をもち、その傾向には驚くほど一貫性があった。

それほどひどくない早起きや夜更《よふ》かし癖のある人にも、やはり同様の遺伝子の変異体があった。ある科学者チームは四一〇人の被験者にフクロウ・ヒバリ自己診断テストを受けさせた。テストはさまざまな活動を一日のうちの何時に行なうのを好むか——起床時間、目覚めたときの覚醒度、運動や頭を使う仕事がもっともはかどる時間——を問うことで、被験者がどれほどフクロウ型あるいはヒバリ型であるかを自分で知ることができるようになっている。チームはさらに被験者の血液を採取し、ある時計遺伝子の性質を比較した。そして、問題の遺伝子に変異のある被験者は、強い夜行性を示した。彼らの活動はさまざまな側面について、ヒバリ型に比べて四五分も遅れていたのである。

著名な概日リズム研究者二人はこう述べている。「ＤＮＡを通じて、私たちはいまだに、親に寝につく時間まで指図されているように思われる」

もちろん、遺伝子によってすべてが説明できるわけではない。年齢も問題になる。とりわけ幼児期から青年期への変化は、昼型・夜型の度合いに大きく影響する。ティル・レンネベルクが八歳から九〇歳までの二万五〇〇〇人の習慣を調べたところ、子どもの多くは早起きだが、成長するにしたがって夜更かしするようになることが明らかになった。午前六時には起きていた幼児が正午まで寝る青年になるのだ。学校の始業に間に合わせようと一〇代の若者を叩き起こしたことがある人なら誰しも思い当たるだろう。週末や何も予定のない日は、若者はほぼ三時間もよけいに寝る。このパターンは女性で一九歳六カ月、男性で二一歳近くまで続く。実際、レンネベルクは、夜行性のピークは青年期の終わりを示す生物学的な指標に使えるとしている。この時期を過ぎると、フクロウとヒバリの振り子は元に揺れ戻り、私たちはまたヒバリ型に戻る。

光も影響がある。レンネベルクの研究によれば、私たちの多くがフクロウ型なのは、自分の体内時計を進める自然光を浴びないからだそうだ。一週間に三〇時間以上戸外で過ごす人は、一〇時間しか過ごさない人に比べて寝るのも起きるのも二時間早い。一日のうち早い時間に一ないし二時間自然光の下で過ごすだけで、時計は四五分も進む。ということは、もっとヒバリのように早起きしたいなら、仕事場に歩いていけばいい。

老いも若きも、ヒバリもフクロウも、起きぬけからベストコンディションだという人はいない。最近私は、一日をとおして自分の覚醒度を調べる心理学実験に参加した。常時パームパイロット

（訳注　情報携帯端末の一種）を携帯し、それが鳴るたびに、いくつかの質問に答え、自分の反応時間を計る簡単な検査を受けた。

早朝の成績は惨憺《さんたん》たるものだった。

ヒバリ型と自認する私ですら、睡眠慣性による寝ぼけ頭の状態を脱し、すっきりした頭で一日を迎えるには時間が必要であるのは承知している。それとある種の薬剤――一杯の強いコーヒーに含まれる効果てきめんの物質が必要だ。

私は救いようのないコーヒー中毒だ。かつて中国北東部の辺鄙《へんぴ》な地方に旅をしたとき、古い兵舎で一夜を過ごしたことがある。窓は割れ、トイレは部屋の床に掘った穴で、マットレスは煙草で焼けた穴だらけ、というような場所だった。コーヒーなんてないだろうと想像がついたので、挽《ひ》いた豆とコーヒープレスを持参していた。ところが熱湯が手に入らない。白状すると、私はすっきり目覚めたい一心で乾いたままの挽いた豆を噛んだのだった。

芳醇《ほうじゅん》な香りと、シュンシュンと音を立てるやかん。これさえあれば頭はすっきりする。

バッハはコーヒーを好んだ。バルザックも、カントも、ルソーも、そしてヴォルテールも。ヴォルテールは一日に何十杯も飲んだと言われるが、私の母はそれよりは控えめで六杯だ。二〇〇年前、サミュエル・ハーネマンはコーヒーを飲むと、「眠気が吹き飛び、得も言われぬ爽快さ、自然な目覚めが得られる」と書いた。今日《こんにち》、コーヒー豆は原油に続いてもっとも広く取引される品目で、カフェインは世界でもっとも頻繁に使われる精神刺激薬である。八〇パーセントの人がコーヒーや紅茶、マテ茶、カカオ、コーラなど何らかの形でカフェインを摂取している。エクアドルとペルーにまたがるアマゾン川流域に暮らすアチュアル・ヒバロ族の人びとは、毎朝起きるとイレクス・グアユサ（訳注　カフェイン含有量の高いモチノキ属の木）の葉の茶を飲んで目を覚ます。この茶にはコーヒー約五杯分のカフェインが含まれる。あまりに成分が強いため、男たちは飲んだ茶をほとんど吐き出し、頭痛、発汗、イライラなど過剰摂取の症状を避けるのだという。

朝のぼんやりした気分を振り払うために、私はコーヒーに頼り切っている。私はいつもコーヒー二杯を一気に飲み干すが、それには三〇〇～四〇〇ミリグラムのカフェインが含まれる。最近の研究によれば、こうしたカフェインの摂《と》り方――アチュアル・ヒバロ族のように一度にまとめて摂取する――はもっとも効率の良い方法ではない。ハーヴァード大学のチャールズ・ツァイスラーらは、一度カフェインを摂ると覚醒度はただちに上昇するものの、その効果はやはりすぐさま消え去ることを発見した。疲労を取り去り、認知機能を改善し、イライラを避けるのに最適なコーヒーの飲み方は、一時間おきくらいに少量ずつ（六〇CCくらい）飲むことだという。

カフェインが私たちの体にこれほど大きな影響を及ぼす理由は、やっと最近になって解明されたばかりである。カフェインは血流に乗って全身の組織や体液に行き渡り、特定の内臓に集中せずに一定の濃度を保ちながら血液中を循環する。妊娠している女性の場合には、羊水と胎児にも達する。血圧をわずかに上昇させ、気管支を拡張し、体が血中のエネルギー源にすばやくアクセスできるようにする。腎臓では尿素の排泄を、結腸では便の排泄をうながす。代謝率を少し上げるので、脂肪の燃焼をわずかながら促進させる。一五分〜二〇分経つと、コーヒーに入っていたカフェインは胃や小腸を離れ、あなたの脳に影響を与え始めている。

カフェインの刺激剤としての秘密は、それが睡眠と目覚めに重要な役目を果たす、自然の化学物質であるアデノシンの受容体に強固に結びつくことだ。エネルギーを使うと、体細胞は副産物としてアデノシンを産生する。激しく活動すればするほど、細胞はより多くのアデノシンをつくる。この物質は全身の体細胞がもつ受容体に結合することで、その細胞の活動を停止させる。こうして心拍数を落ち着かせ、血圧を降下させ、刺激性神経伝達物質の放出を減少させて眠気を催《もよお》させるのである。カフェインはこのアデノシン受容体に結合して非活性化する。その結果、アデノシンは本来の鎮静化作用を果たせなくなり、覚醒度が上がるのである。カフェインはアデノシン受容体にぴったり結合し、少量でも強力な作用を有する。

ということは、カフェインは私たちの神経細胞《ニューロン》を興奮させるのではなく、鎮静化プロセスを阻害することで覚醒化作用を発揮するということになる。カフェインが本当に私たちの脳を元気にしてくれるかどうかについては、まだ議論の余地があるだろう。

二〇〇五年、オーストリアの科学者がｆＭＲＩを使ってカフェインが脳に与える影響を調べた。

実験に先立ち、ボランティアの被験者は一二時間コーヒーを断《た》った。実験では、半数がコーヒーを二杯飲み、残りの半数はプラシーボとして、カフェインレスのコーヒーを飲んだ。二〇分後、被験者は記憶力と集中力を要する作業をしながらfMRIスキャンを受けた。被験者全員の脳で、短期記憶、つまり作業記憶にかかわる部位に活動が見られた。しかし、本物のコーヒーを飲んだ被験者の場合は、注意力や集中力にかかわる脳部位がより活発な活動を示した（少なくとも、実験を始めてから約四五分間はそうだったが、その後活動は尻すぼみになった）。こうした局在化した神経活動が見られたのは、カフェインがアデノシンに与える影響の結果ではないかと研究者たちは考えている。

しかし、これに異を唱える科学者もいる。ジョンズ・ホプキンス大学の神経科学者ローランド・グリフィスは、人びとが朝コーヒーを飲めば得られると信じているカフェインの効用は錯覚だと主張する。コーヒーは、一夜それを断ったための禁断症状を抑えるに過ぎないというのである。グリフィスは、コーヒーを飲まなくとも、起きてから一～二時間もすれば人は自然に頭がすっきりするものだと主張する。

そうかもしれない。でも、私はそんなに待てない。錯覚であろうがなかろうが、私は朝のぼんやりした気分から私を救い出し、今日がやって来たとわからせてくれるお手軽な化学物質にぞっこんなのだ。

第2章　外界をさぐる

コーヒー、いかが？　私はベッドで寝ている夫にささやきかける。彼を驚かせたくはないけれど、外のまぶしい光や七〇デシベルもある目覚まし時計のアラーム音よりは、私のささやき声のほうがましだろう。朝は、さまざまな感覚をいちどきにもたらす。それは穏やかなこともあれば、過激なこともある。目覚めて数秒のうちに、私たちは星を目にし、朝露の香りを嗅ぎ、シーツの重さやコットンシャツの柔らかな肌触りを感じ、連れ合いの顔や眠そうな返事をそれと認識する。香りの分子が鼻腔《びくう》を上っていき、両眼の中間点のやや下側にある小組織の受容体に結合する。皮膚直下の神経終末が柔らかなシャツの重さと手触りを検知し、機械的エネルギーを神経パルスに変換する。脳はこれらのパルスを接触、重い・軽い、滑らか・ざらざらなどと判断する。人の声や目覚まし時計のアラーム音は朝の空気を伝わり、見事な効率で電気信号に変換されて声や小鳥のさえずり、音楽と判定される。薄暗い寝室のぼんやりした明かりの中でも、網膜の視覚細胞は人の顔の映像をとらえて瞬時に脳に伝える。

一見、これほど簡単なことはないように思える。あなたの五感はそれぞれの経路を使い、一瞬のうちに自分を取り巻く世界を完璧に把握する。もっとも高性能なコンピュータにすら難しそうな仕事だが、あなたにとってそれは呼吸のように自然で簡単なことだ。ところが最近の科学的成果によると、これは簡単にはほど遠い仕事なのだ。無数の目覚ましい発見のおかげで、知覚に関して私たちの有する知見は複雑になる一方で、万華鏡をのぞきながら回すとがらりと景色が変わるように、様相はわずかなあいだに一転している。

匂いについて考えてみよう。ほんの少し前まで、腐ったゴミや、私道でエンジンを暖めている自動車の排気ガスなど種々の匂いを嗅ぐ能力は、それほど重要なものではなく、低級な機能と考えられていた。嗅覚の理解がそれほど進んでおらず、脳の原始的な部分の一端に関係しているに過ぎないと思われていたからである。ところが現在、匂いはきわめて複雑で繊細な感覚だと考えられるようになっている。およそ三五〇種にものぼる異なる受容体が数千もの匂い物質を嗅ぎ分け、脳の各部位において濃度を分析して危険を知らせたり、食べ物がまだ食べられるかどうかを判定したりするのだ。ノースウェスタン大学の神経学者ジェイ・ゴットフリードによれば、あまたある匂いを検知できるか否かの閾値《いきち》は、たいていの場合、ppb（一〇億分の一）レベルであり、

「私たちはたった一つの分子しか違わない二つの異なる匂いを嗅ぎ分けられる」という。

匂い物質――吸気によって内鼻に運ばれる複雑な有機化合物の分子――は鼻の粘膜の受容体に結合する。無数の嗅覚神経終末は、それぞれに同種の受容体を数十個もち、外界の情報を取り込むために粘膜内を延びる。受け取った信号は軸索《じくさく》と呼ばれる長い線維《せんい》を伝わる。軸索は鼻のすぐ上にある骨にあいた細い穴を通って脳の嗅球《きゅうきゅう》につながっている。同種の受容体をもつニューロンに結合した何千本もの軸索は、驚くべき自己組織化のメカニズムによって軸索束《じくさくそく》を形成し、嗅球の同じ場所に投射する。それぞれの香りがこうした軸索束をいくつも形成し、受け取られた情報は脳の諸部位によって判断される。

匂いの特徴（新鮮・腐敗、好き・嫌い）は、眼窩前頭皮質《がんかぜんとうひしつ》で分類される。眼窩前頭皮質は、意思決定や気分の制御や高揚などにかかわる前頭葉の重要な脳領域である。匂いの強度（刺激の度合い）は、恐怖その他の情動反応において主要な働きをするアーモンド形の扁桃体《へんとうたい》で認知されることもある。ゴットフリードによると、それは「匂いが情動を呼び覚ます場合にのみ起きる」（ガゼルが樹木の香りではなくライオンの匂いを嗅いだときなど）という。

匂いの強弱や好みの如何《いかん》にかかわらず、その正体の判別には記憶にかかわる脳領域が使われる。二〇〇五年にフランスで行なわれた研究では、匂いを処理する際、脳の両半球にある記憶領域が活性化することが明らかになった。研究者たちは、匂いの識別をうながす連想を生じさせるために、こうしたことが起きるのだろうと考えている。ある研究者が言うように、「匂いはそれとわかる前にいったん覚え込む必要がある」のだ。

匂いの中には、かつての記憶そのままの世界にあなたをどっぷりと浸《ひた》らせるものがある。私にとってはベーコンの芳香《ほうこう》がまさにそれだ。この匂いを嗅ぐと、私は子どものころ、厚く切った手作りのベーコンと新鮮な小魚の香りで目覚めた夏の朝を思い出す。その朝まだ暗いうちにミシガン湖で獲《と》ってきたスメルツ（訳注　日本のワカサギと同じキュウリウオ科の魚）を、祖父が孫たちの朝食にと焼いてくれていたのだった。匂いが過去の経験をまざまざと思い出させるという逸話ははるか昔からあり、プルースト現象としておなじみだ。作家のプルーストに幼時を思い出させたというマドレーヌの話はあまりに有名である。現に、匂いにまつわる記憶が他の感覚刺激よりその人の過去の思い出をより鮮やかに思い起こさせることを科学者は突き止めている。しかも、匂いの記憶は他の感覚に比べて、なかなか薄れるということがない。鼻腔の上皮にある嗅覚細胞はたった二カ月で新しい細胞と入れ替わり、脳の奥深くにある細胞と改めて配線し直されることを考えると、この事実には驚く。

香りが昔の記憶を呼び起こすのはなぜだろう。神経生物学者のリンダ・バックは、ある匂いに反応する受容体をもつ嗅覚細胞が、新しいか古いかにかかわらず軸索を必ず脳の同じ場所に投射するからだと述べる。

嗅覚系の精妙な配線は味覚とも切り離せないことがわかっている。コーヒーの最初のひと口に勝《まさ》るものはない。一杯のコーヒーをこころゆくまで楽しむには、まずカップを口に運ぶ前に芳香を味わってみよう。コーヒーの湯気が口腔《こうくう》内の軟口蓋《なんこうがい》を通り、鼻腔から「コーヒーだ」と脳の嗅球にささやきかける。

あなたはコーヒーの豊かな味わいを感じるのは舌だと思うかもしれない。しかし、コーヒーのフレーバーは——いや、フレーバーであれば何であれ——ほぼ香気成分から成っており、その割合はじつに約七五パーセントにも及ぶ。スマトラコーヒーをひと口すすっても、あなたの舌は苦いと感じるだけだ。神経生理学者のダナ・スモールによると、私たちがあの心地よいコーヒーの香りをおいしい味だと思うのは、それが口から入っていると知っているからだという。

エール大学のスモールらが発見したのは、脳は口から入る匂いに特化した感覚系をもつ、ということだった。彼らは被験者の鼻に細い管《くだ》を二本挿入した。一本は鼻孔に、もう一本は喉の奥まで差し込んだ。それぞれの管に四種の匂いを送り込み、脳の働きをｆＭＲＩでスキャンした。その結果、食物の匂いの場合には、二つの場所から入ってきた匂いによって異なる脳領域が活性化した。スモールは、このことは脳が少なくとも二つの副嗅覚系をもつことを示しており、「一方は離れた場所にある対象に、他方は口中にある対象に反応する」としている。後者の副嗅覚系は、嚙んでから飲み込むまでのあいだで息を吐いたときにのみ活性化する。

エール大学の神経生物学者ゴードン・シェパードは、「味覚刺激の重要な特徴は、人にとってもっとも基本的な好き（甘い）と嫌い（苦い）の情動を生じさせることである」と述べる。これらの情動は生まれながらに脳幹に組み込まれている。その一方で、味わいに含まれる香気成分に対する反応は、「学習されるものと考えて間違いなさそうだ。世界中の料理が多種多様であるのはおそらくそのせいではないか」とシェパードは言う。

しかし、口にまつわる感覚に関して真に科学と言える知見が得られるようになったのはごく最近のことである。現在では、試験管のみならず遺伝子の塩基配列決定装置《シーケンシングマシン》や脳スキャナを用いることによって、フレーバー（風味）を感じるメカニズムの全容を解明するヒントが得られるようになった。フレーバーの二五パーセントを占める味覚は、あなたの舌の味蕾《みらい》にある味覚細胞の受容体たんぱく質によって判別される。各受容体は、塩味、甘味、酸味、苦味、旨味《うまみ》の五種の味のどれかに反応する。五つめの味（日本語の「旨い」と「味」から生まれた造語）は、チキンブイヨンやパルメザンチーズ、キノコ、ベーコンなどを食べたときに感じられる食味である。

書物でよく見かける舌の味覚地図では、異なる味に舌の異なる部位が対応している。先端が甘さに、両縁部が酸っぱさにといった具合に、五つの味に対応する細胞が柔らかな舌全体に散らばっているのだ。味覚細胞は咽頭《いんとう》、喉頭《こうとう》、喉頭蓋《こうとうがい》にもないわけではないけれども、大半は舌の上の味蕾にある。

味蕾は拡大するとちょっとタマネギに似ている。一つの味蕾には一〇〇個ほどの味覚細胞があり、これらの細胞が実際に味を感じる受容体をもつ。食物に含まれる化学物質が味蕾の小さな穴に入り込んで受容体に達し、受容体がそれぞれの味覚情報を脳の味覚野《みかくや》に送る。脳はこれらの味覚情報を食感（いわゆる舌触り）の情報と組み合わせる。それで、パリッとしたポテトチップはおいしく、フニャッとしたポテトチップはまずく感じられるのだ。ホットチリなどのスパイシーな料理の場合は、味覚を痛覚と組み合わせる。バナナブレッドの甘さが口いっぱいに広がるためにはふわふわした食感とセットで、あるいは、若鶏の香り高い風味は、煮込むために用いるワインとともに。

温度も味覚に関係している。食べ物を温めると、甘さや苦みが増す（コーヒーがおいしく感じられるもう一つの理由である）。実際、舌の温度を変える（上げたり下げたりする）だけで、五〇パーセントの人が味を感じる。二〇〇五年、ある研究チームが熱味として知られる奇妙な現象の秘密に迫る発見を発表した。甘味を感じる受容体が刺激されると、特殊な経路が形成されることはそれまでも知られていた。彼らによると、熱によってもこの経路が形成され、味のもとになるものは何もないのに味覚受容体が活性化するという。

人によって味の感じ方に違いがあることは、ほとんど誰もが知っている。甘いものが大好きで困り果てている人もいれば、どうしてもコリアンダーやアンチョビが食べられない人がいる。ジョージ・ブッシュ（父）はブロッコリが大嫌いなことで有名だ。オリーブのフレーバーを、塩辛さと酸っぱさと苦さが渾然一体《こんぜんいったい》となった至上の組み合わせと感じる人もいれば、「船底と土中の毒気と熱せられた油が混じり合わさったようだ」と記したエマソンのように、海の生き物を思わせるという人もいる。私たち一人ひとりが味覚、とりわけ苦味について、どれほどかけ離れた感じ方をするかがわかってきたのは、ごく最近のことである。

ヒトは、苦味に特化した受容体を二五種ほどもつ。これらの受容体はそれぞれに植物や食物に含まれる毒素を検出するために進化したと考えられている。モネル化学感覚研究センターのポール・ブレスリンはこう語る。「ほとんどあらゆる植物は、食べられるものであれ食べられないものであれ、私たちの体に良くない毒素を含んでいます」。幼い子どもがとかく苦い果物や野菜を好まないのは、毒にやられないための進化上の知恵かもしれない。また、妊娠した女性が吐き気を感じたり、特定の食べ物を嫌ったりするようになるのも、胎児をなるべく自然界の毒素にさらさないという進化の一端かもしれない。男性より女性のほうが苦味に敏感だが、その度合いは生涯を通じて変化する。感度は思春期に上昇し、妊娠初期にピークを迎える。閉経後に下降線をたどるのは、育ち盛りの子どもがいないため、もうその必要がないからであるとも考えられる。

科学者は、これらの苦味受容体遺伝子のわずかな変異によって、二〇〇種ものわずかに異なる受容体が生まれることを最近になって発見した。たとえばブレスリンは、ある一つの遺伝子に変異をもつ人は、クレソンやブロッコリ、カラシナなどの野菜について、別の変異体をもつ人より六〇パーセント苦味を強く感じると報告している。すなわち、あなたと私は苦味に対する味覚受容体を形成する二〇種ほどの遺伝子から成るレシピのひな型は共有するけれども、それぞれに自分だけのバージョンをもつのだ。だから苦そうな野菜が食卓に上ると、顔をしかめる人もいれば、うれしそうな表情を浮かべる人もいるのである。

高度に個人化した遺伝子は、私がクローゼットにあるどの洋服を選ぶかにも影響を及ぼしているかもしれない。朱色のシャツが緑のパンツと絶妙な取り合わせと感じるかどうかは、個人ばかりでなく性別によっても異なる遺伝子の働きに左右される。洋服やペンキの色で夫婦が言い争うのも、このあたりが原因かもしれない。これらの遺伝子ははるか昔に霊長類の祖先によって形作られたのである。

あるとき私は、われらが霊長類の親類、ジャックという名の六歳になるチンパンジーの眼を覗き込むという幸運に恵まれた。私たちヒトが進化の系統樹でどれほどチンパンジーに近いか、どれほど両者が多くのＤＮＡを共有するか、解剖学的、生理学的にどれほど似通っているかについては長いあいだ聞かされてきてはいた。ところが実際に、機敏で、利口で、ひょうきんなジャックと面と向かって座ったときほど、私たちの深いつながりを感じたことはなかった。もちろん、相違点はある。ジャックは私より頭が小さく耳が大きい。脚が短く、足にものをつかむ親指があり、歩くのに手も使う。神に祈ることはないし、子守歌を歌うこともなければ、少なくとも私に理解できる範囲では仲間の悪口を言うこともない。ところが彼の眼を覗き込むのはまったく驚くべき経験であり強い感動を覚えた。彼の眼はおそらく私の眼より黒目がちだけれど、明らかに私のものと似通っていた。

ジャックは訓練のごほうびにもらえるブドウなどの果物がことのほかお気に入りだった。下唇を目一杯伸ばして果物を受け取ると、そのまま下唇をゆっくりと巻き上げて果物を口の奥に放り込む。

私たちの眼が祖先の捕食者のものであるのは間違いない。だがそれは、両眼が頭部の前面にあって獲物を両眼視できるという特徴に限って言えることでしかない。チンパンジーと同じく、ヒトの場合も、眼は私たちの祖先である果食獣や草食動物のそれでもあるのだ。この事実が私たちに特有の風変わりな色覚を説明してくれるかもしれない。

私が洋服の色を緋色、赤紫、ターコイズブルー、オリーブ色などと認識できるのは、網膜にある三種の錐体《すいたい》細胞の共同作業のおかげだ。それぞれの錐体は分光スペクトルの赤、緑、青の異なる成分に反応する。三原色に対応して三種の錐体をもつ私たちヒトは、二三〇万色を数える色調を区別できる。ヒトの仲間はスペクトルの赤色成分と緑色成分にきわめて敏感であることから、この波長領域ではたった一パーセントの波長の違いでも見分けることができる。

私たちの祖先である初期の哺乳類は、現在の大半の哺乳類と同じく二色型色覚をもち、光のスペクトルのなかでも赤色の領域は見えなかった。ところが、三〇〇〇万～四〇〇〇万年前、アフリカ大陸のサルや類人猿——このなかにヒトの祖先である霊長類がいた——が遺伝子の変異を起こし、光受容体に含まれるたんぱく質が、緑色光に感応するものから赤色光に感応するものへと変わった。これは小さな変化ではあったけれども、樹上に暮らす私たちの祖先である霊長類に食べ物を探す上での明白な利点を与えてくれたと考える科学者もいる。緑一色の中から真っ赤に熟れた果物や柔らかい赤みがかった若葉を見つけることが可能になったというのである（こうして色覚が強化されたことは、周りの樹木の中にある、別種の重要なものを見つけるのにも有用だった可能性がある。たとえば鮮やかな色をした毒蛇などを見分けられただろう）。

新たな研究によれば、こうした赤色覚には個人差があるらしい。科学者たちが世界中から選んだ二三六人を対象に、赤色光に感受性をもつたんぱく質をコードする遺伝子を調べた結果、八五種の変異体が見つかった。これは、変異の出現率で言えば、じつに他の遺伝子の三倍にのぼる。こうした変異の存在によって、私たちはそれぞれに異なる色覚をもつようになったのかもしれない。

女性のなかには、通常のものとは別の、もう一つの赤色色素があるために、さらに際立った色覚を有する人がいる可能性がある。視覚野がこのもう一つの赤色光に対する感受性のある細胞からの入力を処理するとき、こうした女性はほかの人には同じに見える色が違って見えるのかもしれない。彼女たちは、私たち残りの者にはけっして味わえない微妙な色彩の世界を楽しむことができるのだろう。

したがって、色を見るという単純な日常行為——クローゼットから好みのシャツを取り出す、交通信号を見る、ロスコーの抽象画を鑑賞する——の背後には、赤い葉や果物にぴったり適合した視覚装置、そして古くからの哲学的な問い——私が見る赤はあなたが見る赤と同じか——がある。

この問いに対する答えはおそらくノーだろう。私が見るトマトは、その鮮紅色にしても強烈な酸味にしても、あなたが見るトマトとは違うはずだ。偉大な心理学者だったウィリアム・ジェイムズが述べたように、人の心は受け取った情報を「彫刻家が石を刻むがごとく」処理し、「彫刻家が違えば、同じ石から別の彫像を彫る」のである。

私たちの優れた色覚が類人猿の祖先から受け継いだものであるにしても、私たちの繊細な聴覚は別の生物に負っているらしい。めかし込んだり、ランチを用意したり、仕事に出かける支度《したく》をしたりするとき、あなたは片方の耳で朝のニュースを聞きながら、もう片方の耳では連れ合いが夜の予定についてまくしたてるのを聞く。あるいは子どもたちが教科書を探しているのや、庭の向こうで飼い犬がうるさく吠え続けているのに片方の耳だけ傾けることもある。いったい、あなたの耳はどうやってかすかな音やすさまじい音の微妙な変動をとらえ、この不協和音を意味のある情報に変えるのだろう。

音源を検知して解釈する――それはバッハのソナタだったり、一〇代の娘が靴下の片方がないと叫ぶ声だったりする――行為は簡単に思えるかもしれないが、じつはなかなか複雑な作業なのだ。自分の名前が呼ばれるのを聞いてその音がしたほうへ振り向くとき、私たちは脳の、両耳間時間差（ＩＴＤ）にもとづいて音のする方向を計算する能力を使っている。ＩＴＤとは、ある音が人の両耳に到達する時間差のことである。神経生物学者のジョージ・ポラックは「信じられないことに、私たちはたった数マイクロ秒という時間差を検知し、空間内でわずか数度しか違わない位置にある別々の音源を区別することができる」と記している。

私たちは時間差を用いて音を聴き分け、その情報から音源の空間位置を割り出す高度な能力を有するが、これは元を正せば、恐竜という存在あればこそ進化した能力である。私たちの初期の祖先である哺乳類は、恐竜を恐れて夜というニッチに逃げ込むことを余儀なくされた。数百万年にわたって、私たちの抜け目のない祖先は夜の闇に乗じて生き延びた。闇の中では視覚より聴覚がものを言う。長い時を経て、彼らは時間次元に関する情報を加味した、きわめて精緻《せいち》な聴覚系を進化させた。現在、私たちの耳は一秒の数分の一という長さの一連の音を正しい順番で聞き分け、音源の空間位置を知ることができる。

音は波動として耳に伝わる。耳の鼓膜はこれをエネルギーに変換し、中耳にある三個の耳小骨《じしようこつ》を震わせる。すると、耳の中心部にある渦巻き状の蝸牛《かぎゅう》内に圧力変化が生じる。蝸牛はリンパ液で満たされており、このエネルギーを化学的な神経信号に変換して脳に送るのである。

蝸牛は、かつて考えられていたような、ただのカタツムリのような形をした受動的な器官ではない。それは神経科学者ジム・ハズペスの言葉を借りれば、「三次元慣性誘導システム、音響増幅器、周波数分析器をおもちゃのビー玉ほどの大きさに小型化したもの」であるらしい。私たちが音を聞くことができるのは、蝸牛内にジグザグに配列された有毛細胞のおかげだ。しかしハズペスによれば、これらの有毛細胞は片耳でたったの一万六〇〇〇個と比較的少数であり、はげ落ちたり逆剝《さかむ》けになったりした皮膚片に含まれる細胞よりも数が少ない。私たちの聴覚系が脆弱《ぜいじゃく》にできているのはこのせいである。感染、ドラッグ、加齢、あるいはディープ・パープルの聴き過ぎで損傷を受けた有毛細胞は、二度と正常に戻ることはない。

寝ている夫の耳にごく小さなマイクを差し込んだら、彼の耳の中で有毛細胞が働くのが聞こえるかもしれない。静かな環境では、正常な人の有毛細胞は小さな音を拾うために増幅度を上げており、細胞自体がオーディオアンプのフィードバックノイズのような、微小な一定の音を出しているからだ。雷雨やロックコンサート会場のような騒がしい環境では、有毛細胞は増幅度を下げる。これらのミニ増幅器のおかげで私たちは、一秒間に一〇～二〇回発生される独立した音を拾い、それぞれの音高《おんこう》を区別し、たった一秒の一〇〇〇分のいくつかという短い時間の音を聞くことができるのだ。

私たちが有毛細胞そのものの発する音を聞くことはめったにないが、それは脳がこれらの音を排除してくれるからである。同様に、話すなり歌うなりして声を出すとき、私たちの脳は聴覚ニューロンの発火を停止し、耳の中が自分の声で大騒ぎにならないようにしてくれる。さらに、脳は聴覚刺激のホワイトノイズ――毎日朝になると聞こえてくるざわめきも頭の中から締め出してくれる。それで私たちは、自分が聞きたい音だけ聞くことができるのだ。残りの音は最初に抑えられたうなり音として片耳だけに聞こえるが、やがてそれもまったく聞こえなくなる。

これが脱感作の一例である。ベーコンの香りやゴミの悪臭を感じなくさせ、まぶしい光に眼を慣らせ、衣服が肌に触れる感覚やその重みを忘れさせ、コーヒーを飲んだすぐあとの神経の動揺を和《やわ》らげてくれる現象と同じなのだ。脱感作は数秒（光）、数分（匂い）、数日（カフェイン）にわたって起きる。

私たちはいつでも、外界からの不要な刺激を抹殺し、自分にとって大事なことに焦点を合わせている。また欠落している情報を補足してもいる。朝、ラジオの音をバックに会話していると想像してみよう。会話は部分的に聞こえないこともある（ラジオの音でかき消される）。それでも、私たちは関係のない音を排除しつつ、抜け落ちている音を補うことで会話のおおよその内容を把握することができる。

これと同じことは、頭の中で歌を歌っているときにも起きる。二〇〇五年、科学者たちが有名な楽曲（ローリング・ストーンズの「サティスファクション」や《ピンク・パンサー》のテーマ曲など）のサウンドトラックを聴いている人の脳をスキャンした。ただし、これらの曲には無音部が挿入してあった。被験者の聴覚野は、サウンドトラックの無音部に差しかかっても同じパターンで活動していることを示し、彼らが頭の中で「歌っている」ことが判明した。耳は曲を聴いていないのに、脳が聴いているのだ。

感覚とは、じつは私たちがこれまで考えていたようなものではない。それは私たちの遺伝子構造、情報を排除・補足する創造的能力、そしておそらくは異なる感覚間の活発なクロストークによって形作られる複雑な現象なのである。ここまでは、朝がもたらすさまざまな感覚を私たちが一つずつ、別個に感じるかのように書いてきた。しかし、じつは脳はさまざまな対象物の異なる性質をつねに統合しており、あるものの色を別のものの動きと結びつけたりしないように働いている。たとえば、私たちは黒い色と猫のような形をして「ニャー」と鳴くものを猫と、黄褐色で犬のような形をして「ワン」と吠えるものを犬と認識することができる。科学者は、何がこうした異なる感覚上の性質を結びつける「糊」の働きをしているのか、いまだに研究を続けているところだ。一部の科学者は、知覚にかかわる脳の別々の部位のニューロンが同時に発火することがかかわっていると主張する。

もし、私たちにはある瞬間に一種の感覚しか処理できないのだとしたら、どうなるだろう。子どもの顔を見られても、声の響きを聞けないのだとしたら？　あるいは朝のジュースの匂いはわかるが、目にすることはできないのだとしたら？　ジュースは今と同じ味がするだろうか。

たぶん、しないだろう。味は見た目で変わる。フランスの科学者ギル・モローが四五人のテイスターに人工的に赤く色付けした白ワインを試飲してもらったところ、彼らは（プロもアマも）そのワインの味と匂いを赤ワインのものだと答えた。

これと同じ理屈で、目に見えるものによって聴覚や触覚が影響されることもある。ある研究では、研究者たちが半円形に並べたスピーカーの中心にサルを座らせ、音を聞かせながらいろいろな方向を見るように訓練した。その状態で、耳から聴覚野に情報を送るプロセスにかかわる脳部位に到達する信号を調べた。すると驚いたことに、この脳部位にある細胞は、サルの眼がどこを向いているかによって発火率が異なっていたのである。

同様に、私たちは誰かに触れられている体の部分を見ていると、見ていない場合に比べて、体性感覚野――脳の触覚にかかわる領域――により活発な活動が見られることを科学者は発見した。この反対の現象も起きる。触覚刺激と視覚刺激を体の同じ側に同時に与えると、視覚野の活動がより活発になるのだ。

つまり、視覚はただ見ることではないし、触覚はただ触ることではないのだ。私たちは眼を使うだけではなく、適切な音を同時に聞いたほうが対象物をたやすく見つけられる。バナナやエンジ色のシャツを見るとき、私たちは心の「手」でそれに触れているのだ。

こうしたクロストークは感覚記憶でも起きる。ジェイ・ゴットフリードらが発見したのは、一つの感覚にふられた記憶キューによって他の感覚記憶も蘇るということだった。私たちの大半はこのことを経験から知っている。ココナツオイルの匂いを嗅ぐと、真っ白なビーチと打ち寄せる波が脳裏に浮かぶ。スメルツの香りによって、祖父の台所や葉巻の煙、笑うとキラリと光る金歯が思い起こされるのだ。

すなわち、私たちの感覚はかつて考えられていたような単純でバラバラな機能ではなく、繊細かつ迅速に相互作用する風変わりで特異な機能であり、単なる電気的変動をもとに、明瞭な描像を与えてくれるものなのだ。しかし、いったい何の？

それは、その瞬間瞬間に私たちが注意を向けているものであって――たとえば、ある朝仕事に向かう車の中で目にしている車の流れがそうだ。

第3章　機　知

玄関の扉を開けて、家をあとにする。時速約七、八〇キロメートルで車を走らせながら、あなたの心は……そう、あなたの心は二トンもある鋼鉄の弾丸が疾走する高速道路上にあるわけではない。あなたは四車線ある道路、割り込んでくるスバル、早朝の白い光にいたるまで、目の前の情景を事細かに見ていると思うかもしれない。しかし、すべてを見ているという感覚はじつは錯覚なのだ。私たちは五感をとおして一秒につき数千万ビットの情報を取り入れているけれども、意識が処理できるのはわずかに七〜四〇ビットに限られている。もし別に気がかりなことがあるなら、この数字はさらに減る。たとえば、その日に予定されている会議や、その朝家族の誰かとした口喧嘩について考え込んでいたり、運転中だけど携帯電話で連絡して仲直りしようなどと考えたりしているかもしれない。

「私たちは自分が今実際に『視覚的に処理している』対象にしか目が向きません」と心理学者のJ・ケヴィン・オレガンは述べる。そして私たちの視覚は自分の注意が向いていることしか処理しないのである。

私がこのことに気づいたのは、数年前のある寒い冬の朝のことだった。そのとき私は、一〇歳になる娘のゾーイと、日本の北海道にあるカルデラ湖のほとりでオオハクチョウが目覚めるのを見ていた。湖は周りを青い外輪山に囲まれており、温泉が湧き出ていて、近くには露天風呂があった。私の目はオオハクチョウ――純白の羽毛と翼の下につっこんだ頭――に釘付けになっていた。彼らがどう目覚めるのか、何かパターンがあるのかを知りたかったのだ。次々とオオハクチョウの首が伸び、頭が翼の下から出てきた。しかし、オオハクチョウの後ろで氷の上をこそこそと歩いているあの小さな毛むくじゃらの生き物は何だろう。犬？　キツネ？　私はあまりにその生き物に注意を集中していたため、一〇メートルと離れていないところに謎の人影があるのに気づかなかった。一人の男性が一糸まとわぬ姿で風呂場に向かって歩いていたのだった。

ゾーイはしっかり見たという。

男性がすぐ目の前にいたのに気づかなかったのは、いわゆる「非注意による見落とし」の好例だ。周囲に注意を向けているとき、脳は起きている。意識は完璧に覚醒していて効率良く働いている。ところが注意が別のものに向けられていると、目の前にあるものでも見落としてしまう。

有名な「ゴリラの着ぐるみを着た人」の実験で立証ずみの現象である。この実験では、被験者はバスケットボールのゲームを見ながらシュートの回数を数えるなど簡単な作業をさせられる。するとゴリラの着ぐるみを着た人がコートを走って横切っても多くの被験者はまったく気づかない。これは私の家で「冷蔵庫視覚」と呼ばれる現象と同じだ。この現象が起きると、自分が探しているもの——目の前にあるマヨネーズとかラザニアの残り物とか——に気づかない。誰かがケチャップを取ってくれと言っているからだ。

フランシス・クリックとクリストフ・コッホは、ある出来事が起きたことに気づく私たちの能力は、注意が、さまざまな感覚刺激——高速道路の脇にいる鹿、遠くのサイレンの音、あるいは素っ裸の入浴者——に個別に応答するニューロンの連合体に与える影響と関連していると示唆する。クリックとコッホによると、こうしたニューロン連合体は規模や性質がそれぞれ異なるという。それは変化する状況に合わせて、生まれて、成長し、競争し、消滅し、と臨機応変な反応を見せるらしい。その中で残ったものの情報だけが意識に上って知覚される。この説では、どのニューロン連合体が競争に勝つかは注意の有無によって決まるのだという。おそらく注意は、発火の制御によって特定のニューロン連合体の神経活動を活発化させ、その連合体が形成される元となった刺激をほかの刺激より大きくはっきりと感じさせるように働くのだろう。この考え方によれば、注意は私たちをある感覚経験に導くだけでなく、経験そのものをも生み出すということにもなる。

自分では十分に注意を払っているつもりでも、つい重要な詳細を見逃してしまうことがある。次の例を考えてみよう。ランダムな一連の数字がそれぞれ一〇分の一秒という短いあいだ表示されるので、そのうちの二つの数字を読むとする。あなたなら結果はどうなるだろう。たぶん、最初の数字を読むことはできるだろう。だが、二番めの数字が最初の数字の〇・五秒以内に表示されると、あなたは気づかない。これは神経にある奇妙な「ボトルネック」のせいである。視覚的な事象が短い間隔で続くと、注意が「まばたき」をしてしまい、これらの事象についていけなくなるのだ。

となると当然ある疑問が湧く。二つの用事をいっぺんにすませようとするとどうなるのだろう。

私の妹は重度の知的障害者で、私の母はもう長年にわたって彼女を特別な学校へ送り迎えしてきた。一日に二度の、嫌になるほど時間のかかるドライブだ。ヴァージニア州の高速道を走るあいだ、母はコーヒーを一杯飲み、ダッシュボードにしまってある本の詩を覚える。こうしてコーヒーと車の運転とウォレス・スティーヴンスの詩という三つの対象のあいだを行きつ戻りつするのが、退屈な長時間のドライブのあいだ心を平穏に保つ極意なのだ。けれども、普通は、いくつ《マルチ》かの用事を同時に行な《タスキング》うのは、時間を有効に使わなければという強迫観念に取り憑かれてそうする場合がほとんどだろう。私たちは新聞を読みながらラジオを聴き、携帯電話で話しながら支払いをすませ、会議中にメールを書く。

これはどれほど効率が良いのだろう。私たちはどちらの用事も満足にすませているだろうか。時間の節約になっているだろうか。

西暦一〇〇年、プブリリウス・シルスは「二つのことを同時にするのは、どちらもしていないのと変わらない」と記した。この古代ローマの詩人が正しいという証拠は増える一方だ。脳にある一〇〇〇億個のニューロンには膨大な並行処理能力があるが、脳はそもそも〝ふたまた〟をかけるのが得意ではない。二つの用事をいちどきにすまそうとすると、もっとも単純な雑用でさえも失敗に終わることがある。

この先の信号が黄色から赤に変わるまでにあとどれくらい時間があるか予測する例を考えてみよう。ブレーキを踏むべきか、このまま進むべきか。その答えを決めるのは、ある程度はあなたの脳の中にあるもう一つの時計、すなわち時間間隔を計る脳内タイマーの役目には違いない。この時計は秒、分、時単位で時を計るのに長《た》けている。精神を集中すれば、私たちの時間測定精度は一五パーセント以内となかなか優秀であり、日常のあらゆる場面で決定や判断を迫られるところのタイマーの出番となる。たとえば、バスや野球のボールに追いつこうと走ったり、レジーナ・スペクター（訳注　ニューヨークで活動している、ユニークなスタイルのシンガー・ソングライター）とハモったり、ときどき道路に目をやりながら携帯電話に相手の番号を打ち込んだりするときにこのタイマーを使う。しかし、科学が明らかにしたところによると、この体内時計は気が散ると精度がぐんと落ちてしまう。

脳がどのようにして時間を計るのかは、神経生物学が扱うなかでももっとも難しい概念だった。カリフォルニア大学バークレー校（ＵＣＢ）の認知神経学者リチャード・アイヴリーは、見る、聴く、嗅ぐこととは違って、人間には時間間隔を計る専用のセンサーがないと指摘する。ところが、それは「リンゴの色やチューバの音色のように明確に感じられる」というのだ。私たちは車の運転、歩行、会話、楽器演奏、スポーツ、その他無数の日常活動において時間間隔タイマーを必要とする。科学者はこのタイマーが脳の中核にある〝時を司《つかさど》る領域〟にあると長年にわたって考えてきたが、これは視交叉上核（ＳＣＮ）に概日《がいじつ》リズムを司るマスタークロックが見つかったからこちらもそうだろう、という程度の話だ。むしろ、脳はその中に広く分布するニューロンネットワークによって時間の長さを判断しており、タイムスケールが違えば、関与するニューロンネットワークも違ってくるようだ、ということを示す新しい研究がある。ちなみにアイヴリーの研究によれば、運動を司る小脳がミリ秒レベルの時間間隔を計っているそうだ。そして、信号が黄色から赤に変わるタイミングのようにさらに長い時間については、脳はより分散したシステムを使っているらしい。こちらのシステムには、前頭前野や脳幹神経節など、作業記憶の処理を担《にな》う構造がかかわっている。

この時計は温度の影響を受けると、一秒以上の時間を測定する能力に支障を来《きた》してしまう。これはある医師が、妻が高熱にうなされているときに発見した事実だ。医師がドラッグストアに急いで薬を買いに出かけて二〇分後に戻ってみると、妻はあなたは何時間も家を空けたと怒り狂っていた。妻の時間感覚がおかしいことに興味をもった彼は、一秒間隔で六〇まで数え、一分経ったら教えてほしいと頼んだ。彼女が一分経過したと告げたとき、実際には三〇秒しか経っていなかった。熱が下がるにしたがい、妻の予測精度は改善した。

しかし、私たちの時間間隔タイマーを撹乱するものは、なんといっても集中力の欠如だ。ある研究では、被験者は何かの作業をしながら一五~六〇秒を数えるように指示された。すると、精度はとんでもなく低かった。何かに没頭していると、時間は長く感じられる。一方で、二つのことを同時にすると時間は短く感じられる。脳が体内時計のカチコチと刻むパルス音を一部聞き逃してしまい、時間が短くなるのだ。じつに簡単な話であり、時間を正確に計るには時の流れを注意深く見守らねばならないと了解できる。これは車の運転にはとりわけ重要だ。運転中に携帯電話をかけるのが危険だというのは、まさしくこの理由による。ほかにも同様の例はある。

私は多くのことをいちどきにこなすのは得意ではない。電話で話しているときには、夫が何か言ってもメモを見せても頭に入らない。運転中にCDを替えられないし、詩を覚えるなんてもってのほかだ。ほんの少し前、ヴァージニア大学の心理学研究室でテストを受けて、自分のこの能力不足についてお墨つきをいただいた。しかし、この「欠点」に悩むのは私だけではないこともわかった。たいていの人は二つのことを同時に行なう自分の能力を過信している。とりわけ運転中にはこの傾向が強く、苛立ちから悲劇的な結末までさまざまな結果に見舞われることとなる。

「フクロウとヤギをかけたら何が生まれるか？」これは私が英語を教えている小学校一年のブライアンが、私がテストを受けた前日に私と彼の教師に浴びせたなぞかけだ。この問いに対する答えが見つかったのは、その翌日、ヴァージニア大学にある認知加齢研究所の小さな地下室にいたときのことだった。しかも、ある別の作業をしていなければならないときに、である。その作業とは、「f」と「a」と「s」で始まる単語を一分間のうちにできるだけ多く書き出すことだった。私はふだんよく使う動詞や物の名前から書き始めた――「animals」「furniture」「fruits」――そこで鉛筆が止まった。F？　Sですって？　突然、脳ミソが固まってしまった。「a」で始まる単語？　一つも浮かんでこない。「agoraphobic」という語がポンと出てくると、「soporific」「flagrant」「felicitous」と続いた。こんな長いラテン系の形容詞はムダに長すぎるだけなので、アングロサクソン系の単音節語――「sip」「sap」「soap」「flea」「fly」「feel」などを書くべきだとわかってはいた。背中の筋肉が硬くなり、両手に冷や汗がにじんだ。

私はいつかブライアンに教えたことのある、「fl」という連続子音で始まる言葉を思い出そうとした――そうだ、「flip」「flop」「flap」だった。そのとき頭の中に例の問いが忍び込んできたのだ。

Hootenannyでいいんだわ（訳注 hootenannyには「名前のないもの」という意味がある一方で、hootはフクロウの鳴き声を、nanny goatは雌ヤギを指すため、ブライアンの問いに対する洒落た答えになっている）。

あるとき、ブライアンにもこういう言葉遊びができると知って、これはちょっとした奇跡だと感心したことがあった。何らかの理由で「問題を抱えている」とみなされたブライアンは、母親と姉と一緒にわずか数カ月前に町へやって来たばかりだった。彼が携《たずさ》えてきたのは、背中に背負った少しばかりの洋服と、校内を歩いていると、私たちとすれちがいざま教師や司書や保護者たちが「まあ、可愛い子！」と口の動きだけで私に向かって伝えてきたほどの、一種の名状しがたい愛くるしさだけだった。当初、ブライアンは音韻にかかわる、言葉のごく初歩の段階で苦しんでいた。つい先日、彼はまるで意味のわからない言葉に遭遇した。「『wish《願い》』って？」と彼は尋ねた。「願いってなに？」

私は面食らった。私たちが幼いころに読むたくさんの昔話やおとぎ話を考えてほしい。そういう話では、願いがいくつもかなえられるが、欲深い者はせっかくの幸運も取り逃がしてしまう。『シンデレラ』も、『かえるの王さま』も、『七羽のカラス』も、そしてもちろん私がブライアンの年ごろに読んだこれもグリム童話の『三つの願い』もそういうストーリー展開だ。『三つの願い』は、小さな悪戯《いたずら》が見つかって懲《こ》らしめられ、両親のクローゼットの中に逃げ込んだとき読んだのを記憶している。クローゼットの中は小さな丸窓しかなくて薄暗く、靴磨きや防虫剤、父のアフターシェーブローションの匂いがした。よく覚えているのは、哀れな妻の鼻にソーセージがくっついているのに、あとかなえてもらえる願いは一つしか残っていないという場面だ。妻がソーセージが欲しいなどとつまらぬ願いを立てたのに激怒した夫が、おまえの鼻にソーセージがくっつけばいいと言ってしまったあげくの不運だった。

ブライアンが知らないことはたくさんあるが、どういうわけか「願い」という言葉が何を意味するのかを知らなかったようだ。私は彼にあなたの三つの「wish《願い》」は何かと訊いてみた。「アイスキャンデーが『wish《ほしい》』。新しいスニーカーが『wish《ほしい》』。リモコンカーが『wish《ほしい》』」と彼は答えた。それから、ちょっと間を置いて、私に微笑むと叫んだ。「WISH、FISH、DISH、PISH、MISH!」。あれだけの短時間にこんなに込み入った言葉遊びを思いつくなんて、彼がすばらしい集中力の持ち主であるという何よりの証拠だった。

私に与えられた一分が終わった。私はテストを担当した二十歳そこそこの院生に口惜《くや》しそうに笑った。彼はまったく同情を示さなかった。ちゃんとデータに出ているのだ。この作家は注意が散漫で、よりによって言語能力のテストでじつに情けない得点を取った、と。

テストは研究所の所長ティモシー・ソルトハウスが行なっている脳とその働きの研究の一環であり、それから数時間にわたって私が受ける予定の一〇あまりの認知テストの口開けだった。設定が不自然で風変わりなタスクだったとはいえ、これらのテストによって脳の日常的機能をどう評価しようとしているのか私には理解できた。それは私たちの思考――実行機能と呼ばれる脳の統合活動――を覗き込む窓なのだ。実行機能には、注意を集中する、関連のあることに注目し関連のないことは無視する、相反する情報にもとづいて瞬時の判断を下す、新たな要求が生じたとき目標や規則を調整する、頭を使う作業を二つ同時に行なうなどがある。

典型的なデュアルタスキング（訳注 二つの作業の同時進行）テストもあった。運転シミュレータのハンドルを操作して、くねくねと曲がる二本の線のあいだにボールを収める作業と、862から3ずつ引き算していく作業を同時にするのだ。さらにストループテストというものもある。このテストでは、色の名前が別の色の文字で書かれており（たとえば、「青」という文字が赤のインクで書かれている）、被験者は書かれた文字ではなくインクの色をすばやく答えねばならない。

私の成績はストループもシミュレータも惨憺《さんたん》たるものだったが、平均よりそれほど悪いわけではないとわかった。日頃ビデオゲームに親しんでいる一〇代の若者はシミュレータの成績が良いことがあるが、ストループになると彼らにも難しいようだ。文字を読むのは色を認識してその名前を言うより反射的にできるので、このテストで早く答えるには名前の色に注意を集中すると同時に、その文字を読もうとする欲求を抑えねばならない。あなたも試してみるといい。赤で書かれた「青」という文字に対して「赤」と答えるのは、赤で書かれた「赤」という文字に対して「赤」と答えるより時間がかかるはずだ。なぜなら、二つの心的プロセスが矛盾を来《きた》すからだ（一九五〇年代に、米中央情報局〔ＣＩＡ〕はロシアのスパイをあぶり出すのにストループテストを使ったと言われている。色の名前はロシア語で書かれていた。テストを受けた者の答えが書かれた文字によって遅れたなら、その人物はロシア語を知っており、スパイである可能性があるということだ）。

二つの作業を同時にこなす能力をテストしてみると、本人が考えるよりかなりおそまつな結果に終わるのは、一つには作業記憶の限界による。もしこの文章の末尾を読みながら文頭を思い出せるのであれば、あなたは自分の作業記憶に感謝すべきである。作業記憶は短期記憶やスクラッチパッドメモリとも呼ばれ、問題を解くなど何らかの作業をしながら、いくつかの事実や考えを記憶して（たいていの人は五～九個覚えられる）、数秒程度の短いあいだそれを処理するのを可能にしてくれる。たとえば、ある電話番号を記憶しておく一方で、シミュレータテストの途中で引き算の数字を忘れないでいられるし、ブレーキかアクセルのどちらを踏むか考えながら、交通信号の色が変わるのに普通どのくらい時間がかかるか思い出すことができる。

携帯電話で話しながら、周りの状況に的確に対応しつつ運転しようとすれば、あなたは作業記憶やその他の実行機能（頭の中で目的を変える、新しい規則を採用する、注意を別のものに向ける）にストレスをかけることになる。

脳が二つの精神的作業を切り替える効率を定量化するため、ミシガン大学のデイヴィッド・E・マイヤーらは、被験者に二種のデュアルタスキング・テストを受けさせた。最初のテストでは、被験者は幾何学的な形状にかかわる二つのタスクを繰り返し切り替える。一方のタスクでは、一つの知覚特性（形状など）を、他方のタスクでは別の知覚特性（色、大きさ、数）を判断することを要求される。二番めのテストでは、異なる二つの計算タスク（掛け算と割り算など）を切り替える。どちらのテストでも、参加者はタスクを同時に行なったほうが一つひとつ別個に行なったときより時間がかかった。「被験者の総作業時間は五〇パーセント増し以上になることがある」とマイヤーは指摘する。なぜなら、頭の中で規則と目的を変えるのに時間がかかるからだそうだ。「これをするから、こちらの規則を必要とする」から「あれをするから、あちらの規則を必要とする」へ切り替えるのにかかる時間は一秒の数分の一に過ぎないが、しょっちゅう切り替えていると総計は増えていくのである。

たとえば、車を時速一〇〇キロメートル近くで走らせながら携帯電話で話したとすると、この失われた時間は生死を分けるかもしれない。米国運輸省道路交通安全局（ＮＨＴＳＡ）が二〇〇六年に行なった調査によると、激突事故の八〇パーセント、激突寸前の事故の六五パーセントで、事故直前に三秒未満の運転者の不注意が見られるという。携帯電話の会話中に激突事故あるいはそれに近い事故を起こす確率は一・三倍になり、電話番号を入力したりしていれば、リスクはその三倍になる。

午前一〇時。あなたは無事に仕事場に着き、不在時にかかってきた電話に返事をしたり、Eメールに返信したりしながら二杯めのコーヒーを飲む。あと一時間ほどでプレゼンテーションだ。すべての注意を集中させて書類を読みにかかる。びっしり文字の詰まった書類を読むあなたの脳の中で何が起きているのかを見られるのだとしたら、いったい何が見えるだろう。あなたが集中して書類を読んでいるとき（あるいは、その反対に注意が削《そ》がれているとき）、頭蓋骨という鎧《よろい》の下で何が起きているのだろう。ごく最近まで、脳とその能力——思考、感情、行動、想像、推論、記憶にかかわる能力——は大きな謎だった。しかしこの一〇年で、科学が脳の働きをリアルタイムで覗く驚くべき新たな窓を開いてくれた。

エール大学医学部にある研究室の昼近く、サリーとベネット・シェイウィッツは今まさに、その窓から中を覗き込んでいる。キースという名の可愛い少年の脳内で起きている活動を観察しているのだ。ガラス窓をとおして、キースが仰向けに寝て、ＭＲＩスキャナ（訳注　ＭＲＩは磁気共鳴画像法）の円形の空間に頭を突っ込んでいるのが私には見える。彼は対《つい》になったキュー——単語と絵が同時にスクリーンに映し出される（「fox（キツネ）」という語と「box（箱）」の絵、「cow（牛）」という語と「bow（弓）」の絵）――を展望鏡で次々と読み、二つのキューが韻を踏むかどうかをボタンボックスのイエスかノーのボタンで答える。

シェイウィッツ夫妻は、文字を読むことにかかわる脳回路を研究している。今は二台のコンピュータスクリーンにかじりついている。一方のスクリーンはキースが読んでいる次々と変わるキューの対を、他方は彼の脳の断面図を白黒画像で表示している。脳をスキャンすると、脳内の解剖学的な詳細を示す構造的画像と、脳内の活性化された部位を示す機能的画像が得られる。

MRIスキャナは安全で非侵襲性《ひしんしゅうせい》であり、放射線や注射を必要としない。キースによると、巨大な円形磁石は宇宙船かミルクがたっぷり入ったドーナツみたいに見えるという。サリー・シェイウィッツは、MRIスキャンによって、脳の詳細な解剖学的映像が〇・五ミリメートル未満の解像度で得られると説明してくれる。脳の真ん中を走る人毛ほどの直径の動脈をも見られるほどの解像度だ。

キースがキューをどんどん読んでいくにつれ、コンピュータは彼の脳の中で活動するニューロンのデータを蓄積していく。fMRI（訳注　MRIを使って人や動物の脳などの血流を視覚化する手法）は、特定のタスクにあたるあいだに起きる、神経活動にともなう酸素レベルや血流変化を観察することによって、脳の活性化している部位を表示する。脳の特定の部位が一生懸命に働けば働くほど、酸素を乗せたヘモグロビンが血流に乗ってその部位に運ばれる。この、酸素ヘモグロビンの増加によるヘモグロビンの「紅潮《こうちょう》」が、ＭＲＩスキャナ上に信号強度のわずかな上昇として表われるのだ。このようにして、私たちがある特定の精神的活動をしているときに発火するすべての細胞回路の映像がスキャンで得られる。蓄積されたデータは、脳の異なる部位がさまざまな「色に塗り分けられた」カラー写真となり、神経活動を刻々と映し出す一種の地図になってくれる。

この、神経画像診断に対する批判がないわけではない。まず、この技術には時間的な限界がある。ｆＭＲＩは秒単位で画像を入力するが、神経細胞の発火はミリ秒単位で起きる。さらに、ｆＭＲＩで観察できる活動は必ずしも動作因ではない。スキャンすれば認知タスクにとりかかるあいだどの部位が活性化しているかはわかるが、これらの部位がこのタスクにとって本質的なものとは必ずしも言えないのである。

サリー・シェイウィッツは「それでも、機能的神経画像診断は生きた脳に対する私たちの見方を根底から変えました。この診断法が、ふだんは見ることのできない脳の機能、あるいは機能不全を私たちに見せてくれるのです」と述べる。こうした一連の研究によって、私たちが脳のほんの一部しか使っていないというかの有名な「一〇パーセント説」に決着がついたのだった。実際、忙しく立ち働くニューロンのほとんどは同時にではないにしても一日のうちのどこかでは活性化する。異なるニューロン群が、別々の時間帯に別々の仕事のために活動するのだ。画像診断はこうして生きた脳が活動している――運転し、計算し、言葉を理解し、顔や場所を認識し、時間経過を知り、あるいは動詞を読みあげる――様子をとらえたのである。

シェイウィッツらによる画像診断の研究によって、特に文字を読むときに活性化する神経領域が特定された。まず、後脳にある音韻処理領域は耳の真上で後方に位置し、私が教えているブライアンのような初歩レベルの人が単語を音素単位で、声に出して読むときに使う。この部位の後方、後脳の後側頭葉にあるいわゆる視覚性単語形状領野は、熟練レベルの人が一五〇ミリ秒未満というきわめて速い速度で単語全体を認識するのを可能にする。初歩レベルから熟練レベルへ上達するにしたがい、音韻処理領域を使っていた人は主として熟練レベルの視覚性単語形状領野に依存するようになる。

あなたが仕事に夢中になっているときに活性化するのはこの熟練回路だ。後側頭葉は、自動車マニアがさまざまなモデルのクラシックカーを見るときや、鳥類学者が鳴鳥の種《しゅ》を区別するときにも活性化する。ベネット・シェイウィッツは、実際、後脳のこの部位はあらゆる技能にとって重要なのかもしれないと語る。「この脳部位は熟練を要する仕事を学ぶ、つまり、何かにどんどん習熟していくのに適しているようです」

朝の仕事のあいだに後脳の熟練回路が始動し、プレゼンテーションへの準備万端ぬかりなし、ということになっていればいいがとあなたは考える。会議が始まる。あなたは頭が冴えて、やる気満々だ。午前中の後半は精神的活動に最適の時間帯だという時間生物学者もいる。注意力、記憶力、明確に思考し学習する能力は、一日のあいだで一五～三〇パーセント変動するという研究がある。たいていの人は目覚めてから二時間半から四時間のあいだがいちばん頭が冴えている。ということは、早起きの人は、注意力のピークが午前一〇時から正午にやって来ることになる。この時間帯には、論理的な推論能力や複雑な問題を解く能力も高まる。

しかし、年齢によって事情は大きく変わる。一〇代やそれより上の若者にとって、朝はリルケの「新しいページの輝き」とは似ても似つかない。ブラウン大学の時間生物学者メアリー・カースカドンは、青年期における生物時計の生理学的変化について長年研究に携《たずさ》わってきた。一〇代の後半になると、彼らはよりフクロウ型、つまり位相が遅れたパターンになり、メラトニンを夜遅くになって分泌するため就寝時間が遅れる。ところが、学校の始業に合わせて無理やり早朝に起こされる。カースカドンは「比較的上の年齢の若者を学校に通わせ、早朝に頭を使う活動に従事させることは、生物学的に見れば不適切かもしれません」と述べる。これらの若者は睡眠が足りないだけでなく、「体のリズムが夜になっているのに無理に起こされています。生徒たちは、身体は学校にいるかもしれませんが、脳は家の枕の上なのです」

身体の概日リズムと精神的能力の関係は微妙で、まだ議論の余地がある。精神的作業をどれほどうまくやってのけるかは、多くの変数――退屈度、不注意、ストレス、自信、前日の睡眠時間、その朝食べた朝食の中身、カフェイン摂取《せっしゅ》の有無、体の姿勢、周囲の温度、空気の清浄度、騒音、照明その他の、概日リズムとはまったく関係のない「遮蔽《しゃへい》」要因に影響を受ける。ティモシー・ソルトハウスは、「『一日のうちの時間帯』の要素が与える効果は興味深くはありますが、いまだにすっかり解明されたわけではありません」と指摘する。なぜなら、この要素は科学的な研究によって個別に取り出して再現することが難しいからである。

それでも、毎日の体温の上昇と下降が精神的作業の能率に影響すること、そして前もって予測できるような、作業に最適な時間帯と最悪な時間帯というものがあることを示唆する証拠がある。ニューロンの機能が体温によって影響されるという研究である。体温が上がると、ニューロン間のインパルス送受が速くなるというのだ。ピッツバーグ大学の科学者たちが、若者を三六時間にわたって観察し、体温を毎分測って、一時間ごとにさまざまなタスクの成績を記録した。タスクは速度、精度、推論能力、器用さを必要とするものだった。彼らは一日をとおして成績にかなりの変動が見られ、成績が最低になるのは体温がいちばん低くなる夜間であることを確認した。一方、ハーヴァード大学の科学者たちは、高い体温が注意力、視覚的注意力、記憶力、反応時間の最高成績と相関関係があることを報告している。

トロント大学のリン・ハッシャーと彼女の共同研究者でチャールストン大学に在籍するシンシア・メイは、とりわけ二つの精神的機能に概日パターンの微妙な影響が見て取れるようだと述べる。それは意思決定と、抑制――すなわち、不注意、不適切なもの、作業に関連のない情報（ストループテストの文字情報など）を抑える能力のこと――だという。「オフ・ピーク時」には、私たちは不注意を排除できず、分析と評価の必要な意思決定法より、手近にある日頃慣れ親しんだ意思決定法に頼りがちになるという。ハッシャーとメイは、こうした微妙な概日効果は年齢とともに変化するとしている。二人によると、若者は「明らかに午前中は注意散漫である。しかし、午後の後半になると、彼らは不注意など知らないかのようだ。年齢の高い成人ではこのパターンは逆転する」

「オフ・ピーク時」には、抑制はわけても難しいため、メイは高い注意力を要する作業（たとえば、複雑な指示を読む）、正確な情報の入手を要する作業（たとえば、薬の服用量を思い出す）、反応の注意深い制御を要する作業（たとえば、混んだ道を運転する）などは「ピーク時」に行なうか、少なくとも気を散らす要素を極力排除したうえで行なうよう勧めている。一方で、メイも指摘するように、抑制が効かないことにも何らかの利点がありそうだ。創造的な問題解決を要求するような作業では、そのほうが独創的な解決法を思いつくことができる。

記憶力も一日をとおして変動する。ハッシャーの研究によると、比較的年齢の高い成人は「一日のうちで、時間の経過とともにもの忘れする頻度がどんどん増していく」という。午前中には平均して五つのことを忘れ、午後になると一四のことを忘れるといった具合だ。比較的年齢の低い成人には逆の傾向が認められるという。

ここ数年間で、科学者は学習と記憶に概日リズムが果たす役割を分子レベルで追究しはじめたが、これもすべては巨大な巻き貝、ジャンボアメフラシのおかげだ。もしあなたが会議のために早朝まで起きて準備し、プレゼンテーションは成功したものの、あとで学んだことをろくに覚えていないような人ならば、あなたはアメフラシの仲間入りができる。

でも、なぜアメフラシ？　エリック・カンデルはこんなふうに説明している。「あまり美しい生き物とは言えませんよね。ところが、アメフラシはとても賢くて高度に発達しています。動物の中では最大の神経細胞をもっているのです」。コロンビア大学で教鞭《きょうべん》を執《と》る神経生物学者でノーベル賞受賞者のカンデルは、私たちが読書や仲間、教師を通じて新しい知識を得たときに脳で何が起きているのかについて、あまり美しいとは言いがたいアメフラシから学んだ。

カンデルはまたこうも述べる。「私たち人が人たる所以《ゆえん》は、私たちがものを学び記憶することにあります。そして私たちが何か新しいことを学んだときに脳がどう変化するか――私たちの心が学習の前後でどれほど違うか――について、私たちが今知っていることを知っているのはじつに不思議なことなのです。それはアメフラシの研究のおかげでした」

カンデルは学習と記憶の謎に半世紀以上も魅了されてきた。一九二九年、ウィーンに生まれた彼は、人間の野蛮な行動を目《ま》の当たりにしながら成長した。ユダヤ人であることで侮辱され、父親が警察に連行されるのを目撃し、九歳のときには「水晶の夜《クリスタルナハト》」（訳注　一九三八年一一月九日、ナチスはドイツ全土でユダヤ人を標的とした暴虐行動を行なった。その夜、街路が砕け散ったガラスの破片で覆われてきらきらと光っていたことからこの名がある）を目撃した。彼にとってそれは一種のフラッシュバルブ記憶（訳注　あたかもフラッシュをたいたように鮮明に脳裏に焼きついている重大な出来事の記憶）で、今でも「昨日のことのように思い出す」という。一九三九年、彼は家族とともにウィーンを逃れた。その後カンデルは、生涯を通じて人の本質を問い続けた。人はどのような理由で特定の振る舞いをするのか。自分の一部とも言える記憶をどうやって維持するのか。そして何よりも、どのようにして学習するのか。彼は下等な動物を研究することで人の本質に迫ることができると信じていた。

そして現に、アメフラシの神経が用いる「言語」を研究することで、人の心に関する最大の謎が解けたのだった。すなわち、学習はシナプス——ぴったり接続された二つの脳細胞の接合部——の強度の変化によって起きるのだ。短期記憶を形成するには、脳は既存のたんぱく質を変質させることで既存のシナプス接合を強化する。長期記憶を形成するには、脳は新たにたんぱく質を合成し新しいシナプス接合をつくり出す。

この過程はアメフラシより人間のほうが断然複雑だろうが、メカニズムは同じようだとカンデルは述べる。かいつまんで説明すると、それはこんなふうになる。あるとき、あなたの脳が活動しはじめるとする。一個のニューロンが刺激を受けて発火し、この発火がトリガーとなって別のニューロンを発火させる。たいていの場合、こうした活動からは何も起こらない。一個のニューロンが隣接するニューロンに送る化学情報は弱すぎたり散発的すぎたりで、隣のニューロンを活性化させてネットワークを形成するにはいたらない。しかし学習時のように精神が集中していれば、一個のニューロンもより強い情報をより頻繁に隣のニューロンに送るようになる。すると隣のニューロンのシナプスが情報の授受によって化学的に変化する。最初のニューロンがふたたび発火すると、たとえその強度は弱くとも感受性の高まった二番めのニューロンが素早く反応する。こうして二個のニューロンは興奮し、同じパターンでふたたび発火する用意が整う。

この過程が起きても、それは心を束の間通り過ぎただけの一瞬の出来事であり、記憶は数秒もすればまた何もなかったのと同じになってしまう。ところが、刺激が繰り返されて、ニューロンが同期して発火するようになると、両者のあいだのシナプスが強化される。やがてニューロン同士は接続され、どちらかが発火すれば、他方も発火するようになる。こうして「シナプスの可塑《かそ》性《せい》」として知られる、ニューロン同士が接続される過程によって、学習と記憶が可能になっているらしい。

カンデルによれば、この接続がいったんできると、信号はニューロン間の経路を伝わりやすくなり、同じ信号でも大きな反応を生じさせるようになる。ある行為が繰り返される――言葉や概念や技能を記憶する際に――と、ニューロンの接続とパターン化した発火が他のニューロンにも広がって、強固に接続されたニューロンネットワークが形成される。このネットワークは活性化するたびに同じパターンで同時に発火する。この過程により、ある出来事や考えに関連するニューロンが一つのグループを形成する。こうして「一緒に発火する細胞は配線でつながる」（訳注　神経心理学の先駆者ドナルド・ヘッブ（一九〇四～一九八五）が提唱したヘッブの法則）ということになる。ある技能が繰り返されたり、ネットワークが発火したりするたび、シナプスは伝達効率を上げ、学習されたことはより永久的に残るようになる。

「たとえアメフラシでも、継続は力なり、なのだ」とカンデルは述べる。

そのアメフラシがふたたび学習研究の檜舞台《ひのきぶたい》に上がった。今回、アメフラシは概日リズムが学習と記憶に与える影響について教えてくれた。二〇〇五年、ヒューストン大学の研究者たちが、徹夜したアメフラシは物忘れがひどくなると報告したのだ。私たちと同じように、アメフラシは昼行性の生き物であり、昼間は起きているのが習慣だ。概日リズムが学習パターンに与える影響を探るため、研究者たちは毒や食べられないものを見分けて記憶するアメフラシの能力を調べた。

その結果、アメフラシは昼でも夜でも同じように短期記憶を形成するが、昼間に訓練されたときのみ長期記憶を形成した。この研究グループによれば、夜になると、生物時計が長期記憶を形成するたんぱく質を非活性化してしまうらしい。たぶん、これは覚えておいていい教訓だろう。

昼

朝には考え、

昼には行動せよ。

ウィリアム・ブレイク
（訳注　『天国と地獄の結婚』所収、「地獄の格言」より）

第4章　正午《ティース・オブ・ヌーン》きっかり

会議が昼休みに食い込んだ。ろくに朝食を食べていないので、五時間も経ったあとでは、会議の内容に注意を払うのが難しくなっている。お気に入りの日本食レストランのスシビュッフェや、ランチボックスに入っている特大のハムサンドがどうしても頭から離れない。一五世紀ヴェネツィアの医師、アレッサンドロ・ベネデッティは、自然が胃を脳から遠ざけた上に横隔膜《おうかくまく》で隔離したのは、「合理的な精神を胃が執拗に邪魔しないようにするためだった」と唱えた。だが自然のその目論見《もくろみ》はどうやらうまくいかなかったらしい。

ウナギやハニーベイクドハム（訳注　蜂蜜を塗ってオーブンで焼いたハム）のことを考えているとき、「頭の中」はどんなふうに見えるものなのだろう。そもそも食べたいという欲求はどこから来るのか。胃？　脳？　しょっちゅう食べ物のことを考えている人を調べれば手がかりが得られるかもしれない。ごく最近になって、神経心理学者のマリアンヌ・ルガールと神経学者のテオドール・ランディスのスイス人研究者二人が、そういう人の脳画像を調べた。対象となったのは、美食家症候群と彼らが呼ぶ軽度の摂食《せっしょく》障害にかかった人びとだった。

二人がこの症候群を最初に発見したのは、右前頭葉に脳卒中を起こしたあとで食物に異常なほど執着するようになった二人の患者を診《み》たときだった。卒中の前、二人とも食習慣はごく普通で、これといって特別な嗜好はなかった。しかし卒中の後、一人めの患者は高級レストランでしか食べられないようなおいしい料理のこと以外何も考えられなくなった。彼は病院の日誌にこう記している。「そろそろまともな夕食を食べたい。ハッシュブラウン添えのうまいソーセージかスパゲティボロネーゼ、いやリゾットときれいに盛りつけたカツ、それともホタテガイのクリームソース煮とスペッツレ（スイスあるいはドイツ南部のパスタ）の付け合わせがいいか。盛大に飲んで食べよう！」。二人めの患者も同じような欲求と、食糧を買い求めて料理したり、レストランを選んだりしたいという願望に取り憑かれた。彼も特別な食事について文章を書くのを楽しみとしていたらしい。彼はこう記す。「クリームにまみれたペストリーがアルミホイルからすべり落ちる――まるで人魚のように。一口かじってみる。私はもうこれからストレスなど感じることはないだろう」

この発見を確認するため、スイスの研究者二人は同様の摂食行動を示す別の三六人の脳をスキャンした結果、そのうち三四人の右前頭葉に病変を認めた。二人は脳の右前頭葉が食物について考える領域であるという早まった結論は出さず、この領域がおそらく衝動抑制とあらゆるものに対する執着心に関係しているのではないかと考えた。

しかし私には、彼らの症状は不思議と他人事とは思えない。こうした右前頭葉の活動が程度を変えて表われているだけのこと、ということはないのだろうか。私自身、少なからず彼らと同じ傾向にあるように思えてならないのだ。私は食べ物のことを頻繁に考えるし、食べた料理を恐ろしいほど細部にいたるまで覚えている。フレズノのテラスで食べた、海老を詰めたアーティチョーク、ナイジェリアのデルタの酒場で食べた、ケールを添えたナマズのフライ、初めての林間学校のときに湖のほとりで夢中になって飲んだルートビアフロート（このとき私が家に書き送った手紙は食べ物に関する愚痴ばかりだったが、一通だけ例外があった。「この手紙では私は機嫌が良いように思えるかもしれないけど、それは今朝フレンチトーストを食べたからよ」）。

私の夫は一度、ジュリア・チャイルド（訳注　著名な料理人。故人）のキッチンで食事をしたことがある。しかし彼が覚えていたのは、「何かチキンのようなもの」を食べたということだけだった。料理にこれほど関心がないなんて私には考えられない。

美食家症候群の人が苦しむ（あるいは楽しむ）食物に対する強烈な執着心は極端な例だが、私たちはみなしばらく何も口にしていないと食べ物にこだわるようになる。この正常な空腹感について研究していた科学者たちが最近になって、空腹感を制御する脳領域を突き止めた。

ドン・キホーテは空腹を「世界でいちばんおいしいソース」と呼んだ。オックスフォード英語辞典は、空腹を「食べ物が足りていないという不快な、あるいは苦しい思い」と定義する。空腹になると胃が痛んだりゴロゴロ鳴ったりするが、そのほかにも体に力が入らなかったり、口が乾いたり、ドットーレ・ベネデッティ（訳注　「ドットーレ」は一六世紀イタリアで生まれた仮面喜劇コメディア・デラルテに出てくる生半可な知識をひけらかす学者の道化師）にはあいにくだったが、頭痛や注意力の低下が見られる。腹が空いたという感覚は、外部からの時間キューはなくとも、正午ごろにピークを迎える（ところで、この感覚は腹鳴《ふくめい》として知られるゴロゴロという音とはまるで違う。腹が鳴るのは胃や小腸の筋肉の活動が原因で生じる音であり、中に何か入っていてもいなくても聞こえるが、音を弱める食物がない場合、より大きな音がする）。

昔の人はものを食べたいという衝動は胃からのみ来ると信じていた。しかし、一九世紀の偉大な神経科学者であるチャールズ・シェリントンが、胃を切除された人も空腹を感じることを発見した。これはキッパリと言いきれるが、いまでは空腹感は私たちの体内の別の場所から生まれると考えられている。最近の神経画像診断では、空腹を感じている人の脳に強度の「変動」が観察された。不思議なのは、活性化する脳領域が男性と女性で少々異なっていることだ。米国立衛生研究所（ＮＩＨ）の研究者たちがＰＥＴスキャンを使い、男女二二人ずつの脳の活動を観察するという実験をしたことがある。観察が行なわれたのは、三六時間断食したあとと、空腹を満たすために流動食を食べたあとの二度であった。断食中、被験者の全員に視床下部への活発な血流が認められた。視床下部は空腹に対する基本的な生理反応を制御する脳部位として知られている。空腹時、男性の場合は情動を司《つかさど》る脳の旁辺縁系《ぼうへんえんけい》領域に女性より活発な活動が見られたが、食欲の満たされたあとは前頭前野の、報酬を与えることにかかわる部位に活動が見られた。この結果から、研究者たちは男性が女性に比べて食べることによってより大きな報酬を経験するのではないかと推測した。私にはそうは思えないが、私の経験が限られたものであるのは自認している。

　空腹感と食欲とは似て非なるものである。両者はしばしば一致するけれども、腹が空いてもいないのに食欲を感じることがあるのは誰しも知るところだ。私たちの多くは腹が空っぽになるずっと前に、何か食べたいという欲求を経験する。それは何かがおいしそうに見えたり、うまそうな匂いが漂ってきたりしたためだったり、正午でランチの時間だから誰かがニジマスを焼いてくれたからだったり、退屈していてヘーゼルナッツケーキの刺激が欲しいためだったりする。パリッとしたピタパンにオリーブオイルの入ったホムス（訳注　ヒヨコ豆などから作るいわゆるディップのこと）をつけてほおばりたくなるときには、いったいどんな生理学的ループが機能しているのだろう。

この一〇年間で食欲について解明されたことは多い。あなたは何かを食べたいというある瞬間の欲求を、いついかなる時でも自分で制御できると思っていたかもしれない。しかしこのところの科学の成果によれば、あなたが何を食べるかは化学伝達物質（訳注　神経伝達時にニューロン間でやりとりされる化学物質のこと）の複雑な組み合わせによって決まるらしいのである。

ハーヴァード大学の内分泌学者たちが、食欲を上げたり下げたり、「食べろ」「食べるな」という信号を与えたりして食欲を制御する分子すべてを調べたところ、口や胃、小腸、肝臓、血中に潜む数十もの化学伝達物質が発見された。これらの化学伝達物質の中には、食事ごとにせわしなく働き、毎回の食事の食欲や満腹感を制御するものがある。その一方で、長期的な使命を担《にな》い、脂肪の蓄積量に配慮して、蓄えが少なくなると食欲を増進させるように脳に働きかける化学伝達物質もある。長期信号は短期の「腹が減った」というメッセージの発生を促進することも、抑制することもある。あなたはこうした化学的変動に気づいていないかもしれないが、それによってあなたの行動は支配されている。ランチビュッフェに急ぐこともあれば、仕事を続けることもあるのだ。

脳の二つの領域がこれらの信号を読み取り、相互の複雑なクロストークによって結果が決まる。一回ごとの食事に関する短期信号を受け取るのは脳幹の尾側端《びそくたん》にある菱脳《りょうのう》である。一方、長期にわたる食べ物の必要性について信号を受け取って判断するのは視床下部であり、弓状核《きゅうじょうかく》として知られる約五〇〇〇〇個のニューロンの集合体がその中核を成す。一九一二年には、極度に肥満した人の検死によって視床下部に病変の存在が認められ、脳のこの部位が食欲の制御にかかわっているらしいとすでに見当はついていた。最近になって科学者が確認したところによると、弓状核は膨大な数のホルモンや栄養素、神経から発せられる、しばしば相《あい》矛盾するメッセージを総合的に判断し、体にどういう指令を出すかを決めている。つまり、「食べろ」「食べるな」の指令を体に送るのだ。この脳領域はさらに代謝の調整も担っている。代謝とは、体が食べ物からエネルギーを抽出し、それを蓄積するかすべて活動に使うかを決める一連の化学反応である。弓状核はこの代謝を高めるか抑えるか、つまりエネルギーを保存するか使うかを決定している。

「空腹感にかかわるホルモン」の中ではグレリン（「成長」を意味する古英語の「ghre」に由来する）が注目株である。このホルモンは主として胃と小腸上部から分泌される、ペプチドと呼ばれる小片であり、強力な食欲刺激剤として脳に働きかける。ある実験で被験者にグレリンを注射したところ、彼らは強い空腹を感じ、いつもより三〇パーセント多く食べたという報告がある。

ワシントン大学のデイヴィッド・カミングスらは、グレリンを「肥満《サジナリー》」（ラテン語で「太らせる」を意味する「saginare」に由来する）ホルモン――脂肪を摂取して体に蓄積させ、飢饉《ききん》のときの生存率を高めるために進化した、いわゆる「節約遺伝子」の産物――と位置づける。研究者たちがグレリンの体内を循環する様子を二四時間にわたって三八回測定したところ、このホルモンの量は一日のうちに劇的な変化を遂げることがわかった。ホルモンレベルは食事前にほぼ八〇パーセント急上昇し、胃が空っぽになる食事直前にピークを迎え、食後一時間すると最低レベルまで降下する。

カミングスは「けれども、胃が空っぽになるから食事前にグレリンレベルが上がるわけではありません」と述べる。ホルモンレベルを上げるのは食事を予期した脳なのだ。毎日決まった時間に四回食事する人の場合、グレリンレベルの急上昇《スパイク》を毎回の食事前に合計で四度経験することになる。日に二度食事する人なら二度だ。一日の食事回数が減るごとに、ホルモン上昇の回数も減る。ところが、毎回のホルモン上昇の幅が増え、食事ごとに経験する空腹感と食べる量は増えることになる。

グレリンと反対の作用をするホルモンもあり、その代表格がレプチンである。このホルモンが肥満を撃退する魔法の薬ではないかとメディアを騒がせたのはほんの少し前のことだ。肥満細胞から分泌されるレプチンは、その人の体脂肪の量に比例して血中に分泌・放出され、視床下部にいたる。視床下部は受け取ったレプチンレベルに応じて食欲と代謝率をコントロールする。あなたの体が大量の脂肪を蓄えていればいるほど多くのレプチンが産生される仕掛けになっている。レプチンは脂肪の蓄積量が十分で、摂取カロリーが消費カロリーと一致していると脳が体に告げる手段となっているらしい。レプチンの作用は驚くほど巧妙だ。たいていの人の場合、摂取カロリーが消費カロリーを超えるのはわずか一パーセント未満に抑えられている（しかし、これほど小さな差でも、長期にわたれば肥満の原因となる）。

レプチンレベルが下がると、脳はこれを飢餓状態の警告と判断し、食欲を増進させるとともに、代謝を高めるための信号を体に送り、失われた体重分が回復するまで消費エネルギーを減らすように働く。デイヴィッド・カミングスによると、体重が減少して、レプチンレベルが下がると、視床下部は菱脳に神経信号を送り、胃腸からの短期的な満腹信号に対する感受性を弱めるという。「その結果、より多くものを食べなければ満腹と感じなくなり、元々の体重に戻るまでは食事するごとにいつもよりたくさん食べるようになる。こうして、長期的な信号が各回の食事で食べる量を支配する」。実際、このメカニズムがダイエットで体重を落としたり、リバウンドを防いだりするのが難しい理由である。体は体重減少から自らを保護する複雑なメカニズムをもっているのだ。

レプチンが肥満に対する治療薬として有効なのは稀な症例（生まれながらにレプチンをつくれない人）に限られている。その他の肥満例では、レプチンに対する耐性が生まれて、レプチンレベルを一定の値以上に上げてもさほど効果が出なくなる。それでも、レプチンは強力なホルモンではある。マウスを使った実験によると、新生児期においては、レプチンが食欲を抑制する経路を強化する一方で、食欲を刺激する経路を弱めるように脳の回路を形成することが示唆されている。この新生児期という決定的な時期に食べた食物量が過度に多いか少ない場合、そのことが脳の回路形成に影響し、成人してからの食欲や脂質に対する体の反応を左右するかもしれない。実際、研究者によると、レプチンによって食欲の回路が人生の初期に決まってしまうことが、その人の適正体重——体が人生をとおして維持しようとする体重範囲の記憶——を定める生物学的な要素かもしれないという。あなたはダイエットや運動をしてこの適正体重付近をうろうろするかもしれないが、その適正体重を定めているパラメータを変えることはかなわないのだ。

つまり、食欲に関する真実はこうなる。あなたが六月のある水曜日にランチを早めに食べたいと考えるのは、遠い昔の新生児時代に端を発しているのかもしれない。

その起源はともかく、あなたは体が食べ物を欲しがる声にあらがうことができず、ランチタイムにしようと宣言し、同僚とタクシーで近くのサラダバーに乗りつける。あなたは何を選ぶだろう。グリーンサラダ？　フライドチキン？　マリネしたトマトと新鮮なモッツァレラチーズ？

私たちが何をどんな理由で食べるのかは、食欲と同じくらい複雑な問題だ。食物の選択には経験、子ども時代の連想、私たちの種《しゅ》としての遠い過去が及ぼす影響など、あらゆる要素が強力な影響力をもつ。甘味や塩味、旨味《うまみ》に対する欲求を駆り立てるのは、カロリーと基本的な栄養素を摂取する必要性に根差している。私たちは熟していない果物や腐った果物の強い酸味を避けるよう、酸っぱいものは注意して選択する。苦いものを嫌うのも、もっともな理由あってのことなのだ。サラダバーをざっと見渡すと、私は新鮮なミントのかかったポテトサラダの前をすばやく通りすぎる。これは学習された忌避行動だ。二〇年ほど前、夫がミントとニンニクとオリーブオイルでポテトサラダをつくってくれたことがある。残念なことに、ポテトは変色していたにもかかわらず、酸味の強いドレッシングでソラニンの苦味がわからなくなっていた。ソラニンはポテトが強い光にさらされると緑になってできる、毒性のあるアルカロイドだ。私はこのサラダを山ほど食べて、ひどい思いをした。二〇年経った今でも、この料理をふたたび口にしようとは思わない。

吐き気――空腹の対極にあるもの――は体を保護する強力な手段だ。なぜ気持ちが悪くなり胃がむかむかするのかはまだ謎のままだ。しかし、そんな経験を一度か二度でもしたことのない人は皆無だろう。古くなったマグロ、酒の飲み過ぎ、タバコ、海水、病気、嫌悪感、不快な匂い、医薬品、妊娠、乗り物酔い（「nausea（吐き気）」はギリシア語の「naus（船）」に由来する）と理由はさまざまだ。吐き気はきわめて強力で、出産を経験したことのある女性は出産の痛みを忘れたあとでもずっと悪阻《つわり》の感覚は忘れないことがある。吐き気がひどくなると、唾液腺が活発に唾液を出し、心臓が早鐘《はやがね》を打ち、血圧が下がる。皮膚近くの血管が収縮して、顔が蒼白になり、体が冷たく感じられる。同時に、胃の中の電気活動が変化し、胃の筋肉が弛緩《しかん》する。食道が狭まり、小腸上部の内容物が胃に逆流する。すると、脳の命令によって腹部の筋肉と横隔膜が激しく収縮し、あいだに囲まれた胃に圧力をかける。そこで、嘔吐が始まる。

もちろん、もっと楽しい連想によってあなたがランチに選ぶ食べ物が決まることもある。私たちはたいてい日頃慣れ親しんだ食べ物を選ぶ。私の家では、それはユダヤ系の食べ物、一九五〇年代アメリカの食べ物、ドイツ系の食べ物（マツォ・ブライ〔訳注　ユダヤ人が過ぎ越しの祭で食べる、クラッカーのようなもの〕、ミートローフ、ブラートヴルスト〔噛むと思わず、辛くてスパイスの利いた肉汁が顎を伝う、太いポークソーセージ〕）の混じったものだった。そしてソウルから私の妹に養女が迎えられると、ちょっとエキゾチックな料理がこれに加わった。韓国風の牛肉とキムチの料理は口が焼けるような強烈な辛さがあり、これを好む人にはたまらない。

ローストチキンは私にとってコンフォートフードであり、それが心安らぐものである一つの理由は、祖母の思い出につながっているからだ。「食べなさい」と祖母は言ったものだった。アッパーウェストサイドのアパートで、祖母は私の皿に柔らかい胸肉を載せながら「食べなさい」と勧める。「もうお腹が一杯よ」と答えると、鍋に残った肉汁と一緒に鶏肉を紙袋に詰め、「帰りの飛行機の中で食べるといいよ」とブリーフケースに入れてくれる。私はこのいい香りのする肉汁がしたたりそうな紙袋を、頭上の荷物入れの片隅にしのばせておく。すると機内の乗客はローズマリーとニンニクの香りに悩ませられることになるのだ。私が祖母の鶏肉料理をもらって帰ったのは、義理や義務感からではなく、その美味な肉があまりに柔らかくて口に入れると溶けてしまいそうだったからだ。祖母の絶品の鶏肉料理は彼女の息子、つまり、私の父に受け継がれた。父は娘がインフルエンザにかかると温かいチキンスープをつくって飲ませてくれる。それはユダヤ人の風邪薬だが、私にとっては家族愛の香りがする食べ物にほかならない。

コンフォートフードにはただ慣れ親しんだという以上のものがあるように思える。なかには気分を良くさせる物質が含まれているものもあるらしい。寒流で獲《と》れるイワシ、マグロ、サケ、クルミはオメガ-3脂肪酸を多く含み、私たちの情動に重要な影響を及ぼしているのかもしれない。二〇〇五年、ハーヴァード大学のウィリアム・カールゾンのチームは、少なくともラットにおいては、これらの化合物が少なくとも処方薬の抗鬱剤並みの気分改善効果を示すことを突き止めた。これは、おそらくこれらの化合物が脳のミトコンドリア（体内のすべての細胞のためにエネルギーを発生する発電所）に与えるポジティブな影響によるものと思われる。この影響によって、脳内の重要な部位にあるニューロン間のコミュニケーションが促進されるらしいのだ。しかし、カールゾンはこの効果を得るにはラットにオメガ-3脂肪酸を一カ月与えねばならないと強調する。彼は、「治療期間が短いと効果はないのです。ですから、ときどき魚を一切れ食べるくらいではだめです。食事を継続的に変える必要があります」と述べる。カールゾンが得た知見は、魚類の摂取と重篤《じゅうとく》な鬱病の低発生率との相関を示す過去の研究を裏づけている。「この研究によって、私たちの習慣――体のエネルギー源としてどんな食べ物を選択するかも含む――が、私たちがどう感じ行動するかに多大な影響を及ぼすというさらなる証拠が得られます」

別の研究によれば、心の安らぎを与えるだけでなく、体の不快感を取り除いてもくれる食べ物もあるという。バターや油など脂質を多く含む食物は痛みの感じ方を和《やわ》らげてくれる。ある実験で、クリームと溶かしたバターをたっぷり使ったパンケーキを食べた被験者は、食後九〇分で前腕を氷水に浸けたときに、カロリーは同じだがスキムミルクと水を使ったパンケーキを食べた被験者ほど苦痛を感じなかった。苦痛を和らげる効果は食後九〇分で最大となった。流動食では同じ効果は得られなかったことから、研究者たちはこうした鎮痛効果がいわゆる口腔感覚刺激――脂質を多く含むパンケーキの匂いを嗅ぎ、味わい、舌触りを感じる――に依存しており、これがトリガーとなって体が自然に鎮痛剤を生成するのかもしれないと推測している。

気分を高揚させることで知られるチョコレートも、やはり同じ方法でその力を発揮するのかもしれない。つまり、気分が良くなる化学物質を脳内に生成するのだろう。チョコレートを食べることで、食べた本人だけでなく――妊娠している場合には――胎児にまでその効果が表われるという研究がある。ヘルシンキ大学の研究者たちが妊娠した女性（とりわけストレスを感じている人）が食べたチョコレートの量と子どもの行動の相関関係を調べたところ、妊娠中に毎日チョコレートを食べた女性が産んだ赤ちゃんは、食べなかった女性の赤ちゃんに比べて、より活動的であることが確認された。よく微笑むし、よく笑い、恐怖感を示すことが少なかった。

　あなたは風味《フレーバー》から、あるいは慣れ親しんだものや好物を求めて、さもなくばとにかく食べたいという気持ちから、昼食を選び終えた。ひょっとしたら、卵と野菜のサラダとチョコレートパイの大きな一切れを選んだかもしれない。

　パイを一口かじってみよう。口の中は食べ物センサーだらけで、しかもそれは味覚センサーに限られていない。クリーミーなチョコレートとバター風味のパイ皮を口に入れると、歯やその周りにある高度な感受性をもつ受容体が唾液の分泌をうながす。唾液は九九パーセントの水と、一パーセントの魔法からできている。その魔法とはナトリウムイオン、酵素、その他数多くの有機物質だ。有機物質の中には抗菌作用をもつムチンがあり、この物質がなければ歯は虫歯だらけになる。舌の上にある特別な機械刺激受容器が口の中に入った食べ物を大きさでふるい分け、大きな食べ物や硬い食べ物を上下の歯のあいだに挟んで噛むようにうながす。ジョージ・ワシントン大学の人類学者ピーター・ルーカスによれば、歯と歯槽《しそう》の内部にはまた別のセンサー――数千に及ぶ神経終末があり、その密度は体内でもっとも高い――があるが、それは歯痛やドリルの痛みを大きくするためではなく、そこにかかる力を精密に測るためにあるという。これらのセンサーが、食べ物の味覚、舌触り、質や飲み込むか否かの決定を下すための情報を与えてくれるのだ。

鏡に向かって自分の歯を見てみよう。歯を一本一本覆う艶《つや》のある白いエナメル質は、あなたの体の中でもっとも強靭《きょうじん》な組織で、それにはそれなりの理由がある。ルーカスによれば、私たちがものを嚙むとき、顎はおよそ五八キログラムもの圧力を歯にかけ、食べ物を押しつぶし、すりつぶし、削り、細かく砕く。この圧力、いわゆる機械的負荷は、食べ物を押しつぶすだけでなく、顎骨《がくこつ》を維持するためにも必要とされている。それがなければ、顎骨は時間の経過とともに瘦せてしまうのだ。歯を一本抜いて嚙む力を減らすと、その場所の顎骨の量は二五パーセント減る。

白い歯をもう一度見てほしい。おそらく、鏡に映った歯は理想的な歯並びのサンプルほど整ってはいないはずだ。動物の中でもヒトの歯は例外的なほどに無秩序で、体の中では四六時中手入れを必要とする唯一の場所である。これには進化と食習慣の双方がかかわっているらしい。私たちが道具を手にし、調理ということを行なうようになって、食べ物は細かい粒子状やペースト状になったため（卵サラダやマッシュトポテトやチョコレートパイのように）、私たちは祖先ほどの回数を嚙むことはない。平均すると、私たちは一日に一時間食べ物を嚙むのに使う（同じカロリーを摂取するのにチンパンジーが嚙む時間の六分の一だ）。さらにその一時間のあいだも、私たちが口にする食べ物は柔らかく加工されているので、それほど力はかけない。生のジャガイモと比べると、熱を加えたジャガイモは臼歯《きゅうし》にかかるストレスを八〇パーセント減少させる。

ハーヴァード大学の生物人類学者ダニエル・リーバーマンは、嚙むこと、あるいは嚙まないことによって、私たちの顎はすぐに変形すると述べる。リーバーマンが調理ずみの柔らかい食べ物をイワダヌキという毛深い小動物に与えたところ、彼らの顎骨は生の食べ物を与えられたイワダヌキより細く短くなった。リーバーマンは、私たちヒトにも同じようなことが起きていると指摘する。「旧石器時代から見ると、私たちの顔は一二パーセント小さくなっており、この変化は主に口と顎に起きています」。こうして顔が小さくなっていく一方で、私たちの歯の数と大きさはそれほど変わっておらず、歯の過密などの問題を引き起こしている。

唾液とよく噛む動作の助けを借りても、食べ物を飲み込むのはやさしいことではない。私がこのことを初めて知ったのは、ヴァージニア大学医学部の医学生のピンク色をした食道を覗いたときのことだった。担当の耳鼻咽喉科医《じびいんこうかい》はうら若い女性の喉に麻酔をかけ、カメラを取り付けた光ファイバーの管を彼女の鼻から挿入した。映像は巨大な動画スクリーンに映し出された。

「これがリサの咽頭《いんとう》です」と解剖医のバリー・ヒントンが教えてくれる。咽頭とは喉の奥で口と鼻が連絡する場所で、後鼻漏《こうびろう》にかかったことのある人にはお馴染みの部分だ。大きなスクリーン上では、咽頭は脈打つピンク色の洞穴《ほらあな》のように見えた。ヒントン医師はリサに普通に息をするようにと指示をし、「声の箱」という異名もある喉頭《こうとう》を見せてくれた。喉頭は呼吸と発声になくてはならない器官であり、その開口部、つまり声門と小さな襞《ひだ》でできた声帯は、彼女が息を吸ったり吐いたりするのに連れて見事に広がったり狭まったりした。ここで空気と食べ物が分かれ、空気は気管から肺へ、食べ物は胃につながるトンネルである食道へと導かれる。

「もしできたら、ちょっと話してみてくれ」とヒントン医師が指示した。リサはいくらか苦労したが使命を果たした。最初は喉をつまらせたもののやがて要領を得て、「Please take out this tube」という文の「please」の「p」と「take」の「t」を発音するときは声門がぐっと狭まってから大きく開くのがわかった。

「最後に、ものを飲み込む動作をしてみてくれ」とヒントンが言った。リサの顔がゆがんだ。喉の赤い環状の筋肉が急にふさがると、咽頭が上がり、喉頭蓋がその開口部に覆いかぶさって気道が閉じられた。これでリサは息をつまらせることなく飲み込むことができた。すべてが、とんでもなく不思議なことに思えた。


食欲が満たされたので、パイを食べる速度が落ち、あなたは持て余したように少しずつかじっている。ヒトの胃は、伸び広がった時でおよそ一・八リットルもの食べ物を貯えることができる（これは犬の半分で、牛のたったの一〇〇分の一だ）。食べる量にもよるけれど、胃は食べたものを数時間貯えたあと、収縮を起こして小腸に送る。

胃の伸展受容体は腹が一杯だと知らせる役目を果たす。ところが、ここで起こることは実際にはそれほど簡単ではない。胃腸からの少なくとも六つのメッセージが「食べるのを止めろ」というメッセージを強化するのだ。胃に食べ物が入っていることに反応して小腸細胞から分泌される二種のホルモンCCKとPYYは、満腹だという信号を脳に送るのに主要な役割を果たす。これらのホルモンを混ぜて与えると、与えられた人は食べる量が減り、早めに食事をすませる。ある最近の研究では、PYYの注射をしたあとに二時間食べ放題のビュッフェで食事をした人は、生理食塩水を注射しただけの人のカロリー換算で三分の一少ない量しか食べなかった。この食欲抑制効果は一二時間続いた。

どれだけ早く満腹感を覚えるかは、何を食べるかにもよる。空腹信号を抑制する効果は食べ物によって違うのである。繊維質を豊富に含む食べ物は胃腸をゆっくりと移動し、胃ですぐ溶ける精製炭水化物を主に含むファーストフードより多くのPYYを生成する。デイヴィッド・カミングスらによると、たんぱく質と糖質はグレリン生成を抑制し、このホルモンはただちに七〇パーセント減少する一方で、脂質はグレリン減少を緩和し、およそ五〇パーセントの減少に抑えるという。高脂質食を食べる人に肥満が多いのは、油っこい食べ物によってグレリンの減少が抑えられるメカニズムがかかわっているかもしれない、と彼らは示唆する。

しかし、食事の内容はともかく、メッセージはいずれ届く。もう十分だ、と。

第5章　ランチのあと

天は高く、そよ風はやさしく、ランチのあとで腹はくちくなっている。オフィスまでの一キロメートル足らずは歩いて帰ろう。人混みを避けながら舗道を歩くとき、あなたは片方の足首と足だけで五〇を超える骨――体全体にある骨の四分の一に当たる――そして多数の筋肉と靭帯《じんたい》を動かしている。これらすべての骨や筋肉や靭帯が、地面と動力学的な相互作用を繰り広げているのだ。

「もし遠くへ疾《と》く歩けないのなら、私は癇癪《かんしゃく》を起こして死んでしまうだろう」とチャールズ・ディケンズは書いた。ゲーテは散策しながら詩を生み出した。ロバート・フロストやダンテにしてもそうである。両脚と両手を振り子のように動かしながら歩くことによって、有名な詩や散文にリズムが生まれたと考える人がいるほどだ。ちなみにダンテの『神曲煉獄篇』は人の歩みを彷彿《ほうふつ》とさせる韻律をもつ。

平穏な心や正確な韻律を得るために歩行が必要なものだろうか。どうやら私たちはそのようにできているらしい。これほど簡単な動きをしているように思えるときに人体に何が起きているのかを知るため、科学者はトレッドミルを歩くか走っている被験者の四肢の動きやエネルギー消費を分析する。二〇〇五年、私はその種の実験に参加し、ハーヴァード大学のダニエル・リーバーマンの実験室で電極やワイヤーをつけて歩いた。足には圧力センサーが取り付けられ、かかとやつま先にかかる力を測った。筋電図記録センサーが筋肉の活動電位を記録し、頭部に装着された加速度計とレートジャイロ（訳注　角速度を検出するジャイロスコープのこと）が頭のピッチ、ロール、ヨー成分（訳注　それぞれに左右、前後、上下方向の軸回りの回転成分）を検出した。関節——足首、膝、股関節部、肘、肩——につけられた発泡樹脂でできた銀色の小球体は、四肢各部の位置を三次元の空間内でマッピングするための赤外線リフレクターで、三台のカメラがその動きを追っている。あとで私は、歩いたり走ったりしているときの酸素消費量を測定する機械につながれたマスクもつけた。酸素消費量はエネルギー消費の指標となる。

これだけの機械一式を体に装着するのは苦行以外の何物でもなかった。なかでも、ゴムと発泡体とワイヤーでできたユニットを頭につけて歩くのはけっして楽ではない。それでも、歩くということについて学んだことは、あの心地悪さを補って余りあるほどだった。

リーバーマンによると、歩行が楽に感じられるのは、歩くときに私たちの体の位置エネルギーが運動エネルギーに変換されるからだという。歩く人というのは、逆さになった振り子に似ていなくもない。体は比較的しっかりした片脚に支えられ、ほとんどエネルギーを費やすことなく他方の脚に体重が移される。そのため体が上昇することで得られる位置エネルギーは、体を下降させるのに費やされる運動エネルギーとほぼ等しくなる。この仕組みによって、体は一歩進むごとに消費されるエネルギーの大半を回復し、仕事量を六五～七〇パーセントも削減している。

実験で得た結果を図表化したものをコンピュータ画面で見ながら、私は運動する身体の精妙さに驚きの目を見張った。筋肉は規則的に発火し、両腕と両肩は規則正しく振られ、歩幅は長く一定している。歩くことは私たちヒトにとってきわめて効率の良い運動なのだ。少なくとも、最適化された速度においてはそうだと言える。リーズ大学の生物学者R・マクニール・アレクサンダーによれば、秒速一・二八メートル超、つまり時速約四・八キロメートルの速度での歩行がもっとも効率がいいそうだ。筋肉がこの歩調で歩くときの歩幅と歩数でもっともよく動くというのが一つの理由だ。歩調がこの最適値から上下に外れると、体にかかる負担が急に増える。ところが、体は最適でない歩幅で歩くときでも、なぜか負担を最小限にとどめる術《すべ》を知っている。カナダのある研究チームが運動選手に不自然な歩調で歩いてもらった——小股でちょこちょこ歩いたり、ゆっくりと重い足取りで歩いてもらったりしたのだ。すると、運動選手は自動的に奇妙な足の運びを補い、歩幅や歩数を調整してエネルギー消費を最小限に保った。この研究チームによると、歩行速度と歩幅あるいは歩数との関係は体の構造からたまたまそう決まっているわけではないという。体は歩行をつねに監視し、私たちの意識にかかわりなく必要な調整をやってのけるのだ。

ここで、あなたは遅れそうだから歩調を速める。歩む速度を上げるために効率を無視すると、息遣いが荒くなる。安静時にはあなたは一分に約一六回呼吸し、およそ八リットルの空気を吸い込む。でもオフィスに急いで戻るときや交通量の多い交差点を渡るときには、この一五〜二〇倍の空気を必要とする。酸素が足りないからもっと速く呼吸しないといけないとどうやって体にわかるのだろう。

科学者が、なかなか尻尾を見せないこの「酸素センサー」を探し始めて一〇〇年以上が過ぎた。だが最近になって、ヴァージニア大学の生物化学者たちが、S‐ニトロソチオール（SNO）という一酸化窒素の一種がこのセンサーではないかと考えた。一酸化窒素は雷によって発生するガスであり、オゾンと反応してスモッグを発生させるのはよく知られている。私たちの体内では、胃腸の筋肉の制御や血管の拡張など、さまざまな目的で細胞中に一酸化窒素が生成されることがわかってきた。現在では、この一酸化窒素の一形態であるS‐ニトロソチオールは、呼吸を統御する脳部位と血液とのコミュニケーションを可能にする化学伝達物質の働きもしていると考えられている。

雷で生まれるガスが、オフィスへ足を急がせる人の呼吸も速くすると考えるのはなんとも心楽しい。

ひと歩きしたあなたは、少し息切れしているが、気分は爽快だ。洗面所に入り、軽く歯を磨いて息をさわやかにする。ここで、歯磨きをめぐるちょっとした事実を披露しよう。ハーヴァード大学の生物学者ケヴィン・フォスターは、歯磨きはただ歯から汚れを落とすという行為ではなく、社会進化の実験なのだと指摘する。好むと好まざるとにかかわらず、口の中には、舌や歯、歯茎など別々のニッチに棲み暮らす細菌が大きな社会を形成している。「歯磨きによって、仲間同士で群れていた菌が口腔内の別の場所にいた異種の菌と混ざり合う」というのだ。この混合作用によって細菌群の進化が影響を受け、そのことによって虫歯や口臭が生じるかどうかが決まっているのかもしれない。

私たちの口の中に秘密の微生物社会があるのを初めて発見したのは、一七世紀オランダの織物商で博物学者のアントニ・ファン・レーウェンフックだった。ある日、いつものように好奇心に突き動かされた彼は、歯から歯垢《しこう》を少し掻き取ると、顕微鏡で覗いた。彼の目に入ったのは、「驚いたことに……いとも整然と群れを成して動きまわり、まるでブヨかハエの大群のように見える無数の微小動物」だった。

私たちの口の中に、個体数にして地球の総人口六〇億を軽く超える巨大な微生物群がいるとわかったのは、ごく最近になってからのことである（考えてもみてほしい。一度熱のこもったキスを交わしただけで、当人たちは五〇〇〇万個以上の細菌を交換したことになるのだ）。口内に巣くう六〇〇種あまりの微生物は一様に分布していたり、ただ運に任せてうろうろしていたりするわけではなく、「バイオフィルム（生物膜）」と呼ばれる組織化された菌叢《きんそう》を形成し、それぞれのニッチに陣取る。この生物膜が細菌を保護し、それぞれの細菌種の成長をうながす役割を果たすのだ。一例を挙げれば、通称「レッドコンプレックス」と呼ばれる、歯周病の原因と考えられている三種のグラム陰性嫌気性菌がある。フォスターは、歯磨きすることによってこれら三種の細菌の社会的関係が崩れ、もはや成長も生存もできなくなり、虫歯や歯茎の炎症、口臭が起こらなくなるという。

口臭は主に、これらの口中に巣くう微生物がたんぱく質を食べた結果起きるという研究がある。テルアヴィヴ大学の微生物学者メル・ローゼンバーグは、たんぱく質を消化するとき、これらの微生物は「じつに強烈な悪臭源」を発生するという。彼の言う悪臭源には、硫化水素（腐った卵の匂い）、メチルメルカプタンとスカトール（糞臭）、カダベリン（屍臭）、プトレッシン（腐肉臭）、イソ吉草酸《きつそうさん》（足の汗臭い匂い）がある。

口臭の研究ではおそらく世界でも彼の右に出る者のいない専門家であり、自ら「匂い研究家」

と称するローゼンバーグは、臨床用の口臭検知器「ハリメーター」と一般向けの「キスしてもOK」テストを開発した。どちらも問題となる細菌や悪臭を測定するための手段だ。ローゼンバーグは、口臭の原因となる菌として二二種を挙げる。彼の弁によると、通常は菌も菌が出す臭い代謝物も唾液によって洗い流されてしまうのだが、唾液は舌の奥の方まで届かないこともあり、細菌はここに隠れて後鼻漏《こうびろう》を「腐らせる」のだという。一晩中口で息をしたため口が乾いている朝や、朝何も口にしなかったときなどがいちばん口臭が発生しやすい。しゃべり過ぎも同じ結果になる(とくに政治家には悩みの種である)。それでも、ローゼンバーグは口内の雑菌をみんな退治するのはお勧めしないと言う。重要な保護作用をもつ細菌もいるからだ。抗生物質をしょっちゅう使って、こうした菌を殺してしまうと、舌は今度はカンジダ菌の独壇場になってしまう。カンジダ菌とはカンジダ症のもととなる、イースト菌に似た細菌である。

では、どうやって憎むべき口臭をやっつければいいのだろう。ローゼンバーグによれば、イタリア人はパセリを噛む。イラク人はクローヴをかじる。ブラジル人はシナモンを、インド人はフェンネルの種《たね》を噛む。タイ人はグアヴァの皮を噛み、中国人は酒と一緒に細かく割った卵の殻を飲むか、柿やグレープフルーツ、デーツ(訳注 ナツメヤシの実を乾燥したもの)を食べる。こうしたスパイスやハーブ、果物が手に入らない場合には、口を十分湿らせ、食後、とりわけ、たんぱく質を多く含む食事の後には歯磨きとフロスを使うのがいいとローゼンバーグは教えてくれる。

オフィスに戻ったあなたは、腹は一杯で息は結構きれいになっている。たまった書類を片づけ、午後の計画を立て、部下の相談に乗ってやる用意も整った。もう卵サラダのことはすっかり忘れ去っている。幸いなことに、あなたの体のほうは忘れていない。今まさに消化に取りかかろうと、数百万、いや、数十億もの小さくて人目につかない労働者を指揮する。これらの労働者は卵やサラダ、パイの消化という難事に誰の目にもとまることなく静かに従事してくれるから、あなたは別のことを考えることができる。

人の目に触れることのない消化の詳細についてには、ずっと昔にウィリアム・ボーモントという人物が書き残している。アレクシス・セント・マーティンという一九歳のカナダ人猟師が一風変わった不幸な出来事に遭遇したおかげで、ボーモントは彼の胃の内部をつぶさに観察する機会を得た。米軍軍医のボーモントは一八二二年六月のある朝、腹部に重傷を負ったマーティンを治療するために呼び寄せられた。気の毒な猟師はたまたま銃口の前に居合わせたらしい。猟銃が暴発し、一メートル足らずの距離にいた彼に当たった。弾丸は、「人の片手ほどもある皮膚と筋肉を吹き飛ばしていた」とボーモントは記している。ぽっかりと口を開けた傷を見ると、猟師が死ぬのは確実に思えた。大量の失血と数日間続いた高熱にもかかわらず、セント・マーティンは生き延びた。しかし、受けた傷は塞《ふさ》ぐことのできない穴を胃に残した。人差し指ほどのその穴は食事のあいだ食べ物が流れ出ないように蓋をしなければならなかった。しかし、この穴があったおかげで、ボーモントはセント・マーティンの胃の中を一三～一五センチメートルほどの深さまで観察することができ、胃の働きと消化プロセスを探るための画期的な実験を一〇〇回以上にわたって行なうことができた。

ボーモントは記す。「混じり気のない胃液は……透明な液体であって、匂いはなく、わずかな塩気と、きわめて強い酸味がある。これは自然に見られる中でももっとも万能の溶媒《ようばい》で……どれほど硬い骨でもその作用からは逃れられないだろう」。まさにそのとおりだ。あなたの胃に溢れる胃液は強力な液体であり、ペプシン（食べ物に含まれるたんぱく質を分解する酵素）と、塩酸（細菌を死滅させ鉄をも溶かすほど腐食性の強い物質）――ペプシンが作用できる環境を提供する――から成る。食べ物の匂いを嗅いだり味見したり、ただ食べ物のことを考えたりしただけで、胃壁の細胞が刺激を受けて塩酸を分泌する。もっとよく知られた胃の離《はな》れ業《わざ》は、胃自体の組織を損傷あるいは消化することなく、煮た牛肉でも何でも塩酸の力を借りて消化する能力にある。こんな芸当ができるのは、腐食性の内容物から胃を保護する粘液と重炭酸塩の層を有する胃壁あってのことだ。胃液が保護された胃から食道に逆流すると、不快な胸焼けが起きる。胃液の逆流もときたまなら鬱陶《うっとう》しいだけだが、しょっちゅうとなると危険になる。胃液が食道壁を腐食、あるいは損傷しかねないからだ。胃液の分泌は朝がいちばん穏やかで、午後一〇時から午前二時くらいのあいだにピークを迎える。この時間帯に消化性潰瘍（訳注　胃潰瘍と十二指腸潰瘍のこと）が亢進し、胸焼けが起こるのはそのためだ。

こうした特殊な構造をもつにもかかわらず、胃はどうしても必要なものではない。たしかに、効果的な貯留手段であり、食物を練って粒状にし、粉砕し、滅菌して消化の準備をしてはくれる。しかし、この機能を除けば、実際の消化プロセスにはごくわずかしか参加しないし、吸収にいたってはまったく関与しない（アルコールやアスピリンなど一部の薬物は例外的に胃で吸収される）。吸収は絨毛《じゅうもう》と呼ばれる、小腸にある指に似た突起で行なわれるのだ。

昨今では、患者の胃に弾丸による穴が開いていなくとも、消化に関する詳細な研究は可能だ。専用機器と薬品があれば、胃の暗い底部や十二指腸の暗い隅々、あるいは小腸の微小な絨毛まで観察できるし、個々の細胞あるいは分子レベルで起きている出来事まで目《ま》の当たりにすることができる。こうした出来事を長時間にわたって追跡したり、胃に送られたり、あるいは胃が発したりする信号に耳を傾けたりして、想像もしていなかった胃の「知性」に驚きの目を見張ったりできるのだ。

コロンビア大学のマイケル・ガーションは、脳を煩《わずら》わさずに食物を消化できるのは、主として自立した「腸内の第二の脳」のおかげだと語る。頭の中の脳は消化器系の最初と最後に起きることを制御するだけで、そのあいだで起きることは主にガーションが言うところの「下方の脳」によって管理される。

全長約一〇メートルある腸管内には、数百万に及ぶ神経細胞の入り組んだ連絡網があり、消化の物理・化学作用を統御している。腸の神経系として知られるこの知性をもつネットワークの秘密が解明されたのはほんのここ数年のことに過ぎない。ガーションは、この神経系が脳から送られる指令と同じ化学物質によって機能していると最初に考えたうちの一人だった。彼らは腸内で神経伝達物質として作用する少なくとも三〇種の脳内化学物質を発見した。これらの化学物質によって、腸の神経系は脳の助けを借りずにさまざまな仕事をこなすことができる。たとえば、栄養素を検知し、酸性度を測定し、消化管の中を食物を下流に送り、胃腸を保護するために免疫系と協力する、といったことだ。

ガーションによれば、これら「二つの脳」のあいだでは、つねに信号が交わされているという。プレゼンテーションの前に胃が痛かったことを思い出してみよう。「私たちは誰でもこれら二つの脳の働きによって胃腸が敏感になることがある」とガーションは述べる。しかし、両者の連絡は圧倒的に腹から頭へのほうが混み合っており、その比はおよそ九対一にもなる。「満腹感、吐き気、悪心《おしん》、腹痛のどれもが、消化した食物や感染性の病原体について腹部が脳に発している警告なのだ」とガーションは説明する。

あなたの腸管は驚くほど知的で、多芸で、脳にそっくりだ。ところが、その究極の功績はあなただけのものではない。消化に際して、あなたの体に棲みついている常在菌が、私たちがこれまでは想像もしなかったほど大きな役割を果たしているのだ。

あなたは子宮の中では一個の無菌の生き物だったかもしれない。だが産道を通って、親の乳首と両腕とベッドシーツから成る世界に出てきたときには、すでにもろもろの微生物の方舟《はこぶね》を拾い上げている。やがて小さき者たちがあらゆる場所に出没する。それはページを埋める言葉のごとく、皮膚の襞《ひだ》、鼻や耳のくぼみ、とりわけ口から肛門にいたる温かくて居心地の良い消化管に姿を現わす。スタンフォード大学の微生物学者デイヴィッド・レルマンは、二歳になるまでには、「人体は微生物にひどく汚染されている」と述べる。彼に言わせれば、実際、「健全な人体を構成するすべての細胞の中で、九九パーセント以上が皮膚や腹部などに暮らす微生物なのだ」というこことらしい。小腸には一ミリリットル当たり一億個の細菌細胞がひしめき合っており、大腸にいたっては一ミリリットル当たり一〇〇〇億個もの細菌細胞がいる。これらの細菌の総重量は九〇〇グラムを超えると推測されている。

二〇〇五年、科学者たちがヒトの胃腸に棲み暮らす微生物種を余すところなく網羅する史上初の試みに着手した。微生物学者たちがゲノムの塩基配列決定法を用いて三人の健全な成人の胃腸内の菌叢《きんそう》を調査したところ、四〇〇に近い種を発見し、そのうちの半数以上が未発見の種だった。

研究者たちはこれはまだ氷山の一角に過ぎず、私たちの腹部に巣くう微生物は六〇〇〇〜七〇〇〇種に及ぶだろうと考えている。このうち数百あまりの種が私たちにとって有益な形質や機能を生み出す遺伝子をもっており、そのおかげで私たちは独自にこうした遺伝子を発達させる必要に迫られなかったのだ。このように、微生物は私たちのゲノムを拡大し、私たちの体内で主任生理科学者の任を果たしている。研究者たちの弁によれば、人体は一種の遺伝学的な超個体、言わばヒトと微生物の遺伝子の融合体と考えるのがもっとも良い理解のしかただという。

私の微生物はおそらくあなたの微生物とは違うだろう。双子や夫婦を対象に行なった研究結果によると、私たちの消化管に引き寄せられて棲みつく微生物の種類は、私たちの遺伝子構造によって決まるらしい。しかし、住んでいる場所、飲食物、ホルモンや衛生環境など多数の環境要因も働いている。乳幼児のときに出会った細菌によって、私たちが生涯をとおして体内に棲まわせる細菌種がある程度決まる。帝王切開で生まれた赤ちゃんは経膣分娩の赤ちゃんとは異なる種類の細菌をもつだろう（少なくとも、マウスの子は産道を下りてくるときにさまざまな細菌を飲み込む）。母乳で育った赤ちゃんにはビフィズス菌のコロニーができる傾向があり、人工授乳の赤ちゃんに比べて一般に胃腸の問題に悩まされることが少ない。人工授乳の赤ちゃんには、クロストリジウム属（訳注　ボツリヌス菌や破傷風菌など）、バクテロイデス属（訳注　ブドウ球菌や緑膿菌など）、連鎖球菌属（訳注　化膿性連鎖球菌など）の細菌が多く棲みつく。また幼時に抗生物質を服《の》むと体内の微生物種は大幅に変化する。

体内の菌叢が安定している限り、ヒトと微生物は平和に共存する。微生物の存在は潜在的に危険を秘めているが、相互に熾烈《しれつ》な競争を繰り広げるため、単一の種が支配的になることはまずない。また、体に悪さをしかねない菌も体内の免疫細胞によって退治される。免疫細胞は常在菌を検知し、こうした菌が産生する毒素を中和し、悪玉菌が消化管の外へ繰り出そうとでもしようものなら効果的な攻撃をしかける。しかし、何らかの理由で——たとえば、日頃慣れ親しんだものとは別種の細菌がいるような環境で、細菌に感染した魚や果物や野菜を食べた——腸内菌叢の構成が変わったときには、あまり歓迎できない結果になることもある。

かつてグアテマラを旅したとき、私はサラダを食べたいという誘惑に負けて、生のレタスとトマトを一口か二口食べた。間を置かず、私はホテルの自室で熱っぽい体をベッドに横たえ、数分ごとにトイレに駆け込む羽目に陥った。下痢に見舞われたのである（二四時間苦しんだあと、窓の外をクリスマスのキャンドルライトの行列が通りすぎたちょうどそのとき、私は快復してベッドの上に半身を起こした。カトリック信者の夫はこれを奇跡と信じ、私は有能な免疫系に感謝した）。

私たちの多くは似たような経験があるはずだ。奇跡かどうかはともかく、免疫系が新しい細菌の性質を学習するまでは、ひどい腹痛に悩まされるのだ。

より深刻な問題は、抗生物質の使用と誤用によって起きる。こうした自然環境に対する干渉は自然な細菌菌叢のバランスを崩し、腸内の細菌をほぼ駆逐して、単独の菌株——往々にしてクロストリジウム・ディフィシル（強毒腸炎細菌）などの病原体——の増殖を招く。さらに悪いことに、多種類の菌で混みあい、互いが互いの遺伝子を交換する腸内菌叢では、抗生物質に対する耐性をもつ耐性菌の進化がうながされる可能性もある。

それでも私たちの腸内に棲む微生物の多くは、潜在的な問題児でも受動的な傍観者でもない、とはワシントン大学のジェフリー・ゴードンの弁だ。「これらの微生物は消化がうまく捗《はかど》るためには欠かすことができません。私たちとともに進化する共生生物なのです。彼らは私たちとの関係から利益を得ますが、私たちもまたこの関係から恩恵を得ているのです」。友好的な微生物すなわち共生生物は私たちがヴィタミンをつくり出す手助けをし、病原体の感染を許さない緊密な菌叢を形成していることが知られて久しい。さらに、栄養素を容易に吸収できるように私たちの代謝を高めてくれる（とりわけ、植物の細胞壁のような、彼ら微生物の助けを借りねば消化できない物質に働きかける）。しかし、微生物がどのようにしてこのような有益な働きをするのかはあまり知られていない。彼らの大半は研究するのがひどく難しい。腸の外で生かしておくのが至難の業《わざ》なのだ。たとえシャーレの中に分離できたとしても、培養された細菌は腸内という通常の環境下とは振る舞いがおそらく異なってくる。

これらの有益な細菌について本当に知りたいのなら、自然な環境で観察する以外にない、とゴードンは気づいた。そこで、ある独創的な手法を思いついた。まず無菌のプラスチックドーム内で無菌マウスを育てた。これらのマウスは、普通なら体内に棲みついている何兆個もの微生物と、まったく縁がない。ゴードンはこのマウスに微生物を一種ずつ注射して結果を調べた。

そこでゴードンらが見出した事実こそは、私たちの自分自身と食べ物に対する考え方に革命を起こす類《たぐい》のものだった。ゴードンは、常在菌がいないと腸が正常に成長しないことを突き止めた。腸は自然の毒素や胃が分泌する強力な酸から自らを守るために、一週間から二週間に一度腸壁を入れ換える。成長するにつれ、新しい細胞は腸の下層から指のような形をした絨毛の先端へと移動していく。この移動には細菌が発生する信号が欠かせず、これらの信号によって腸の健康な成長がうながされることをゴードンは発見した。細菌からの信号がなければ、腸やその大切な絨毛は正常に成長しないのである。

腸内細菌はこのような能力をもつ腸壁の、保護役でもある。エール大学の科学者たちは、損傷を受けた細胞を修復する身体機能を微生物が活性化することを発見した。抗生物質はこうした善玉菌を殺してしまうため、保護と快復のメカニズムに欠かせないプロセスがそれによって抑制されてしまう。さらに、微生物のなかには、無害な食物たんぱく質や異物が消化管内にとどまることを可能にしているものもいる。もし免疫系がこれらの異物に反応して炎症を起こしたなら、私たちにとっては難儀なことになる。バクテロイデス・テタイオタオミクロン（B.theta）という舌を噛みそうな名前の有名な細菌は、私たちの免疫系が無害な異物に反応しないよう働いてくれているのだ。

だが、本当に驚くのはこれからだ。われらがバクテロイデス・テタイオタオミクロンなどの腸内細菌は、私たちが体内に取り入れるカロリーのどれだけを脂肪に変えるかに影響を与え、私たちのウエスト周りを決めているかもしれないのだ。ゴードンらの研究によると、無菌マウスは普通の腸内菌叢をもつマウスより二九パーセント多く食べても、ほっそりした体型を維持し、体脂肪は四二パーセント少なかった。無菌マウスの小腸に腸内細菌を接種したところ、食事量を増やしていないにもかかわらず、二週間で体脂肪が六〇パーセント増えた。「これは、細菌が食餌からカロリーを得る効率を上げ、抽出したカロリーを脂肪細胞に蓄えるのを助けるからです」とゴードンは説明する。彼らがバクテロイデス・テタイオタオミクロンのゲノムを解析してみてわかったのだが、この菌がもつ遺伝子の多くは、元来ヒトにはない炭水化物を消化するためのものだった。バクテロイデス・テタイオタオミクロンのような細菌がいなければ、炭水化物はカロリーの源となることもなく、ただ私たちの体内を通過してしまっていたことだろう。

最近、ゴードンたちはさらに改良した実験を行なった。太ったマウスと痩せたマウスの腸内細菌を比較したところ、太ったマウスはファーミキューテス門（発酵菌門）の菌を多く含み、バクテロイデス属の菌は少ししか含まなかった。太ったマウスから採取した発酵菌を多く含む菌群を無菌マウスに接種したところ、痩せたマウスの菌群を接種した無菌マウスに比べて体脂肪が増えた。太った人と痩せた人について調べてみると、発酵菌門とバクテロイデス属の菌の割合はやはり同様の傾向を示した。肥満気味の人が科学者の助言を受けながら一年かけて体重を落としたところ、腸内菌叢は痩せた人のものに似通ってきた。

ゴードンは「この実験が教えてくれるのは、食物から私たちが摂ることのできるカロリーは食物ごとに決まっているわけではなく、私たちの腸内にいる細菌によって変わるということです」と述べる。常在菌の構成の違いによって、私たちが口にする食物のカロリー密度が影響され、肥満傾向にも違いが現われるようなのだ。だから、肝《きも》に銘《めい》じておこう。食品の栄養成分表示を文字通り受け取ってはならない、と。あなたの腸内菌叢の構成如何《いかん》では、そのドーナツはあなたにとって、隣人よりも――おそらく三〇パーセント以上――カロリーが高いかもしれないのだから。

私はいまや、自分の体内にうじゃうじゃいる多様な生き物に敬意を表し、感嘆を覚えるまでになった。私はランチのあとに彼らが自分の腸の中を行き来するさまを頭に思い浮かべる。彼らは自分の遺伝子の所産を無償で提供し、私の絨毛ににじり寄って若い細胞に檄《げき》を飛ばし、栄養素やカロリーを取り入れ、腸管内の湿原に腰をすえて下痢を防いでくれているのだ。

腸と微生物と脳が協力して食べ物を消化するのにどれほど時間がかかるかは、何を食べるかと、いつ食べるかによって変わる。脂質を多く含む食事は、たんぱく質や炭水化物を多く含む食事に比べて消化に長い時間がかかる。食べたものを胃から先に送るには、朝食より夕食のほうが約五〇パーセント長くかかる。それは一つには、胃を空にするいわゆる蠕動《ぜんどう》運動の速度が夜間には昼間の半分になるからである。

胃腸は、小腸での酵素活動、胃液の分泌、そして小腸での物質の吸収率など他の側面においてもやはり概日《がいじつ》リズムを示す。ミネソタ大学のフランツ・ハルバーグは、私たちの体は一日のうちの時間帯によってカロリーの処理法が異なることを見出した。毎日一度、朝食に二〇〇〇キロカロリーの食事を摂ったとすると、体重は減るかもしれない。ところが、同じ食事を夕食に摂れば、おそらく体重が増えるだろう。これは、夜より朝のほうが炭水化物が速く燃焼するためと思われる。

私たちの体が食べ物を処理するやり方が概日リズムによって影響されるのなら、逆もまた然りである。食事パターンは私たちの概日リズムに影響してもいるのだ。体内の末梢《まっしょう》時計の中に、食事時間を基準に活動スケジュールを設定しているもののあることが、科学者によって確認されている。日に三度の食事パターンが、肝臓や腎臓、膵臓《すいぞう》の細胞内にある時計を支配するマスタークロック（zeitgeber）の役目を果たしているのだ。この事実は生理学的に見ると理に適《かな》っている。

体内の主要な臓器は食物と水分の処理を予期し、必要とされる仕事のために前もって準備しておかねばならない。そうすることで食物を吸収し、消化酵素を分泌し、尿を生成できるのだ。

この定期的な食事パターンから外れると――交代勤務につく人やジェット族などはどうしてもそうなる――末梢時計が狂い、小腸は収拾がつかなくなる（ある近年の研究によると、夜行性の齧歯目《げっしもく》の動物に日中に餌をやると末梢組織の時計のスケジュールが完全に通常と逆になったという）。不定期の時間に食事をする交代勤務の労働者やジェット族の旅行者が、新しい食事時間に慣れるまで消化器に問題を起こしがちなのはこのためらしい。

さて、通常の条件下で、卵サラダとパイが体内の高速道と側道を通過するのにどれほどの時間がかかるのだろう。いわゆる全消化管通過時間に関する研究は総数が少なく、あいだも開いているが、科学者たちによればそれは、大勢の人を対象に測定するのが現実的ではないからだ。だが最近、胃腸病学者たちが万難を排して、イギリスのブリストル東部で男性六七七人と女性八八四人を対象に研究を行なった。研究では、被験者は食べたものと排泄物の詳細を記録するよう要請された。項目には便の形状に関する念の入ったものまであった（ブリストル・スケール〔訳注　一九九〇年にブリストル大学のヘーリンク博士が発表した、大便のタイプを硬さ別に七種類に分けたもの〕で、1「ナッツのような小さな硬い塊《かたまり》」から、6「縁が不揃いのふわふわした塊」までとされた）。これらの記録と胃腸に関する組織立ったアンケートにもとづき、研究者たちは食物の消化管通過時間を男性で五五時間、女性で七二時間と推測した。この数字はとんでもなく長い時間に思えるし、イギリス人の一般的な食生活を考えるとこの数字を一般化するのはどうかという気もする。しかし、他の研究も平均的な通過時間は二日から二日半としている。

それでも、個人あるいは食事によって通過時間に大きな差があるのも事実だ。生理学者のリチャード・ボーエンによれば、「食物とは一般に化学的、物理的に多様な物質の混合物です。速く通過する食べ物もあれば、下流に行くのにうんと時間がかかるものもあります」という。女性、男性ともに、アルコールの摂取《せっしゅ》によって通過が速くなる傾向にあり、食物繊維も同じ効果がある。女性の場合、経口避妊薬を服んでいると通過は遅くなる。一般に若い女性より年長の女性のほうが通過が速く、この差の境はだいたい五〇歳くらいである。このことは、女性ホルモンが何らかの影響を与えていることを示唆している。

食べ物の消化をもっと速めたい？　専門家によれば、もっとも安全で自然な方法は食物繊維を食べることだそうだ。

食べ物は胃に数時間滞留したあと、小腸でも数時間過ごす。小腸細胞が仕事を終えると、残りかすは液状となって大腸に送られる。残りの数十時間はここで費やされ、水分が――一日当たりおよそ七・六リットルにも達する――吸収されて排泄物ができる。排泄物は細菌を含むので「慎重に」処理せねばならない、とマイケル・ガーションは注釈する。だから限られた場所に押し込められるが、やがては大腸の出口から通常は一日に一度の割合で体外に排出される。

私たちはよく食べ物について考える。ところが食べたものがどうなるかについて考えることは滅多《めった》にない。糞（feces《フィーシズ》）はラテン語の「かす」に由来し、主に水分、粘液、胆汁色素（これが排泄物を茶色にする）、脂肪、死んだ細胞、ガス、大量の食物繊維（大半は未消化のセルロースやその他の植物性食物に含まれる繊維質）、大腸内の役目を終えた大量の細菌、一二〇〇種ほどのウイルスから成る。嵩《かさ》になるのはほとんど食物繊維である。繊維質の中には、ほとんどそのままの形で排出されるものがあり、これはカロリーにはならないが、食べた満足感を与えるとともに大腸を運動させてくれる。絞り出すものになってくれるのだ。

食物繊維の少ない食事をすると、一日当たり一一〇グラムあまりの便が排泄される。果物、野菜、穀類に富んだ食事の場合は、およそ三七〇グラムの便となる。肉の多い食事がいちばんきつい匂いの便となり、ミルクがいちばん穏やかな匂いの便となる。排泄物の匂いはスカトール（口臭にも含まれる）に由来し、これはアミノ酸の一種であるトリプトファンが分解したときの副産物である。ヒトの鼻はスカトールにはきわめて敏感だが、必ずしも嫌な匂いと感じるわけではない。現に、スカトールはヴァニラアイスにフレーバーとして少量加えられると聞く。

大腸内の排泄物の匂いは放屁《ほうひ》したときを除いて体外に漏れることはない。放屁——より一般には「おなら」と呼ばれ、この呼称は少なくともチョーサーの時代から使用されている。チョーサーは『カンタベリー物語』の中で、「このニコラスはいまにおならをするでしょう」と書いた──は窒素を飲み込むことや腸内細菌が食べ物に働きかけることで腸内に発生したガス（二酸化炭素、水素、窒素、メタン）が放出されたものだ。何を食べたか、どれほどのストレスを抱《かか》えているかにもよるが、私たちはおよそ一時間に一度の割合で放屁する。

この現象を防ぐのはひどく難しい。かつて科学者たちによって、頻々《ひんぴん》と起こる放屁に悩む三二歳の男性コンピュータプログラマの症例が研究されたことがあった。「意識して空気を飲み込まないようつとめても、ほとんど効果はない」と研究者たちは指摘する。「空気を飲み込むのを防止するとされる『対策』は、上下の歯でものをくわえることによって顎が閉まるのを防ぐことである。この患者……はこれを試してみた。残念なことに、この治療は効果がないことがわかった。男性は一三・五時間にわたって上下の歯でものをくわえていたが、六六回も放屁したからである」

では、抗生物質を使って腸内菌叢を変えたり、これらの菌が食べ物にしている繊維質を食べないようにしたりするのはどうだろう。「炭水化物をすべて白米で摂る食事にすることで、放屁は減ります」とこの研究者チームは報告する（白米の栄養価が限られていることを考えれば、やや行き過ぎの感がある）。だが抗生物質で問題が目に見えるほど改善することはない。いわゆるプロバイオティックス（訳注　善玉菌を増やす成分を含む共生物質）と呼ばれる生きた細菌を摂ることで、水素を効果的に吸収する菌叢をつくることも理論的には可能だ。しかし、このような「菌叢改変」が行なわれた例はまだない。

排泄についてはこれで終わりにしよう。では、あなたが食べた卵サラダとパイに含まれていたエネルギーはどうなるのだろう。多数の新たな発見によって、摂取したカロリーを体がどう消費するか、その秘密の一端が明らかにされた。おかげで、あなたの同僚のエスメは好きなものを食べてもちっとも太らないのに、ぽっちゃりしたフィービはカロリーを制限し、いつもダイエットに励《はげ》んでいるにもかかわらず、なぜどうしても贅肉《ぜいにく》が落ちないのかがわかってきた。もしあなたがエスメよりフィービのような人なら、事態を変えるためにできることが一つや二つはある。

午後の仕事を片づけながら、あなたは椅子にじっとすわって、ほとんど動いていない？　それとも、神経質に足を踏み鳴らしている？　廊下を行ったり来たりしている？　数分ごとに立ち上がってストレッチ体操をしたり、原稿の抜けページを探したり、水を飲みに立ったりしている？　あなたがどれだけ落ち着きのない行動を取るかは肥満傾向の指標になるかもしれない。

ルイジアナ州バトンルージュにある〈ペニントン・バイオメディカル・リサーチ・センター〉のエリック・ラヴシンは、「ただ生きているだけで、つまり、心臓が鼓動し、血液が循環し、腎臓や肺、体細胞が活動しているだけの状態で、あなたは取り入れたカロリーの五〇~七〇パーセントを消費します」と述べる。この安静時代謝率（RMR = resting metabolic rate）（訳注 安静時代謝率は基礎代謝〔BMR = basal metabolic rate〕とほぼ同じで、相対的エネルギー代謝〔RMR = relative metabolic rate〕とは異なる）とは、安静時に最低限の身体機能を維持するために体がカロリーを燃やして得るエネルギーのことである。毎日のエネルギー消費量の二〇パーセントほどが脳で、一〇パーセントほどは心臓と腎臓、さらに二〇パーセントほどが肝臓で消費され、最大で一〇パーセントが消化に使われる。

先日、私は自分の安静時代謝率を地元の病院で測ってもらった。使ったのは携帯カロリー計で、体重に悩みを抱える人が自分が毎日燃焼するカロリーを測るために開発された、比較的新しい器具だ。「安静時代謝率を知らずに体重を落とそうと試みるのは、自分が金をいくら使うのかも知らないで家計簿をつけるようなものだ」とものの本にはある。

その病院の理学療法士がカロリー計のマウスピースをくわえて息をするように指示し、私が吸い込む酸素と吐き出す酸素が測定された。代謝率の高い人は一時間により多くのカロリーを酸化する（燃やす）ので、より多くの酸素を消費する。私は高い代謝率を期待していた。代謝率が高いと一般には体重が増えにくいと思っていたからだった。

ところが私の安静時代謝率は一日一一八〇キロカロリーという残念な結果で、平均よりかなり低い。このとき知ったのだが、代謝は体の大きさと組成によってかなりの部分が決まるのだそうだ。背の高い人はたいてい背の低い人より代謝率が高い。動かす質量が大きければ大きいほど、安静時代謝率は上がるのだ。理学療法士は、七〇代後半の小柄な婦人の一日七〇〇キロカロリーから、約一九五センチメートルの背丈で約一八〇キログラムの体重の男性の一日三五〇〇キロカロリーまで、広範囲の測定値を見てきたという。平均すると、体重約八〇キログラムの三〇代の男性では、体重一キログラムにつきおよそ二五キロカロリーを消費するので、一日二〇〇〇キロカロリーとなる。女性の場合、安静時代謝率はおよそ一日一四〇〇キロカロリーで、妊娠あるいは授乳中は、これに三〇〇ないし八〇〇キロカロリーの余分なカロリーを必要とする。ここで考慮すべき重要な要因はあなたの、体重から体脂肪の重量を除いた除脂肪体重である。ウェイトトレーニングする人は、寝ているあいだを含めて一日中常人より一五パーセント多くカロリーを消費する。

しかし、事はそれほど単純ではない。ラヴシンによれば、「ある特定の人のRMRは決まっているようではあるが、性別も体重も体の組成も同じでも大きな差が見られる」とのことだ。なぜか？　科学者は近年ようやくこの謎を解明しはじめている。

カロリーの一部は毎日、熱発生によって消費される。熱発生とは寒さにさらされたときや、過度の飲食をしたときに体が発生する熱のことである。今日では、寒さはあまり考慮しなくてもいい。ラヴシンは「人類は寒い環境でも体温を維持する行動戦略（衣服）を進化させてきたため、寒さによる熱発生は毎日のエネルギー消費のごくわずかに過ぎません」と語る。

いわゆる「食事による熱発生」（DIT＝diet induced thermogenesis）は、余分なカロリー――要するに、無駄になるエネルギー――を直接熱に変える体の仕組みであり、その値は一人ひとりで大きく異なる。ハーヴァード大学の科学者たちは、DITが交感神経系の制御下にあることを突き止めた。交感神経系は、過食すると心臓や膵臓、肝臓、腎臓、その他の組織や内臓の活動を活性化させる。私たちの細胞はふだんは必要なだけのエネルギーを燃焼している。ところが、たくさん食べ過ぎると、脳がこれを察知し、DITを活性化させて余分なカロリーの一部を熱として燃焼させるのだ。この巧妙な熱発生に関与する遺伝子の一つがある種のたんぱく質をつくり、これが一種のスイッチとなって、過食すると細胞が燃焼するエネルギー量を増やすよう働く。この遺伝子にバリエーションのあることが、大食いするのにちっとも太らない人がいる一方で、同じ量を食べても太る人がいる理由の一つかもしれない。

太った人と痩せた人の明暗を分ける、熱発生による別の説明も考えられる。ミネソタ州の〈メイヨークリニック〉の科学者による二カ月にわたる実験では、被験者は一定の食事と一定の運動の条件下に置かれたあとで、毎日一〇〇〇キロカロリー余分に摂取するよう指示された。最新の機器を使って、摂取した余分なカロリーの行方を調べたところ、平均して三分の一は脂肪に変換され、別の三分の一は基礎代謝に回され、残りの三分の一はいわゆる非運動性活動熱発生（ＮＥＡＴ）として燃焼された。これにはそわそわした身ぶり、姿勢を変える仕草《しぐさ》、立っていること、歩くこと、指やつま先で机や床を叩く――要するに、一日のうち自分ではそれと知らずにしている身体活動のすべてが含まれる。

食べ過ぎたときに生ずるＮＥＡＴは人によって異なる。たくさん食べてもそわそわと動きまわって、ほとんど安定した体重を維持した人もいれば、あまり動きまわることなく、最大で四キログラムまで太った人もいた。研究者たちによれば、この一人ひとりが生まれながらにもつ落ち着きのなさは、おそらく遺伝的に決められた脳内化学物質のレベルによって制御されており、これがその人のカロリー消費の一五〜五〇パーセントを占めるかもしれないという。つまり、余分にパイを食べると体重が五〇〇グラム足らず増える人もいれば、一日の動きの中でこの余分なカロリーが燃焼される人もいる可能性があるのだ。

二〇〇五年、〈メイヨークリニック〉のチームは、エネルギー消費の個人差を解明する研究に着手した。精密なセンサーを用い、自称カウチポテト族二〇名の姿勢と体の位置を一〇日にわたって測定した。半数は痩せており、残りの半数はやや肥満気味だった。全員がセンサーを埋め込んだ下着を身につけ、〇・五秒ごとに身体の動きが観察された。じつはこのデータから被験者のエネルギー消費を読み取ることができ、痩せた人は肥満気味の人に比べて一日で二時間半も長く体を動かしていたことが判明した。活動レベルの差は、一日当たり三五〇キロカロリーものカロリー消費あるいは備蓄に当たる。

エリック・ラヴシンは「体重を落とすためにエネルギー消費を計算するとき、たいていの人ははっきりとプログラム化された類《たぐい》の運動しか考えに入れない」と述べる。しかし太った人と痩せた人のあいだにあるNEATの差を考慮すると、椅子にすわっている時間を少なくし、ウォータークーラーへと頻繁に足を運べば肥満は避けられるようだ。研究者たちはスポーツクラブ通いや運動プログラムを止めようと言っているわけではなく、それに匹敵するNEATの健康上の恩恵に着目して、できればこうした活動を増やそうと勧めているのだ。つまり、すっきりしたウエスト周りが欲しいなら、一日中すわっていてはいけない。機会あるごとに立ち上がり、とにかく身をくねらせ、手を動かし、筋肉を伸ばし、せわしなく動きまわれということである。

午後

午後になると、朝には思いもしなかった
ようなことが起きる

スウェーデンのことわざ

第６章　居眠りの国

午後なかば、一日も陽の光も暑気もその盛りを迎えている。それなのに、あなたの盛りだけが突然過ぎ去ってしまう。ランチのあとの一時間半くらいは、鼻歌混じりに報告書を書き、あの書きづらい手紙をしたためていた。気分は爽快で頭は冴え渡っていた。けれど今は、背中と肩から首へと忍び込んで頭をぼんやりさせるものがある。それはゆっくりと打ち寄せる眠気の波だ。瞼《まぶた》が重くなって瞬《まばた》きが増える。顔の締まりがなくなり、顎だけが次から次へと襲いくるあくびで伸びている。あなたは集中力を要する仕事は脇に置いて、午前中にたまった細かな仕事で時間をやり過ごそうとする。

それは居眠りの国だ。「そこでは何も起こらず、何も変わらない」とノートン・ジャスターは『マイロのふしぎな冒険』に書いた。「考えたり、考えることについて考えたり、推《お》し量《はか》ったり、想像したり、推論したり、静かにものを思ったり、思索にふけったりするのは違法で、非合法的で、不道徳なのだ」

私たちの大半にとって、居眠りの国は午後二時から四時のあいだにやって来る。それは一日のうちの谷間だ。そこに入ると、疲労のもやが漂ってきて、思考が曇り四肢の感覚が奪われる。注意力が散漫になって忘れっぽくなり、手先の器用さ、計算能力、反応速度、認知推論能力が低下する。まるでビールを何杯か飲んだような具合である。

もしブラジルかパナマに住んでいるのなら、家に帰って午睡《シエスタ》（ラテン語で「第六時」、すなわち一日の真ん中にあたる時間帯を意味する言葉に由来する）にするところだ。でも私たちにはそんな文明的な習慣がないから、こんなひどい状態でもなんとか切り抜けるしかない。

この谷間——ランチ後停滞あるいは食後停滞（食後を意味する「postprandial」はラテン語で遅い朝食を意味する「prandium」に由来する）と呼ばれることも多い——からはどうしても逃れられないのだろうか。睡魔を避ける方法はあるのか。

この疑問、そして倦怠感《けんたい》、疲労、休息、リズムについての疑問が、ごく最近、フロリダ州北部のアメリア・アイランドで睡眠と生物リズム学会年次総会が開催されたときに集《つど》ってきた科学者の関心事だった。沖合では、巨大な嵐が押し寄せつつあった。逆巻《さかま》く白い波が荒れ狂う海から打ち寄せ、生暖かい強風がヤシの木を強く揺らし、目に突き刺さるような砂嵐をビーチに吹かせた。東の空から不気味な黒雲が近づいてくるのを見ると、人びとはビーチパラソルとタオルを片づけて、安全な場所に避難した。

会議場に選ばれた講堂は外界から隔離され、すべては平穏で快適だった。座席はクッションがよく効き、エアコンがわずかにブーンとうなっている。講演でスライドショーがあるのを考慮して照明は暗かった。もうすぐブラウン大学のメアリー・カースカドンが講演する予定になっている。彼女には多くの功績があるが、なかでも睡眠潜時を調べて注意力を測定するMSLTテストの開発者として知られる。睡眠潜時とは入眠に要する時間のことであり、現在は日中の眠気を評価する有力な指標となっている。その日の彼女の講演では、人生の各段階における覚醒度と睡眠・覚醒サイクルに関する新しい知見が発表される運びとなっていた。

彼女の講演を楽しみにしていた私だったが、頭はぼんやりしていた。7点方式のスタンフォード眠気スケールなら、5（頭がすっきりしない、起きていようという意欲を失いつつある）と、6（眠い、ぼんやりしている、眠気と闘っている、横になりたい）の中間くらいに位置するだろう。私の頭は嗜眠《しみん》の世界――「気だるさ」「倦怠感」「鬱陶《うっとう》しさ」「不調」「無感動」「無感覚」「無気力」「退屈」「物憂《ものう》さ」「眠気」、そして覚えたばかりの用語「パンディキュレーション」――を力なくさまよっていた。パンディキュレーションとは要するに、体を伸ばしてあくびする行為である。

しかし、それは私一人の話ではなかった。隣にすわっている男性は両眼を閉じ、呼吸に合わせて頭をぐらつかせている。ときどき顎が胸に突然触れるので目を覚まし、一瞬体を起こすのだが、すぐにまた頭がうなだれてくる。私の左にすわっている女性があくびをかみ殺した。私も彼女にならう。二度も。だが最後はあきらめてあくびに要する平均時間である六秒ほど（この時間は男性ではもう少し長い）、思い切り深く息を吸った。

神経科学者によると、あくびは単独で起きることもあれば、伸びや場合によってはペニスの勃起をともなうことがある（だから男性のあくび時間は女性より長いのかもしれない）。あくびにどのような機能があるのかはいまだに大きな謎のままである。かつては、あくびが呼吸に特定の役割を果たしているとされていた。血中の酸素レベルが低下するか二酸化炭素レベルが上昇すると、体はあくびしてもっと酸素を体内に取り入れるか、余分な二酸化炭素を体外に排出すると考えられていたのである。メリーランド大学の心理学者ロバート・プロヴァインが、さまざまな混合ガスを吸い込むとどうあくびに影響するか比較してこの説を検証したところ、高酸素濃度も低二酸化炭素濃度も有意な結果には結びつかなかった。純粋な酸素を吸っている人ですら、あくびしたいという欲求を感じるのだ。現在では、あくびは伸びに近いと考えられている。すなわち、睡眠と覚醒のあいだの状態で、血圧と心拍数を増やし、筋肉と関節を動かす体の働きなのだ。

あくびは社会的な信号であるとも考えられている。リヴァプール大学のスティーヴン・プラテクは、「あくびは自分の考えや状態を言葉以外の手段で知らせる原始的な方法なのです」と語る。あくびが伝染する理由がこれで説明できるかもしれない。ドクター＝スースが言ったように、たった一人があくびしただけで、たくさんの人が同じようにあくびするものなのだ。

ヒトは子宮にいるころ（受胎後約一一週）からあくびし始めるが、他人のあくびが伝染するようになるのは生後一年めで、それも二人に一人の割合だ。あくびがどのようにして伝染するのかを調べるため、プラテクらは一部の人だけにあくびが伝染する理由を探る実験を行なった。

プラテクらのチームは大学生六五人について自意識と共感を示す人格特性を調べた上で、あくびする人のビデオを見せたときの反応をマジックミラーの反対側から観察した。ビデオを見ると、四〇パーセント超の被験者があくびした。そして、自意識・共感検査の得点とあくびの伝染性には高い相関が見られた。以上からプラテクらは、あくびが伝染しやすい人はより自意識が高く、他人の顔を見ることでその人の考えを読むのに長《た》けているという仮説を立てた。さらにｆＭＲＩ検査をしたところ、誰かがあくびするのを見ると、こうした能力にかかわる脳部位が活性化することがわかった。「あくびは睡眠サイクルというより、私たちが社会的動物であることと関連しているのかもしれません」とプラテクは述べる。

こうして、ある人の性格、そしてその人が自分の友人になってくれるかどうかを知る新しいテスト法ができた。あくびして、それがうつる人を見つければいいのだ。

この魔の時間帯に体には何が起きているのか。午後もなかばになると、私たちは半日の仕事でとにかく疲れているのだろうか。カースカドンは、幼児は活発に体を動かしたあとでもこの「午後の谷間」とは無縁だが、思春期の中期から後期ではこれに襲われると述べる。青年期になると、「谷間」は真昼の時間帯にしっかりと根を下ろし、それからはほぼ毎日午後になると現われるという。高齢者では、倦怠感に悩まされる時間帯は午前一一時半から午後五時半まで拡張する。

午前中の活動レベルによって(そして、もちろん前夜どれだけ睡眠を取ったかによって)午後以降に疲労は出てくる。高校生のころ、私は午後の演劇活動の『奇跡の人』でヘレン・ケラーの母親役を毎日演じた。ある日、私は開演前に幕の内側から観客席を覗き、前から三列めに母がいるのに気づいた。彼女はきちんとすわって、頭をまっすぐ伸ばし、私のほうを見ているように思えた。ところが、両の眼は閉じられている。午後遅くに自宅に帰ったとき、彼女は私にメモを残していた。「あなたがなぜ来る日も来る日もあの役を演じられるのかわからないわ」

私は一週間のうち何度か、一日三時間のあいだだけ、母に代わって妹の付添役を務めた。母はもう一〇年以上も一日二四時間、その任を果たしてきたのだ。そうしようという努力——七人家族の世話をしながら、私の障害をもつ妹に食事させ、風呂を使わせ、面倒を見ること——によって彼女はスタミナを奪われていた。

　これほど極端な例ではなくとも、私たちは長時間仕事をすれば疲れる――そして、私たちの労働時間は、一世代前の時代より長くなっている。当時と比べて、現代アメリカ人は少なくとも一週間分は余計な労働時間を、一年の総労働時間に割り込ませている。その結果起きる問題はこうだ――次から次へと活動を日常生活に詰め込み、くつろいだり英気を養ったりすることを忘れると、体はくたびれてしまうのだ。進化生物学者の中には、こうした疲労を体の煙探知信号、つまり警告信号と考える人がいる。心身に支障を来《きた》さないよう、もう少しゆとりをもつよう、体が警告を発しているというわけだ。

　体の深部で刻まれる季節のリズムを現代社会がとんと顧《かえり》みないのも、疲労の原因かもしれない。嗜眠は、弱まっていく冬の陽光に対する反応としての、季節性情動障害（ＳＡＤ）の主たる症状だ。私のノルウェー人の友人が彼女のお国で季節を指す言葉を教えてくれたことがある。それは暗い季節を意味する「morketiden」という言葉で、冬景色だけでなく人の心の中に暗闇をもたらす時節のことである。インペリアル・カレッジ・ロンドン医学部の生物学者で、概日《がいじつ》リズムを研究するラッセル・フォスターは、ＳＡＤの背後に潜むのは、概日ペースメーカーが刻む不動のリズムであり、ＳＡＤが生ずるのは、このペースメーカーがいまだに季節ごとの日長（昼の長さ）の変化を検知して反応する能力をもっているからだと指摘する。日が短いときには、脳はより長い夜間にメラトニンをより長時間にわたって分泌し、体を「夜モード」に維持する。さらに、気分を調節する神経伝達物質セロトニンの生成を減少させる。しかし現代社会では、私たちは季節に応じた体の変化に応じてペースを落とすことはしない。冬にも長時間働くし、深夜まで起きている。そこで体が苦しむのだ。少数の人――緯度の高い国ほどこの数は大きい――にとって、冬季における陽光の減少とメラトニン過生成によって、重いＳＡＤに罹《かか》る可能性がある。たとえば、体重増加、身体活動の減退、激しい疲労感に悩まされるのだ。毎日決まった時間だけ光を浴びれば、この疾患の症状を軽減することができる。

研究は日夜続けられているとはいえ、科学は疲労というあまりにありふれた現象ですらいまだに理解できずにいる。疲労はわが国で人びとが訴える健康上の問題でもいちばん一般的なものであり、一年当たり一五〇〇万人もの人がこれを理由に病院を訪れる。これほど広く浸透しているにもかかわらず、それは定量化することはおろか、定義することとすらできない。

疲労はただ眠いというのとは違う。疲れていなくとも眠いときはあるし、眠くなくとも疲れているときもある。それは身体的問題――体の倦怠感だったり、情動的問題――無気力や退屈感だったり、精神的問題――集中力や鋭敏さの欠如だったりする。また次のような手段によって疲労を軽減することができる。たとえば、元気づけたりモチベーションを与えたり（激しい肉体活動をしているとき、その進捗《しんちょく》あるいは成果についてフィードバックを与えるだけで疲労感を軽減できることを確認した研究がある)、あるいは経済的報償(ある研究によると、五ドルの報償金を約束された被験者は、対照群の被験者や、実験者によってただ激励されただけの被験者に比べて水平の棒に二倍の時間ぶら下がることができた)が有効である。さらに実際にはそうでなくとも、目下残っている作業量は以前より減っていると示唆することによって疲労感は減る。

疲労は何も手につかないほど激しい場合があるにもかかわらず、いったん恐怖や興奮を前にすると一瞬のうちに忘れ去られる。疲労は悲嘆、失望、身体疾患、苦痛、鬱病のつらくて疲弊《ひへい》する症状、睡眠不足、厳しい労働から生じることがある。科学者の中には、とらえどころのないこの概念に弱り果てて、疲労という概念そのものをなくそうという動きもある。

私は、疲労は敵だという母の定義に賛成する。

いずれにしても、半日起きていたあと午後に感じる疲労は敵ではない。真昼の停滞のあとにはたいていエネルギーはまた戻ってくるのだから。また、早朝の停滞とは違って、真昼の停滞の犯人は体温の降下でもない。では何が原因なのだろう。ランチのあとのスランプは、暖かい陽光に満ちあふれたヴェランダで食べたターキーサンドとコーンサラダのせいだろうか。

食事をたっぷり摂ると倦怠感につながるという証拠がある。「胃の伸展《しんてん》」は催眠作用があると考えられているのだそうだ(逆に空腹には覚醒作用がある)。ということは、食べ物が胃から十二指腸へ移動すると眠気が強くなるのかもしれない。猫の場合、小腸壁をやさしく刺激しただけで強い眠気に襲われる。この過程にはインスリンも関与している可能性がある。食事の直後、グルコースあるいは血糖値が上昇し、体内に一瞬エネルギーが満ちてくることがままある。しかし、そのあとインスリンが放出されるのだ。このホルモンは糖質を細胞に運ぶ役割をする。余った糖質を蓄えようとして、インスリンは血中の糖質を過剰に抽出し、一時的にエネルギー不足が起きるのかもしれない。シェフィールド大学の研究者たちによると、脂質の多い食事を腹一杯食べると、注意力と作業能力の低下に拍車がかかる恐れがあるが、これはおそらく脂肪が満腹ホルモンCCKの放出をうながすからではないかと思われるという。このホルモンはヒトその他の動物に鎮静作用をもたらすことが確認されている。

しかし、ランチを食べるか否かにかかわりなく停滞は起きるという研究がある。この研究では、科学者たちは若い男性を昼食を「たくさん食べる」「軽く食べる」「まったく食べない」の三群に分け、午後なかばにそれぞれの眠気の度合いを比較した。その結果、ランチを食べた人の九二パーセントは食べた量に関係なく九〇分ぐっすり昼寝した。ランチを食べなかった人も昼寝したが、時間は三〇分にとどまった。これをふまえ研究者たちは、ランチを食べると停滞がひどくなるか長引くかもしれないが、それが停滞の原因ではないと結論づけた。

午後の谷間を起こすのが何なのかはわかっていない。カースカドンらの研究によれば、それは私たちの日常生活で二つの正反対のプロセスのタイミングに狂いが生じることから起きるようだ。

最初のプロセスは、ホメオスタシス的睡眠メカニズムであり、これが一種の睡眠サーモスタットとして働き、私たちが起きている時間を監視している。睡眠勘定は朝目覚めたときから計算が始まり、目覚めている時間ぶんだけ睡眠負債が加算されていく。負債が累積してくると、これを精算してふたたびホメオスタシスを維持しようとする力がどんどん強力になっていき、一日のどこかで眠気が生じるというのだ。

私たちは一時間半ないし二時間ごとにとりわけ強い睡魔に襲われる。テクニオン・イスラエル工科大学のペレッツ・ラヴィーは、睡眠傾向を調べる研究によってこのことを確認した。実験では、被験者に二四時間にわたって二〇分ごとに眠ろうとする努力を合計で七二回してもらった。その結果、「睡眠の門」——比較的容易に眠りにつく「入眠しやすさ」の窓——が約九〇分ないし一二〇分ごとに開くことを確認した。このサイクルは夜間（交代勤務についている人が頭のはっきりした状態と強い睡魔に襲われる状態を交互に経験する時間）にもっとも顕著に現われるが、日中でも作用している。この入眠しやすさのパターンは、前夜十分寝たかどうかにはかかわりなく起きる。

睡眠の門が定期的に開いているあいだ私たちを目覚めさせているのが、私たちの昼間を形づくる二番めのプロセスである。それは私たちの体内ペースメーカーとしての視交叉上核《しこうさじょうかく》（ＳＣＮ）によって制御された、概日覚醒メカニズムだ。スタンフォード大学医学部のデール・エドガーは、リスザルを使った研究によって覚醒メカニズムが生じる脳部位を確認した。リスザルはヒトに似た睡眠・覚醒パターン——およそ一六時間起きたあとで八時間ぐっすり寝る——をもつ。エドガーがSCNを破壊すると、リスザルは一日中何度も繰り返し眠りに落ちた。

カースカドンは、この概日覚醒メカニズムは、目覚めているあいだは睡眠サーモスタットとは違うリズムを刻むと述べる。覚醒信号は、体温がいちばん低い早朝、たとえば、午前三時にいちばん弱い。一日の中盤に差しかかるにつれ、覚醒信号はだんだんと強まり、睡眠を求めるホメオスタシス的欲求にあらがう。午前中の後半に頭が軽くなるのは、目覚めて数時間後に強力な注意力の高まりの波が訪れるためのようだ。宵の口までには、覚醒信号は非常に強くなっており、夜になって弱まり始める数時間前に「覚醒時間帯」を形成する。

ということは、あなたの体内では、昼夜をとおしてこれらの二つのプロセスが互いにせめぎあっているのだ。日中の大半の時間帯では、覚醒メカニズムがホメオスタシスの睡眠動因に打ち克《か》ち、私たちの体をはっきりと目覚めさせる。しかし、カースカドンによれば、真昼ごろになると、「概日時計にもとづく覚醒信号が眠気を退けるほど強くなる前に、眠りたいという欲求のほうが蓄積してしまう」という。こうして私たちは睡魔に屈し、睡眠の門が広く開かれる。

カースカドンは、この午後の落ち込みがどれほどひどくなるかは、あなたのクロノタイプ次第だと指摘する。「夜型の人のほうがより大きな波を経験する傾向にあります。彼らの場合、注意力のピークがより大きく、倦怠感の谷間がより深いのです。そして夜間には注意力が大きな山形を描いて増えます」。ところが、昼型の人の注意力は、「日中は比較的なだらかな曲線を描くのですが、夜になると劇的に降下します」

しかし、たいていの人は真昼に何らかの谷間あるいは停滞を経験するとカースカドンは述べる。運転中の人にとって、この時間帯は危険である。イスラエル、テキサス州、ニューヨーク州で行なわれた疲労が原因の交通事故に関する研究によると、一台の自動車だけがかかわる事故（道路を外れてしまった場合など）は極端な早朝の午前一時〜四時だけでなく、午後なかばの午後一時〜四時にも頻繁に起きがちだという。この二つのピークは、オランダの公共バス事故とドイツの鉄道事故の時間帯別分布にも見られる。実際、世界中の研究で、睡眠不足がらみの交通事故が午後に多発することが確認されている。午後四時ごろに運転中の人が居眠りする割合は、午前一〇時あるいは午後七時に比べて三倍にもなるという。人為的ミスが多くの人命を左右するような現代社会では、こうした能力低下は大惨事につながりかねない。

快適な講堂の座席で睡眠に関する講演を聴いていた私たちだったが、アメリア・アイランドの荒れた海岸の天気の真っただ中にいたとしたら、ぼんやりするどころではなかっただろう。近づきつつある嵐の強風と逆巻く波を見れば、心拍数が上がり、瞳孔は開き、睡眠の門などピシャリと閉まったに相違ない。だが元気一杯でいるためにいつもハリケーンの強風に頼るわけにもいかない。では、どうすれば注意力を回復できるだろうか。

これには二通りのやり方がある。まず、自分の体のリズムを無視し、仕事や運転など当座の用事に力を尽くし、睡眠の門が開いていても結果はさておき知らんぷりすることができる。あるいは、眠りたいという内なる声にほんのちょっとだけ耳を貸すこともできる。高速の休憩所に車を停めて休んだり、机の上にうつ伏せになったり、幸いにもソファがあるなら、横になってひと眠りしてもいいのだ。

「とても悪い習慣だ！　最悪だね！」とジョゼフ・コンラッドの小説、『陰影線』でジャイルズ船長は、午睡に向かいながら自分を罵った。

うたた寝、シエスタ、ひと眠り、眠るけれどパジャマは着ない休息――午睡は、正式には五分以上、四時間以下の日中の睡眠と定義される。多くの人に反社会的行為とみなされ、これまで何かと誹《そし》りを受けてきた。飽食、真昼時の仮借《かしやく》ない暑熱《しよねつ》、あるいは単に怠《なま》け癖が招いた残念な結果と咎《とが》められるのだ。昼寝は「誰かに見つかる」と言う。子どもなら許されるが、大人の場合は虚弱さ、怠惰さ、老齢の象徴だからである。従来は医学界ですら午睡の習慣を胡散臭《うさんくさ》い目で見ていた。寝室の劣悪な衛生状態、あるいは睡眠時無呼吸や過眠症《ナルコレプシー》などの疾患を疑ったのだ。

ここ数年で睡眠に対する認識が変わったのは喜ばしい限りだ。心身が最低の状態にある時間帯に昼寝することで、体が休まるだけでなく、昼寝した時間の長さに応じてさまざまな能力が見事に回復するという研究は多い。

古今東西の賢人はこうした結果をお見通しだったらしい。

午睡は伝統的な文化によく見られる。たとえば、パプアニューギニアの人びとは正午に二時間昼寝し、赤道直下の焼けつくような真昼の太陽から逃れる。寒冷地のパタゴニアのヤーガン族は、疲れたらいつでもどこでも横になってちょっとひと寝入りする。クック諸島のサンゴ礁島、プカプカ島では、島民は寝ている人の睡眠の深さや体の位置と動きによって三五種を超える昼寝を区別するという。

「昼飯と夕飯のあいだに一度は寝なきゃならん」とウィンストン・チャーチルは言葉に力を込めた。「それも、中途半端はだめだ。服を脱いでベッドに入ってね」。第二次世界大戦当時イギリスの宰相だったチャーチルは、夜間には頭を研ぎ澄ましてずっと起きていた。彼は言った。「日中に寝なきゃ務まらなかったさ。自分が背負った責任を果たすにはそれしか方法がなかった……昼日中に寝たからと言ってまともに仕事していないわけじゃない……一日が二日になるんだ……まあ、少なくとも一日半になるのは請け合うよ」。リンドン・ジョンソン大統領も、真昼にパジャマを着て三〇分ぐっすり寝たおかげで夜まで続く激務に耐えられたと伝えられる。

イタリアの睡眠研究者クラウディオ・スタンピは、午睡だけで生きていたとされる有名人の逸話――なかには眉唾《まゆつば》の話もあるだろう――を調べた。たとえば、トーマス・エジソンは救いがたい夜間不眠症で、多数の特許権（なかにはみなさんもご存知のものがあるだろう）を取得するため寸暇《すんか》を惜しんで仕事したが、そのためかどうか体調は思わしくなかった。彼は夜に八時間寝ることを「石器時代の原始人への憐れむべき退行」と断じ、たびたび昼寝することで日々をやり過ごした。レオナルド・ダ・ヴィンチは四時間ごとに一五分ほど寝たという。この計算でいくと、一日の合計睡眠時間は二時間を切る。そのおかげで、六七年にわたる人生で二〇年という余分な仕事時間を稼いだことになる。

あなたには昼寝で心身が回復するとは思えないかもしれない。昼寝のあとは睡眠慣性のために頭がすっきりしないからである。しかし、私たちは一般に自分がどれほど休息できたかについてあまり正確な判断は下せないものだ。睡眠研究の草分けであるウィリアム・デメントが指摘するように、昼寝することによって、その後の注意力、気分、敏捷性、生産性が上がるとする研究は山積している。このことは、とりわけ夜間労働者や長時間仕事に従事する人に当てはまるらしい。

デメントの弁によれば、夜間に太平洋を渡る長距離飛行を行なうパイロットに昼寝が与える効果についてNASAが調べたところ、貴重な知見が得られたという。これほどの長時間飛行となると、たいていのパイロットは反応時間が長くなり、「マイクロ睡眠」と呼ばれる三秒から一〇秒の短い眠りにしばしば落ちる。NASAの研究では、一部のパイロットは太平洋横断飛行の途中で四〇分仮眠するよう指示され、平均で二六分眠った。同じ路線の対照群のパイロットには仮眠時間が与えられなかった。仮眠しなかった対照群では、パイロットは飛行最後の一時間半で延べ一二〇回のマイクロ睡眠を経験した。この数字には着陸準備のために下降中だった最後の三〇分間の二二回が含まれている。一方、仮眠したパイロット群は同じ飛行時間でたった三四回のマイクロ睡眠を経験しただけで、最後の三〇分は一度もマイクロ睡眠をしていない。反応時間、敏捷性、注意力も仮眠前より改善した。

「運輸、運送に従事する人に仮眠が必要であるのは誰もが認めていることです。でも、対策はほとんど何も取られていません」と話すのは、ノースウェスタン大学の睡眠研究者でアメリア・アイランドの会議で講演をしたフレッド・トゥーレックである。この講演でトゥーレックは二つのスライドを見せた。一方は「一〇億ドル」という数字。世界でいちばん高価な戦闘機B‐2スピリットの値段だ。もう一方は「八ドル八八セント」という数字。こちらは、B‐2のパイロットが仮眠に使う、ウォルマートで売っている折りたたみ椅子の値段だ。その上でトゥーレックはこんなふうにコメントした。賢明な金の使い方ですが、このように、必要な金が必要な用途に掛けられていることは、そう多くはないものです。

長距離パイロットやドライバーよりストレスの少ない人でも、タイミングよく仮眠することで注意力や気分が良くなる。ある研究によると、自動車シミュレータで単調な運転を一～二時間続けて眠気に襲われている被験者の場合、午後に一五分以下の仮眠を取っただけで反応時間が短くなり、運転技能の低下が抑制された。これはコーヒーを二杯飲んだ効果に匹敵する。日本の研究者たちが工場労働者を対象に二週間にわたる研究をしたところ、やはり同様の結果が得られた。ランチのあと安楽椅子で短時間昼寝した人の仕事能率は、大幅に改善したのである。

昼寝は知覚能力をも強化する。ハーヴァード大学のサラ・メドニックらは、被験者に視覚タスクを一日に四回行なわせた。仮眠しなかった被験者の成績は四回のタスクごとに悪化していった。ところが、二回めと三回めのタスクのあいだに少し寝た人——ただ目を閉じて静かにしているだけの休息ではなく、デルタ波と呼ばれる遅い脳波が表われるいわゆるノンレム睡眠とレム睡眠とをともなう、本式の昼寝だった——は、知覚の鋭敏性に大きな改善が見られた。

その後の研究でメドニックは、昼寝によって学習能力も改善されることを見出した。仮眠を取る被験者群と取らない被験者群が、コンピュータ画面に表示される三本の棒の向きを識別する学習を午前中に一時間行なった。学習した内容について午前九時と午後七時にテストを受けさせた。二回めのテストの前に一時間以上仮眠した被験者群は、しなかった被験者群より精度において五〇パーセント勝っていた。もちろん、この効果が得られるのは、レム睡眠とデルタ波のノンレム睡眠の双方が見られるほどぐっすり寝た場合に限られていた。

二〇〇七年初め、ランチのあとに昼寝する習慣をつければ、心臓発作による死亡率が下がるという研究報告があった。この研究では、二〇歳から八六歳までの二万三〇〇〇人に及ぶギリシア人男女を対象に調べたところ、昼寝した人はしない人より心臓病で死亡する率が三四パーセント低かった。

要は、昼寝すればより俊敏に、より健康に、より健全になる――そう研究者たちは主張する。日本やヨーロッパ諸国、アメリカには、この研究結果に鑑《かんが》み、安全と生産性向上のために仕事のスケジュールに仮眠を取り入れ始めている企業がある。

では、仮眠をいつ、どれくらいのあいだ取るのがいいのだろう。最新のシエスタ研究によると、午後一時から二時半までのあいだにたった一五分から二〇分休息しただけで、疲れが取れ、認知能力が上がり、心の電池が再充電できるという。これより長い時間（たとえば四五分から一時間）の昼寝の場合は、睡眠慣性のぼんやりした感覚から立ち直るのに回復時間――およそ二〇分――を必要とするかもしれない。「けれども、これくらい長い昼寝だと、いつ取るかによって結果は違ってきます」とメドニックは指摘する。午前中の昼寝は軽い眠りになるが、午後遅くの昼寝は「浄化作用のある」深い眠りになるという。

真昼にちょっと惰眠を貪《むさぼ》るのは、休息したいという私たちの生物学的な欲求に対する自然な反応なのである。人体はシエスタするように「プログラムされている」とメアリー・カースカドンは述べた。昼寝を恥じることはない。

第7章　緊張感

あなたは昼寝する代わりに、何か飲んで頭をすっきりさせようと考えるかもしれない。そこでオフィスを出て、角《かど》の喫茶店でジャンボラテを頼む。だがその黒っぽい液体を口にする前に、すでに眠気は消えかけている。ひょっとして外の空気を吸ったからだろうか。いや、神経のせいか。これまで、一日をとおして緊張はどんどんたまってきていた。喫茶店からの帰り道、あなたは気を揉む。デスクにたまる一方の仕事、上司のあの心無い言葉、迫り来る納期、娘のサッカー試合には間に合いそうにないなあ……。交差点に入ったとたん、車の警笛がけたたましく鳴り響く。赤信号を突進してくるSUVのフォード・ブロンコがやっと目に入る。縁石《えんせき》まで戻ると、コーヒーはこぼれ、息は弾《はず》んでいる。すんでのところで轢かれるところだったと気づき、怒りが込み上げてくる。心臓が早鐘《はやがね》を打ち、膝ががくがく震える。一日のうちのこの時間帯には、体内のコルチゾールなどのストレスホルモンは夜の最低レベルに向かって減少しつつある。ところが、突然、これらのホルモンが血流に放出される。今まではぼんやりしていたかもしれない。だが、もうすっかり警戒モードに入り、恐怖に青ざめた顔をこわばらせている。

かつてウィリアム・ジェイムズは書いた。「野獣から人間への進歩は真の恐怖を感じる頻度が減ったことに尽きる……とりわけ文明社会では、たいていの人は本当の意味での恐怖を感じることなく一生を終えるようになった」。たしかに祖先と違って、私たちはほかの動物の昼飯になる恐怖を覚えることはないだろう。しかし、それは別の危険に取って代わられたに過ぎない――その危険とは、触れることのできる現実のものか、あるいは心の内に現われるものである。私は思い返す。冷戦時代、原子爆弾の避難訓練で机の下に隠れる三年生の私、酔っぱらった一〇代の友人が運転する車に乗っている私、プロペラ機の窓から外を覗くと、エンジンの片方が火に包まれている光景、真夜中に暴漢がアパートの窓を割る音に目覚める私。

ある晴れた秋の日の出来事が頭に浮かぶ。今にして思えば、それは恐いというより笑える話なのだが、そのときは到底《とうてい》そんなふうには思えなかった。その日の午後遅く、私は友人の家から下の娘のネルと一緒に家に歩いて戻るところだった。運動に精を出した長い週末のせいで、二人ともぐったり疲れていた。家に向かって坂を上がっていたとき、なぜかあたりの犬が狂ったように吠えている。わが家は都会的な家と田舎風の家が混在する郊外の一角にあった。舗道は新築の家にだけ延びており、住人は犬を二、三匹飼い、トラクターを借りて庭でトウモロコシとジャガイモを育てているような界隈《かいわい》だった。

私は目の隅《すみ》に何か黒いものをとらえた。それはわが家の向かいにあるヴィクトリア朝風の家の階段の前にあった。私たちから一〇メートルと離れていない隣家のメヒシバの上に、あろうことか巨大な雄牛がいる。目をカッと見開き、片方のひづめで地面を引っ掻いているではないか。近所の犬のバカ騒ぎで気が立っているのは明らかだ。きっと一トンはあっただろう。

私の腕と首筋に鳥肌が立った。ネルが私を見上げた。「ママ？」二人とも一瞬立ちすくんだ。雄牛がひと声雄叫《おたけ》びを上げる。私は飛び上がってネルの手をつかむと、家の門目がけて走った。雄牛が血に飢えているわけではなく、この先の屠場から迷い込んできただけだと頭ではわかってはいた。それでも、蛇ににらまれた蛙になったような気分は消えなかった。脚が痛んで、膝ががくがくした。手が震えて門を開けられない。ネルが小さな指ですばやく門を開け、私たちは家に駆け寄った。

雄牛が隣人の裏庭から消えるのを安全な窓の内側から見ているところへ、パトカー三台がやって来た。太った警察官たちがパトカーから降りようとして尻餅をつき、裏庭へ向かう。一瞬彼らの姿が見えなくなった。だが突然、五人全員が大急ぎで戻ってきた。目がいまにも飛び出しそうで、口を大きく開けて肩で息をしている。「おい！」一人がもう一人に叫んだ。「おまえがあんなに速く走れるなんて知らなかったぜ」

それからの五時間というもの、雄牛はあたりを恐怖のどん底に陥れ、花壇や野菜畑を荒し、垣根を突き破り、ある家の玄関ポーチにまで駆け上がった。最後に、警察がやっと雄牛を二軒の家のあいだに追い込み、屠場の係員が鎮静剤を仕込んだ矢で仕留めて一件は落着した。

逃げ出した雄牛、危険な運転のＳＵＶ、口やかましい上司。これらに対する身体反応はみな同じだ。急速だが複雑な攻撃・逃避反応が私たちのあらゆる側面に影響を与える。

それはまず無意識の恐怖から始まる。「私たちはまず危険に対処し、それからおもむろに考えるようにできています」。そう話すのは、ニューヨーク州にあるアメリカ国立恐怖・不安神経科学センターの所長、ジョセフ・ルドゥーだ。一連の傑出した研究でルドゥーは、恐怖を制御する脳内回路を特定し、恐怖にいたる二つの別個の経路を見つけて「幹線道路」と「脇道」と名づけた。

ルドゥーは、私たちはこの、恐怖に関する「脇道」があったおかげでこれまで絶滅せずに存続してこられたと主張する。

恐怖は、脳の奥深くにある、あのアーモンド形の扁桃体《へんとうたい》から生じる。危険と思われるものや何かただならぬ音——たとえば、捕食者の影や猛スピードで走ってくる自動車の甲高い音——を見聞きすると、その音や姿のイメージのラフスケッチのような、断片的な情報が、いわば恐怖に関する刺激の間に合わせ的な、前意識的バージョンとして、「脇道」を即座に伝わっていく。視覚・聴覚に関するこの原始的な経路は、「思考する」皮質を介さずに直接扁桃体につながっている。本人はまだこの時点では何が起きたか意識してはおらず、情報は頭の中で完全な映像や音として完璧に再現されてはいない。扁桃体が瞬時に伝わる警戒信号を出し、体が潜在的な危険にすみやかに応じるという仕組みだ。

ルドゥーによると、刺激を伝達するより複雑なバージョンとして、「幹線道路」を伝わって感覚野にいたるものがある。感覚野はこの刺激を入念に考慮し、詳細に処理・分析して状況を正確につかむ。幹線道路は危険をそれと確認するかもしれない。あるいは、その恐怖の感情は根拠なく発せられたもので、危険はないと判断する。たとえば、それは迫ってくる雄牛ではなく、大きくて黒い木の切り株だと断定し、恐怖反応を終了させる。

しかし、この段階で扁桃体はすでに身体の防御反応を生じさせている。私たちは驚き、体をすくませ、髪の毛を逆立たせ、攻撃・逃避反応で動き始めている。ルドゥーは、「扁桃体で恐怖反応を生じさせるにはたったの一二ミリ秒もあれば十分です。でも、〔同じ〕刺激が感覚野に届くには三〇～四〇ミリ秒と、三倍の時間がかかるのです」と語る。この差は生死を分けるかもしれない。それで、進化によって脇道は「選択された」のである。

フォード・ブロンコとのニアミスを思い出してほしい。扁桃体の警戒信号――「気をつけろ！」はあなたを救う第一歩に過ぎない。その警戒信号は脳底にある視床下部に達する。視床下部は下垂体と副腎に化学的な警戒信号を出す。副腎とは腎臓の上にある二つの小さな豆のような形をした内分泌腺である。視床下部と副腎はこの信号に反応して、よく知られるところのアドレナリンを増やすストレスホルモンを大量に放出し、心拍数と血圧を上げ、余分の血液、酸素、燃料を筋肉、とりわけ両脚の大きな筋肉に送る。その一方で、肺の気管支が拡張して余分の酸素を取り込むため、脳は機敏で活発に保たれる。体内に貯め込まれていたエネルギーと脂肪がグルコースと脂肪酸を放出し、燃料も供給する。体内を駆け巡るホルモン信号により、皮膚直下に血液を供給する血管が狭まり、血液凝固因子フィブリノゲンが放出され、どこかに傷を負っても失血が少なくなるようにする。ストレスホルモンのコルチゾールが免疫系に変化をもたらし、皮膚や筋肉、骨の損傷を修復するとともに感染にも備える。必要に応じて、脳は痛みを和《やわ》らげる鎮痛成分であるエンドルフィンを放出する。アドレナリンとコルチゾールのレベルが迅速に上昇すると、精神的な鋭敏さが増す。同時に、体は消化、繁殖、成長など危機的状況では必要のない機能を減速させる。

ロックフェラー大学の神経内分泌学者、ブルース・マキューアンは、「これら一連の反応は要するに、すべての蓄えを当座の危機回避に必要な身体部位に振り向けているのです」と語る。もっともな話だ。彼も指摘するように、ライオンかＳＵＶが突進してくるのなら、暢気《のんき》に卵を消化したり、足の爪を伸ばしたりしている場合ではない。あらん限りのエネルギーを振り絞って大急ぎで逃げるべきなのだ。

この一〇年のあいだに、ストレス反応としても知られる攻撃・逃避反応の性質を完璧に理解しようと研究していた科学者たちは、驚くべき結果を得た。マキューアンはこう話す。「こうした急性のストレス反応は身体のためにはいいことだったのです。それは一種の防御反応であり、私たちの五感を研《と》ぎ澄まし、記憶力を強化し、免疫力を高めてさえくれます」。彼によれば、ストレスそのものは体にいいのだという。ただし、短い時間であれば、という条件付きではある。短期間のストレスが大量のエネルギーを消費するとき、私たちの能力に驚異的な影響を及ぼし、心身に充実感を与えてくれる。ストレス反応は短期的な危機に対処するための目覚ましいシステムなのだ。それは車の下に閉じ込められた子どもを解放してやったり、ハリケーンをやり過ごしたり、人前で講義したり、雄牛から逃げたりするときその真価を発揮する。

しかし、これには「短時間」という条件がついている。

ストレスに疲れを感じるのは、過度のストレスに長い時間にわたって繰り返しさらされた場合である。例を挙げれば、騒音や交通、時間的制約、仕事や家族に関する日常の心配事、債務、老いゆく両親、夫婦間の問題などがこれに当てはまる。マキューアンによれば、「こうした蓄積された心理的圧迫感によって、私たちは眠れなくなったり、運動しなくなったり、体に良くないものを食べたりするようになり、体にダメージがたまっていきます。これこそが本当の脅威なのです」。両者の差は、重要な警告システムとして働く急性の痛みと、何もいいことはないのに害悪のみ大きい慢性の痛みの違いに似ていなくもない。慢性ストレスがあると身体反応系は暴走、過熱、脱線し、自分自身を攻撃して重い病気や死すらもたらすことがある。

科学者は絶え間ないストレスが体に良くないことを知って久しいが、そうした長期にわたる心理的圧迫感が体に与える影響についてやっと理解しはじめたばかりだ。

オフィスの一日もこの時間帯になると、ちょっとした問題——偏屈な上司、散らかった書類、顧《かえり》みられなかった家族のこと——が山積みになっていく。膝を神経質に揺らし、背中を丸めている自分に気づく。コーヒーと一緒にクッキーを買わなかったことを悔やみ、机の引き出しに忍ばせてある非常食のチョコレートバーに手を伸ばそうかどうか考えているのかもしれない。頭がズキズキしはじめる。床に落としたメモの束《たば》を拾おうと体を曲げると、腰に痛みが走る。

これまでさんざん使われ過ぎて、もう意味が判然としなくなっているのが、「ストレス」という用語である。ラテン語で「張りつめる」を意味する、「stringere」に由来する言葉だ。この言葉を最初に使ったのはハンガリー生まれでカナダの科学者、ハンス・セリエであり、彼は一九三六年夏に「多様な有毒物質によって起きる諸症状」と題する短い記事を《ネイチャー》誌に送った。ストレスに満ちた一四年後、セリエは同じテーマについて一〇〇〇ページにも及ぶ大部の書籍をものし、これを寛大にも世界中の「怪我、失血、極端な低温または高温、飢餓、疲労、空気不足、感染、毒物や致死性の放射線」の悪影響に悩む人一般に、また「……それが何であれ理想を追求することにともなう精神的重圧下にある人、他人のため自分を犠牲にする人、さらには自分勝手な野望、恐怖、嫉妬、なかでも最悪の感情である憎悪に取り憑かれた人」に捧げた。これはほとんど誰しも一度や二度は経験する状態であり、著者のセリエとてその例外ではなかった。セリエは毎日欠かさず平均して一〇～一四時間働いたことで知られており、この本を妻にも捧げた。彼によれば、妻は「私がストレスから逃れられないし、また逃れるべきでもなく、ただそれを楽しむことしか知らないことを」理解していたという。

セリエの考えでは、ストレスとは体内で起きるありとあらゆる種類の困難や危機にほかならなかった。飢えや不眠、感染、恐ろしい出来事、過激な筋肉トレーニングなどから生ずる身体の要請や損傷であれば何でも当てはまるのである。今日《こんにち》、科学者は一般的に、ストレスを身体のホメオスタシスを混乱させるものと定義し、ストレス反応を最終的にバランスを回復させてくれるもろもろの順応作用と定義する。混乱が短期間であれば、体は通常すみやかに快復する。

しかしブルース・マキューアンによれば、ストレス反応は現代生活はこうなる、という見通しがあってできあがったものではない。なんと言っても、私たち現代人はストレスに次ぐストレスの連鎖の中で生きている。ところが私たちの体は、まさに目前に迫る生命の危機と、家族との絶え間ない口喧嘩やいつまでも終わりの見えてこない金銭の心配との区別を必ずしもつけられない。マキューアンが指摘するように、暴力に訴えたり一攫千金《いっかくせんきん》をねらったりするのは、怒り狂った連れ合いや低賃金に対する適切な反応ではない。こうした日常のストレスは一日、一週間、一年をとおしてたまっていく。こうしてストレス反応が最高速度で突っ走るうちに、本来私たちを助けてくれるはずのメカニズムがやがて、私たちに対して牙を剝く。さらにマキューアンは、私たちはそうした絶えざるストレスのもとに置かれると選択を誤りがちだと付け加える。栄養過多の食事をし、アルコールを浴びるほど飲み、馬車馬のように長時間働き、夜更かしし、運動をさぼる。その結果もっと心配が募《つの》り、へとへとに疲れ、果ては病気になってしまう。

九・一一同時多発テロの数週間後、私は遺伝学における最近の発見とそれがもたらす、私たち個人が病に対する選択を行なううえでの影響について、ヴァージニア大学の医学生に午後の講義をした。思えば困難続きの一カ月だった。私の甥は金融を専攻する学生だが、生まれて初めてニューヨークを訪ねたときに九・一一が勃発し、世界貿易センタービルのサウスタワーに居合わせた。何らかの奇跡のおかげで彼は命永らえた。あれだけたくさんの人が落命したというのに。テロは私の心に悲嘆と心痛の波をもたらした。多くの人同様に気が休まらず、ぐっすり眠れなくなった。物事に集中するのが難しく、仕事は遅れがちになった。講義について懸念が頭をもたげた。内容があまりに広範囲で複雑さもひととおりではないのに、準備する時間がない。つまり、私は運動、まともな食事、家族の団欒《だんらん》、休息を忘れてしまっていたのだ。

講義が始まると、自信が戻ってきた。いくらか体がほてっていたが、これは興奮とアドレナリンの効果だと気にしなかった。体温のわずかな上昇は通常悪いことではなく、実際に能力向上（科学者は、これはおそらく体温の上昇によって認知機能が増強されるからだとしている）と結びつけて考えられているほどだ。しかし、それも程度の問題である。体温が三八度三分を超えると、心身の諸機能が低下する。講義後の質疑応答で、私は頭がぼんやりしはじめ、学生の知性あふれる質問に知性の片鱗《へんりん》も感じられない曖昧な答えを返した。

「これで質問に答えられたかしら？」

答えられてはいなかっただろう。

家に戻ると、体温が三九度四分あった。これが重い肺炎の始まりで、私はそれから一カ月ベッドで過ごす羽目に陥った。

一九九〇年代にはすでに、カナダの医師であるサー・ウィリアム・オスラーが、何かに取り憑かれたような生活を強いるストレスは病気の源《みなもと》であると述べている。しかし、心理的なストレスがさまざまな疾患《しっかん》への罹患率《りかんりつ》に影響するという確固たる新証拠が次々に見つかったのは、ごく最近になってからのことだ。ホルモンがこの結びつきの鍵となる。過剰なストレスがかかると、毎日繰り返されるホルモンの正常な上昇・下降パターンが崩れ、ホルモンレベル曲線がピークレベルから身動きできなくなる。マキューアンによれば、ストレスホルモンが少量放出されるのは一般にはいいことだが、大量のストレスホルモンが長期にわたって放出されるのは悪いことなのだ。アドレナリンがつねに高いレベルにあると血圧が上がり、心臓や脳の血管内に損傷や病変をもたらす。すると、動脈を詰まらせる血小板がたまっていく。

コルチゾールが多すぎるのもやはり命取りであり、骨量の減少や内臓脂肪の増加につながる。慢性のストレスにともなってコルチゾールレベルが上がると、食物が脂肪に変換される率も上がり、脂肪の行く先も決まってしまう。マキューアンとカリフォルニア大学サンフランシスコ校（UCSF）の研究者であるエリッサ・S・エペルは、ストレスを感じている女性はたとえ痩せていても、コルチゾールレベルの上昇によって内臓に脂肪がたまることを確認した。コルチゾールが腹部の脂肪受容体を活性化するため、脂肪は腰や臀部ではなく腹部にたまり、心臓病や糖尿病、脳卒中の危険性が高まる。マキューアンによると、過剰なコルチゾールは肝臓にエネルギーのグルコースを多く生成させるという。通常、肝臓は夜間に多くのグルコースを産生する。この正常なグルコース産生量がコルチゾールによって増やされると、余分なグルコースは休息中でそれを必要としない夜間に体内を循環する。こうして体は体重増加、インスリン抵抗性の発症、糖尿病への道を歩むことになる。

さらに悪いことに、長期にわたってストレスの多い環境にいると、私たちは油っこい食事を摂《と》るようになる。九・一一後、私はいつもの健康的な食事を止め、バナナブレッドやパスタ、チョコレートチップクッキーなど脂質と糖質に富んだものなら何でも好んで口にするようになった。私の友人たちも同じことをしていたことを後日知った。それは緊張に対するありふれた反応だった。私たちはついコンフォートフードの安らぎを求めてしまうのだ。「私たちはストレスに直面すると空腹を感じます」とはマキューアンの弁である。

最近まで、ブラウニーやチョコレートバーを食べると一時的に神経が鎮静化するという話は豊富にあっても、科学的な裏づけはなかった。ところが、UCSFの研究によって事態は変わった。この研究によれば、高カロリー食品を食べたあと体が出す信号によってストレスホルモン系の活動が一時的に低下するという。ところが、長期にわたるストレスにさらされると、余分なカロリーは脂肪となって体に蓄えられ、私たちはストレスの元となった出来事から立ち直れなくなる。メリーランド大学の科学者たちが脂質を多く含む食餌をラットに一〇週間与えたところ、これらのラットはふつうの食餌を与えられたラットよりストレスからの回復が遅かった。

免疫系もまたストレスの攻撃には弱い。急性のストレス信号に敏感にできている免疫細胞は、コルチゾールなどのストレスホルモンに対する受容体をもち、創傷《そうしょう》や感染に迅速に対応できるようになっている。ストレスを感じる出来事も、一度であれば免疫系を活発にし、その能力を強化するほどだ。ところが際限のないストレスは逆の効果をもつ。絶え間ないストレスによって、私たちは免疫機能が低下し、病原体に感染しやすくなるという研究は一五〇を数える。ストレスの多い状況――家族を亡くしたあとの衰弱をともなう悲嘆、離婚、失職など――に一カ月以上にわたって耐えている人は、そうでない人に比べてかなり風邪を引きやすい。さらに、そういう人はワクチンを打っても、免疫反応が弱いことが多い。

蓄積したストレスは創傷の治癒も遅らせる。ある研究では、アルツハイマー病を患《わずら》う身内の介護――集中力と忍耐力を要するきわめて苛酷《かこく》な仕事――をしている女性では、皮膚の小さな傷が癒えるのに対照群の女性より平均で九日以上長くかかった。この研究でわかったのは、傷が癒える初期段階に欠かせない成分――炎症性サイトカインと呼ばれる化学物質――の分泌が、心理的なストレスによって阻害されるということだった。

だがさらに油断ならないのは、不断のストレスと不眠が学習、記憶力、そして脳の構造そのものに与える影響である。海馬《かいば》と呼ばれる記憶に欠かせない脳部位は、コルチゾール受容体を多くもつため、ホルモン過多にとりわけ脆弱《ぜいじゃく》にできている。一時的なストレスでも、それが過大な場合には、海馬ニューロンの樹状突起（信号を取り入れる長い突起）の成長が妨《さまた》げられる。マキューアンは、「これは完全な損傷を避けようとする防御メカニズムかもしれません。海馬の細胞は他の細胞との接触を絶つことで、ブレーカーのように完璧に飛ばされないようにしているのでしょう」と述べる。しかし海馬の主たる機能は視床下部にストレスホルモン生成を停止する信号を出し、ストレス反応を休止することにある。したがって、海馬が長期にわたるストレスにより損傷を受けると、ホルモンがさらに放出される結果となり、ホルモンレベルの上昇とさらなる海馬の損傷という悪循環に陥ってしまう。

厄介なことに、扁桃体《へんとうたい》ではこれと正反対のプロセスが進行し、やはり不安感とストレスが増加する。科学者たちは、繰り返しストレスにさらされた場合、扁桃体のニューロンが樹状突起を枝分かれさせることを発見した。これによって、脇道がもっとたくさんの感覚ニューロンとつながり、無意識の情動情報に対するアクセス経路が増える。結果として、場合によっては恐怖につながるかもしれない小さな感覚入力——無意識に取り入れられた無害な詳細情報——によって扁桃体が活動を開始し恐怖感を煽るかもしれない。ジョセフ・ルドゥーは、このメカニズムによっていくつかの「得体の知れない」不安感の説明がつくかもしれないと言う。

おそらく、いちばん怖いのはストレスによって私たちのＤＮＡそのものが損傷を受けるという事実だろう。

　オフィスか家で周りを見渡してみよう。元気なく疲れて見えるのは誰だろう。げっそりした顔の人はいるだろうか。UCSFのエリッサ・エペルが記すように、「長期間ストレスにさらされている人はやつれて見えるものである」。私たちはこのことについては直観的に知っている。その理由を確かめるため、エペルらは二〇歳〜五〇歳の母親五八人のボランティアを募った。そのうちの三九人は私の母と同様、脳性麻痺や自閉症などの慢性疾患を抱える子どもを自分が中心になって世話している人だった。女性たちにアンケートに答えてもらい、ストレスレベルが判定された。エペルらのチームは次に女性たちのDNAを調べた。細胞にその年齢を伝える時計の役目を果たすテロメアと呼ばれる微小な構造に焦点が当てられた。靴ひもの端部についている小さなプラスチックのキャップのように、テロメアは染色体の末端に覆いかぶさってDNAがほどけるのを防いでいる。細胞が分裂を繰り返すたび、このテロメアは小さく削られていく。分裂を多数回するとテロメアがなくなり、細胞はそれ以上分裂できなくなり、細胞死を迎える。

　二〇〇四年、エペルらのチームは驚嘆すべき結果を発表した。激しい精神的ストレスにさらされている母親たちのテロメアはかなり短かったのである。さらに、これらの女性は、テロメアを修復するテロメラーゼと呼ばれる酵素の活性が低下していた。同年齢のストレスの少ない女性の細胞と比べて、ストレスレベルの高い母親たちの細胞は、九年ないし一七年「老齢化」していた。

この早過ぎる老齢化の真因は、フリーラジカルと呼ばれる化学物質が多いことにあると科学者は推測している。フリーラジカルはストレスホルモンに反応して生まれ、テロメラーゼの働きを阻害する。

体がストレスにどう反応するかについて、遺伝子によって決まるところがあるのは確かだ。もう一度周りにいる友人や同僚を見てほしい。細かなことにこだわるのは誰だろう。場当たり的なのは誰だろうか。何でもくよくよ考え込む人もいれば、何も気にしない人もいる。私たちの周りには緊張や心配とはおよそ縁がなく、自ら進んでストレスだらけの難業に挑み、危険を楽しんでいるかのような人がいる。

私の友人のミリアムはそんな怖い物知らずの女性だ。小柄だけれど力強く、いつも楽天的な彼女は、人生の荒波を苦もなく乗り越えているように見える。大学の友人たちは彼女を「ミトミーム」と呼んだ。私たちの細胞内にある、〝微小な発電所〟とも呼ぶべき小器官、ミトコンドリアにちなんだ名前だ。ミリアムは、ワシントン山を登ったり、難しい仕事に取り組んだりするような、心身を限界まで追いつめているときが最高に幸せそうだ。ある年のこと、四五歳の誕生日からしばらくしたとき、彼女はまだ夜が明け切らぬうちに、氷雪の嵐が吹き荒れる中、マッターホルンの切り立った山腹を登った。それもただ楽しむだけのために。翌年、彼女は自動車の正面衝突事故に巻き込まれてあやうく死ぬところだった。本人によれば、気がついたときに最初に考えたのは、このことを夫に伝えて彼の朝を台無しにしたものかどうかということだったらしい。

一方でメアリーの場合は、ほんの些細《ささい》なストレスでも、それが身体的なものであるか肉体的なものであるかにかかわらず、絶望の淵に落とされるほど忌まわしいものに思われる。メアリーは、人前で話したり、上司と対決したりするという小さなトラウマにも対処できない類《たぐい》の人間だ。日常生活のストレスに遭遇するだけでも、彼女の体は過剰なストレスホルモンにさらされている。

朗《ほが》らかなミリアムと脆《もろ》いメアリーの違いはどこにあるというのだろう。

ほんの少し前まで、これは訊くだけ無駄な問いだと考えられてきた。この違いは気質や人格のように説明のつかないものとされてきたのだ。しかし、最近になってこうした差異に生物学的な理由があると考える人が出てきた。日常のストレスでつまずくかどうかは特定の遺伝子――より正確にいえば、いわゆるセロトニン輸送体遺伝子の長さによって影響される。これらの遺伝子には長いものと短いものの二種類があり、それらが気分を支配する化学物質、セロトニンの発現に影響する。これらの遺伝子は数年前、米国立精神衛生研究所（ＮＩＭＨ）の科学者たちによる発見によって新聞の見出しを飾った。彼らの発見によれば、短いほうの遺伝子は神経質な性格と弱い結びつきがあり、この性格の人は不安感、自意識過剰、移ろいやすい気分、低い自己評価により特徴づけられるという。この遺伝子は「ウディ・アレン遺伝子」という、もっともなあだ名をつけられた。この遺伝子のコピーが二つとも長い恵まれた人（全体のおよそ三〇パーセント）は、日常的なストレスに襲われても快復することが多い。一方、この遺伝子のコピーが二つとも短い人（全体のおよそ二〇パーセント）はストレスに苦しむ率が約二・五倍に跳ね上がる。長いコピーと短いコピーを一つずつもつ残りの人は、この中間に当たる。

かといって、この発見によってミリアムの陽気な性格が一個のＤＮＡ断片によって説明できるようになったか、といえば、そういうわけではない。反対に、この遺伝子のコピーが二つとも長いからと言って、慢性ストレスの影響から完璧に逃れられるわけでもない。ストレス耐性や不安感に対する脆弱性をすべて単一の遺伝子のせいにすることはできないのである。これには、おそらく何百もの遺伝子がかかわっているだろう。それでも、最新の研究によって次のことだけはわかっている。遺伝的要因（この遺伝子の二つのコピーがどちらも短い）と経験（障害につながる怪我や異性関係のトラブル、長期の失職など、人生で遭遇する主要なストレス）との相互作用によって、メアリーはストレスにいちばん弱いほうの部類に属し、彼女がストレスの苦しみに悩む可能性は通常の倍以上になる。一方で、遺伝子のコピーが二つとも長いミリアムは、どれほど多くのストレスに襲われようとも、苦しむ可能性は比較的少ない。

では、心配性の人はどうすればいいのだろう。

自分の人生は自分次第で変わると考えよう、とエスター・スターンバーグは提案する。彼女は、感情と健康の専門家であり、米国立衛生研究所（NIH）における統合的神経免疫プログラムの責任者である。自分が車の運転座席にいる——つまり自分の運命を変える行動を取ることができる——と感じられれば、無力感やパニックに押しつぶされることがなくなり、長期にわたるストレスの悪影響を減少させることができるというのだ。

例として、スターンバーグはあるとき出会った米国海軍のパイロットについて述べる。このパイロットは航空母艦からF‐14戦闘機を飛ばすのを日常業務としていた。何らかの懸念材料があるとき——たとえば、日本海で嵐の夜に航空母艦から戦闘機を発着せねばならなかったときには、彼もやはりみなと同じで緊張したと認めた。心臓がバクバクして、手の平に汗がにじんだ。しかし彼はストレスに屈服しなかった。なぜなら、すべてが自分の手に委《ゆだ》ねられていると感じられたため、ストレス反応のメカニズムを自分に有利に導くことができたからである。

スターンバーグによると、すべてを自分の手で支配できないときに使えるもう一つの戦略は、深呼吸と瞑想で心を落ち着かせることだという。ウィスコンシン大学のリチャード・デイヴィッドソンらは最近、いわゆるマインドフルネス瞑想で起きる生理的変化の解明を試みた。この瞑想法では、今という瞬間に、そして自分の呼吸に静かに心を集中させることで、善悪の判断や何らかの行為に及ぶことなく、心を感情や考えで満たす。マインドフルネス瞑想が不安障害や慢性の痛み、緊張亢進症に対する強力な治療法になるという研究は多い。ある研究は、この瞑想によって乾癬《かんせん》患者の肌がきれいになる率がかなり上がったと報告している。

デイヴィッドソンのチームはこの実験を、生体工学関連会社に勤める社員四一名を対象に行なった。二五人は八週間の瞑想プログラムを受けた。八週間の前後と四カ月後に脳の電気的活動を測定すると、瞑想した人はしなかった人と比べて、脳の左側前頭前野《ぜんとうぜんや》に活発な活動を示した。この脳部位は従来、熱意、楽観性、自信など一般にポジティブな感情と関連していることが確認されていたものである。さらにチームはこのポジティブな精神活動と健康（とりわけ免疫系の健全さ）に明白な関連があることを見出した。左側の前頭前野に活発な活動を示した瞑想群の人は、インフルエンザのワクチンに対してもっとも強い反応を示した。実験から数カ月後になって、インフルエンザに対する攻撃力がもっとも強い抗体を生成したのだ。この場合、脳の左側における活動の増大の度合いに比例して、ワクチンに対する抗体反応も激しさを増していた。左側前頭前野の活動が活発であればあるほど、より多くの抗体が産生されたのだ。

神経を鎮めるもう一つの方法は音楽だ。九・一一からほどなくして、私の町の並木道沿いにある教会に何百人もの人が集《つど》い、モーツァルトの『レクイエムニ短調』を合唱した。教会は三〇〇人の信者を収容できるようにつくられていたが、その日は側廊や車寄せ、巨大な玄関の外にまで群衆があふれた。私たちの大半がそこにいたのは、慰めを求めてはいたが、悲痛なスピーチや祈禱、テロで亡くなった人びとを追悼する公《おおやけ》の式典はつらくて耐えられないからだった。だが隣人や友人がモーツァルト最後の未完の大作を合唱するのを聴くのであれば、落命したあまりに多くの人を追悼するにふさわしく思えたのだ。

死者を弔《とむら》うミサ曲が始まった。ラテン語はほんの少ししか聞き取れなかったので――もちろん「requiem」はわかったが、あとは「recordare（思い出せ）」「lacrymosa（涙の日）」くらいしか聞き取れなかった――、私は純粋で荘厳《そうごん》な音楽に耳を傾けた。それは、ほんのわずかな違いにすら意味をはらみ、混沌から秩序とメロディーと調和を生み出していた。

トーマス・マンの『魔の山』では、ある登場人物が音楽を「政治的に胡散臭《うさんくさ》い」芸術であると主張する。なぜなら、音楽は感情に直接訴えることによって人びとを感動させ、気分を揺さぶり、あまつさえ良識に反した行動に駆り立てるからである。だが、同じ理屈で、音楽は気持ちを和《やわ》らげ、なだめ、癒してくれる。あの日、音楽はまさにそれをしてくれた。それも、たっぷりと。結婚式や行進、葬式で音楽が与えてくれる感動を考えてみよう。聴くと背筋に戦慄が走るような楽曲があることを考えてみよう。ベートーベンの『運命』の最終楽章や、サミュエル・バーバーの『弦楽のためのアダージョ』などがそれだ。テンポの速い長調の楽曲は、興奮、速い鼓動、エンドルフィンの放出、鳥肌など、聴く人に歓びに酔いしれるような多くの変化をもたらすことが知られている。反対に、テンポの遅い短調の楽曲は、悲しみに打ちひしがれるような変化をもたらす。不思議なことに、その「ネガティブな」感情の経験は、たいていの人に満足感を与え、その快楽と心地よさに浸りたいという欲求を起こさせる。

ほんの少し前のこと、モントリオール神経学研究所の科学者たちが、音楽家たちにそうした強烈な反応を起こす楽曲を選んでもらい、彼らがそれを聴くときの脳の陽電子放射断層撮影（PET）スキャンを記録した。スキャンした画像には強烈な快楽や報酬にかかわる脳の神経経路――摂食《せっしょく》やセックス、報酬によって活性化するのと同じ回路――に強い活動が確認された。また音楽によって血圧が下がり、エンドルフィンが生成されるという研究もある。エンドルフィンは苦痛やストレスに反応して体が放出する自然の鎮静剤である。

鎮静効果のある音楽に私たちと同じ反応を示す種《しゅ》がほかにもいるのは興味深い。乳牛がたくさんの乳を出すのは、スーパーグラス（訳注　イギリスのポップ・ロック・バンド）の『パンピン・オン・ユア・ステレオ』やワンダースタッフ（訳注　イギリスのオルターナティブ・ロック・バンド）の『サイズ・オブ・ア・カウ』といったアップビートな曲よりも、ベートーベンの交響曲第六番『田園』などのクラシックや『ムーンリバー』などのポピュラーソングを聴いたときだ。ゆっくりとした穏やかな音楽によって、ホルスタイン乳牛はストレスが減り、くつろぐらしい。一日当たりにしてほぼ〇・七リットルも多く搾乳できるという。逃げ出した雄牛に出くわしたあの秋の日の午後、あの牛が近所を荒らしまわる前にプッチーニを聴かせて落ち着かせてやることを思いつければよかったのだが……。

おそらく、あらゆるストレス緩和方法のうちでもいちばん昔から知られているのは、ユーモアと仲間付き合いの二つである。私はこの二つが一日の疲れを癒すのに最適だとずっと信じてきた。現在、この考えが科学によって追認されようとしている。ブルース・マキューアンは、強い社会的つながりをもつ人はストレスにうまく対処でき、これはとりわけ心臓病、免疫、脳機能などに当てはまると述べる。ストレスの圧迫感に対して「社会の支持は強力な護符」になってくれるのだ。

楽しい笑いもそうだ。スタンフォード大学のアラン・リースらは、神経画像診断によって被験者の頭の内部を覗き、同等の年齢と経歴の人にとても面白いと認められた四二作のアニメを観たときに活性化する脳部位を観察した。この画像診断では、アニメによって、ジョークを分析するのに使われる近代的な「思考」皮質だけでなく、太古から脳の報酬回路として機能してきた中脳辺縁系も活性化することが判明した。中脳辺縁系は、ドーパミンを多く含み、アルコールや向精神剤によっても活性化することが知られる。

ユーモアによって脳の原始的なサリエンス・報酬系（訳注　サリエンスは、ドーパミンの大量放出につながるような刺激の顕現性）が発火するということは、笑いが私たちが思うより昔から存在した、したがってそれなりに生存価の高いことがらだったことを示唆している。Ｅ・Ｂ・ホワイトはかつてこう書いた。「カエルと同じようにユーモアを解剖することはできる。だが解剖してしまえば、どちらも死んでしまい、中を覗いて喜ぶのは学者くらいのものだろう」。人がなぜ笑うのか、その神経基盤を解剖しようというのは、「虹を解きほぐす」という興醒めな行為の最たるものに思われるかもしれない（訳注　「虹を解きほぐす」は、「虹の詩情をだいなしにする」とキーツがニュートンを批判する際に用いた言葉）。しかし私は、笑いが歓喜を司る原始的な神経回路に根ざしたストレスセラピーの役割を果たしていると、知っているのは悪くないことだと思う。

マキューアンによれば、ストレス反応にもっとも強力な影響を与えるのは、私たちが日頃している選択なのだ。私たちの大半にとって、「真の問題は現代社会の生活様式なのです」と彼は述べる。私たちは長時間にわたって猛烈に働き、睡眠を削り、脂質の多い食事を摂る。こうしたことすべてが直接ストレスとなり、私たちの正常なストレス反応を攪乱《かくらん》するのだ。

では、どうすれば体を正しい方向にもっていくことができるだろう。友人や瞑想、音楽でくつろごう。笑おう。マキューアンは教えてくれる。いちばん大事なのは、よく食べて、よく寝て、油っこい食べ物や煙草は避け、室内に閉じこもってばかりいずに運動することです。オフィスを早めに出てジムに通う、格好の言い訳じゃないですか。

第8章　運動する

「しからば、まずそのお御脚《みあし》に活動をば促《うなが》して、とくと歩行に及ばれるがよろしかろう」（安西徹雄訳）。シェイクスピアの『十二夜』で、サー・トービー・ベルチはこう言った。確かに、歩けば不安感は消え去り、頭がすっきりし、鬱陶《うっとう》しい気分まで吹き飛ぶことだろう。私は週に数回、仕事のあとでシャーロッツヴィルの坂のある道をジョギングする。どんな競走用トラックよりこの道がいい（トラックやトレッドミルでは、ロビン・ウィリアムズではないが、ハムスターの気分になる）。（訳注　俳優のロビン・ウィリアムズは「私はクロス・カントリーが好きだ……トラックではハムスターの気分になる」と言った）。走ることで体型を維持できるが、もっと大切なのは、それがストレスや不安感を取り除く最良の方法だということだ。

「ランナーズハイ」ということが言われ始めてすでに数十年になる。しかし、運動で気分が変わるという説を裏づける科学的証拠が大してあるわけではなかった。だが最近になって状況は変わった。有酸素運動によって不安感が減ることを立証した研究は一〇〇を超える。毎日運動する人がいちばん大きな恩恵に与《あずか》るものの、週に二〜三回体を動かせば運動後の二〜四時間は気分が高揚する。

公園をしばらく元気良く歩くだけでも、気後れなどの一時的な不安感から解放されるという。最近、英国王立音楽大学に学ぶ若い音楽家の卵たちがある実験に参加した。演奏するよう指示されると、学生たちの心拍数は演奏前の不安感によって約一五パーセント上がった。その後、学生は再度演奏するよう指示されたが、再演奏の前に学生の半分は二五分にわたって散歩し、残りの半分はビデオを観た。散歩した学生はかなり低い心拍数を示し、じっとしていた学生よりリラックスし、演奏に集中できたと語った。

激しい運動によって一時的に気分が高揚するのは、かつてはエンドルフィンのみの作用とされていた。心血管を強くする長時間の運動——ランニング、ボートこぎ、サイクリング——によってエンドルフィンのレベルが二〜五倍に上がるのは本当だ。また、エンドルフィンの放出量が増えると気分が高揚するとよく言われるが、それも嘘ではない。しかし、二つの現象に因果関係があるか否かはわかっていない。血中を循環するエンドルフィンは、選択的透過性をもつ血液脳関門を容易に通り抜けて脳に到達することはないという神経学者もいる。高揚感が得られるのは、ノルアドレナリン、セロトニン、ドーパミン――脳の報酬中枢を刺激する物質――など他の化学物質のレベル上昇のおかげかもしれない。ハーヴァード大学精神医学教授のジョン・レイティーは、いちばん考えられるのは、これらの物質と別の物質の相互作用によって高揚感が生まれることだと述べる。彼によれば、激しい運動をすることは、注意力を強化するリタリン少々と、抗鬱剤のプロザック少々を、それを必要とする身体部位に供給することに似ていなくもないという。

実際、長期にわたる鬱症状の緩和には、定期的な軽度の運動が投薬並みの成果を上げるかもしれない。SMILE（Standard Medical Intervention and Long-term Exercise）と呼ばれる研究で、デューク大学のジェイムズ・ブルメンタールらのチームは、精力的な散歩、ジョギング、サイクリングを週に三回、三〇～四五分行なうことは、大鬱病（訳注　米国精神医学会の分類によれば、鬱病は症状の重い「大鬱病」と、比較的軽い「気分変調症」に分けられる）の治療、症状の軽減に少なくとも抗鬱剤に匹敵する効果を発揮することを発見した。

ブルメンタールらのチームは、大鬱病を患《わずら》う五〇歳以上の成人を三群に分けた。第一群は投薬のみ、第二群は投薬と運動プログラムの両方、第三群は運動プログラムのみ受けた。四カ月後、三群すべての被験者が鬱症状の軽減を報告した。その後数カ月にわたる追跡調査では、運動群のほうが投薬群より再発率が低かった。

軽度から中程度の鬱症状が続く気分変調症を患う人の場合にも運動は効果的だ。ある研究では、週に三〜五回、三〇分の運動プログラムを受けた患者は、運動前に比べて鬱症状が半減したと報告されている。

ならば、これと反対の現象があってもおかしくはない。男女六八〇〇人を対象にした長期的な研究によると、運動をしないと鬱症状が頻発し、精神の健康が損なわれたと感じるという。

運動はどうやって私たちの心の奥深くに魔法をかけるのだろう。有酸素能が向上すること、あるいはレム睡眠が減少すること（抗鬱剤の一部はこのメカニズムによって作用するのかもしれない）がかかわっていると見る科学者もいる。ブルメンタールは、運動する人はその運動に習熟したという自覚や自信、自分で自分の舵を取れている──何かポジティブで健康にいいことをしている、という意味だそうだ──という感覚を得るため、これが気分の改善につながると考えている。

もしあなたがストレスを感じていないし、落ち込んでもいなくても、オフィスを出てまっすぐジムに行くほうがいい理由はほかにもある。午後遅くと宵の口は多くの運動に最適な時間と考えられているのだ。あなたの肉体は一日のやや遅い時間に最高の状態にある。同じ運動でもあまりきついと感じない。筋肉はもっとも強く、関節ももっとも柔軟だ。手と背骨は一日の早い時間と比べて約六パーセント強靭《きょうじん》になっている。

また、遅い時間にトレーニングしたほうが筋肉もよくつく。夕方に運動すると、朝に運動した場合に比べて筋肉強度が二〇パーセント以上改善するかもしれない。実際、一日の終わりには呼吸も楽になっている。気管は午後遅くにいちばん大きく広がっているのだ。心臓はより効率良く働くし、反応時間はもっとも短い。これは一つには、深部体温とかかわりがある。深部体温はふつう一日をとおして上がっていき、午後遅くか夕方の早い時間にピークを迎える。体温が一度上がるごとに、心拍数は一分につき約一〇回増え、神経の伝達速度は一秒につき二・四メートル速くなる。

こうしたもろもろの理由から、たいていのスポーツ記録は午後三時から八時のあいだに打ち立てられている。この時間帯には、スイマーは速く泳ぎ、ランナーは速く走る。トップアスリートにとって、この最適な時間に訓練と実技を行なうことが有利に働くだろう。私たち一般人にとっては、同じ運動でも一日の後半のほうが楽に感じられるということになる。

しかし、朝のトレーニングが日課になっている人も心配はいらない。朝には高い運動効率が得られるという研究がある。一日の早い時間には、体温が低く、午後に運動する人より低い運動効率から始めるだろう。しかし体温が最適な温度に近づくにつれて、運動効率は上がっていく。訓練を終えるころには、遅い時間に訓練する人より強い運動をしているはずだ。

それに、背骨は一日の早い時間はそれほど痛まない。私たちは直立姿勢を取るため、背骨の椎間板は一平方センチメートル当たり一トン近くにも及ぶ力に耐えている。この力が背骨から延びる神経を圧迫し、朝起きてから時間が経つにつれて背骨が痛むようになる。立っている時間が長くなるほど重力が椎間板の間隙を押しつぶしていくからである。一方で、脊柱《せきちゅう》は夜間には伸びる。寝ているあいだは水平の姿勢を取るため「重い荷を下ろす」からだ。荷を下ろして伸びると、朝には身長がいちばん高くなり（一センチメートル足らず）、背骨の痛みは良くなっている。

さらに、バランス感覚、正確さ、精密な運動制御を要するトレーニングには、一日の早い時間が適している。ランナーやスイマーに夕方が向いているとすれば、外科医やアーチェリーの射手、あるいは何であれ初心者には午前中が向いている。新しい運動能力を学んだり、コーチの複雑な指示を覚えたりするには、午前中の遅い時間が最適なのだ。

私は一度アーチェリーの名手にレッスンを受けたことがあったが、散々な結果に終わったのはそれが午後遅い時間だったからに違いない。当時の私に今の知識があったら、と思わずにはいられない。

「顔を上げて、標的から目を離さずに矢を放ちます」。アリソン・ダックは体育館の裏にある狭い草地に足を踏ん張り、リカーブボウと呼ばれる、アーチェリー競技で標準的に用いられる、威力の高い弓の弦に矢をつがえ、きりりと弓を絞ると、滑らかな動作で矢を放った。矢は見事に標的の中心を取り巻く青い輪を射た。

彼女の所作《しょさ》を見ていると、ずいぶん簡単そうに思えた。アリソンは故郷のサウスカロライナで九歳のときにアーチェリーと出会ったという。いまでは一八〇センチメートルを超える立派な体格をしており、上半身は筋肉をつけるために欠かさないウェイトトレーニングの成果を見せている。この一〇年以上、ほとんど毎日弓を手放したことはなく、定期的に人に教えている。

私は弓を引くのは初めてだったので、アリソンの手本を穴の開くほど見つめた。体の所作というものはほぼ何でも――靴ひもを結んだり、パン生地をこねたり、マカレナを踊ったり――模範や教師のやり方を見て学ぶのがいちばんだ。ヒトの脳は人真似するようにできている。生後すぐの赤ちゃんでも初歩的な模倣能力を示す。生まれて一～二時間のうちには、赤ん坊は眉をひそめる、笑うなど顔の表情を真似することができるのだ。最近の研究によれば、私たちの脳は他を模倣する〝ミラーニューロン〟系を有するという。この特殊なニューロン系は、私たち自身が何か行為を実行するときも、誰かほかの人がその同じ行為を実行するのを見ているときも発火する。アリソンが弓を引くのを見ているとき、私のミラーニューロンは頭の中で自動的にその行動をシミュレーションしている。これによって、私は彼女の動きとその意図――次に何をしようとしているのかを理解するのだ。この有用なニューロンは脳の運動前野や頭頂葉の後部にあると目されている。模倣のプロセスで、運動前野のミラーニューロン系は、実際に自分がその行為をするときより、他者の行為を見ているときのほうがより激しく活性化することも多々ある。

アーチェリーのレッスンで私は、アリソンのスタンスをそっくり真似ようと最善を尽くした。体の左側を標的のほうに向けて両足を開いて立ち、顔と胸と腰をやや標的のほうに回転させると、背骨をしゃんと伸ばした。そこまでは良かった。だが問題はそれからだった。

アーチェリーは自分との闘いだと言われる。落ち着いた不動の構えが欠かせないのだ。実際、手が動かないことが絶対条件であるため、射手は心臓の鼓動のあいだの動きのないときに矢を放つと言われているほどだ。

ここで告白するが、私の弱みはじっとしていられないことである。学生時代に演劇の練習をしていたとき、どうしてもついていけない練習があった。太もも、腕、首、頬など、体のすべての筋肉から意識して力を抜く練習だ。私は緊張してそわそわした感覚を鎮めることができなかった。舌の力を抜くなんて到底《とうてい》できない。私は「われわれの本質は動きにある。完璧な静謐《せいひつ》は死にほかならない」と唱えたパスカルに共感してやまない。つまるところ、静かな思考のために使われるのは体の体積のたったの一〇パーセントに過ぎず、残りの九〇パーセントは行動するためにあるのだ。

私は矢をつがえた。アリソンの助言どおりに肩を落として頭を起こし、弓のグリップを手で静かに握ろうとした。ところが体がぴくぴくと動き、腕が震え始めた。ああ、あの貝の「捕食」筋肉があったらなあ。あの筋肉を収縮することで、餌を捕まえるために殻を開けたままのつらい姿勢がずっと保てるのに。

　だが私が貝になれるわけはない。筋肉がこわばり、両肩がぐらぐらした。「矢を射て」とアリソンが迫る。指から矢を離す瞬間、私の体が少し右に傾いた。矢は体育館の壁めがけて直進し、金属製の波板にぶすりと刺さった。

「まあ！」アリソンは皮肉たっぷりに言った。「こ、こんなこと、初めてよ」


　もっと早い時間なら、私のバランス感覚や運動制御の精度、アリソンの手本を模倣する能力はいくらかましだっただろうか。私にはわからない。いずれにしても、私はランニングを続けようと思う。ある一六世紀の医師が書いたように、「すべての動きが運動であるわけではなく、激しい動きのみが運動なのである」。私から見ると、アーチェリーは運動には入らない。では何なら入るのか。現代の研究者のなかには、ランニングや水泳、ジムでの一時間のトレーニングのような激しい活動なら、運動の健康促進効果をすべて与えるに十分であり、とりわけ心臓病の予防にはもってこいだという人がいる。あるいは、もっと軽い運動でも毎日一度行なえば、少なくともある程度の効果が得られ、たいていの人にとってはこのほうが現実的な目標にしやすいと主張する研究者もいる。アメリカ政府は、毎日三〇分、できればもう少し長い時間をかけて軽く運動することを推奨《すいしょう》している。

しかし、軽い運動とは何なのか。ゆっくりとしたランニング？　精力的なウォーキング？　週に三回のウェイトトレーニング？　では、掃除機で家を掃除するのや自動車にワックスをかけるのは？　一般的な家事や庭仕事は激しいトレーニングの範疇に入るとはとても思えないが、やり方によってはそういう仕事も運動と考えていいという研究者もいる。

少し前のこと、オーストラリアの科学者たちが、男女各一二人に頭部ハーネス、鼻クリップ、人工呼吸装置のマスクをつけてもらい、掃き掃除、芝刈り、窓拭き、掃除機をかけるなどさまざまな家事の消費エネルギーを測定した。その結果、激しい動きをする家事のなかには、適切な時間と頻度で行なうなら軽い運動と考えて差《さ》し支《つか》えないものがあると判明した。例を挙げれば、三〇分にわたって一生懸命落ち葉を掃くとか、週に何度か芝刈りをするのがそうした活動に当たる。

階段を上ったり下りたりするのも有効であることをシンガポールの科学者たちが立証した。この科学者チームは一〇〇人を超える男女に、二二段（シンガポール市民の大半が住む典型的な高層アパートの階段の平均段数）の短い階段を上り下りさせた。思わずうなずくような結果が得られた。階段を下りるのは時速約四・二キロメートルの精力的なウォーキングに、上るのは時速約九・七キロメートルで走ることに相当することがわかったのだ。階段を一度上り下りすると三〇キロカロリーが消費される。階段を上り下りするのは大衆にとって理想的な活動だとチームは結論づけた。便利で、人目につかず、特殊な機械や道具を必要とせず、安上がりだからである。

残念なことに、アメリカ人成人全体の四分の一が、推奨される毎日の運動量の最低線に届くほど階段を上ったり、落ち葉を集めたり、歩いたりしておらず、三分の一近くがまったくと言っていいほど体を動かしていない。仕事場まで歩いていくのは全体のたった二・七パーセント、自転車で行くのは〇・五パーセントに満たない。こんなものぐさな生活は、私たちの祖先の活動的な生活にはほど遠い。昔の狩猟採集者は一日に最長で約二〇キロメートル歩き、間違いなく長い距離を走ったことを示唆する証拠がある。

パスカルは正しかった。私たちは肉体を動かすようにつくられており、無精を決め込むようにできてはいないのだ。何らかのトレーニング――ウォーキング、階段の上り下り、ボートこぎ、狩猟――をしなければ、骨は細り、筋肉は退化する。運動不足による筋肉と骨の損失は三〇代後半ないし四〇代前半から始まる。運動しない人は五〇歳までに筋量を七パーセント失っており、八〇歳までにはおよそ四〇パーセント失っている。

いい話もある。この衰えを止めるのに遅過ぎるということはないのだ。

では、フリーウェイトトレーニング（訳注　マシーンではなくダンベルやバーベルを使うトレーニング）を始めたとしよう。しばらく頑張れば、筋肉や骨の驚くべき再生力が見られるだろう。

ダンベルを上げるとき、筋肉は対《つい》になって働く。片方が腕を上げ、もう片方は同じ骨を反対方向に引っ張って腕を下げるのだ。一方の筋肉が縮むと、相棒は力を抜いて伸びる。骨に働きかける筋肉の力が、骨芽《こつが》細胞と呼ばれる、骨をつくる細胞の活動を促進する。筋肉が引っ張る力が大きければ大きいほど、骨を成長させるための刺激も大きくなるのだ。

あなたは成長する骨の強度を感じることはできないかもしれないが、筋肉の変化には気づくだろう。筋力トレーニングは二つのメカニズムによって筋肉に魔法をかける。それは、筋繊維そのものの適応力と、それを発火する神経信号の変化である。

生まれ落ちたとき、私たちは生涯でもつことができる筋肉をすべてもっており、その数は六五〇を超える。筋繊維をつくるたんぱく質はつねに分解されており、新しいたんぱく質もどんどん合成されている。二頭筋が成長するか、退化するか、同じ状態にとどまるかは合成と破壊のバランスで決まる。バランスを変えるには、筋肉を使わねばならない。激しいトレーニングによって筋量は増え、軽い運動でも筋力はつく。ある研究によると、毎日ある物をたったの一秒だけできる限り強い力で握ることを指示された被験者は、五週間で筋力が平均三三パーセント上がった。

静かにしていると、筋繊維は柔らかくて頼りない。しかし、どの筋繊維も脊髄《せきずい》から延びるニューロンによって刺激を受ける。神経インパルスによって刺激されると繊維は縮み、締まりのないゴムから弾性のある鋼鉄に変わる。運動すると、これらの神経信号が補強、同期されて筋力がつくのだ。

運動のことを考えただけで筋力がつく理由がこれでわかるかもしれない。人びとにメンタルトレーニング——指や肘、腕の筋肉を曲げることを考える——してもらうと、その行為にかかわる筋肉が実際に強化されるという。オハイオ州にある〈クリーヴランド・クリニック・ファウンデーション〉の科学者チームは、被験者に指と肘を「頭の中で」曲げるのを毎日一五分、週に五日、一二週にわたって行なうよう指示した。その結果、メンタルトレーニングによって筋量は変わらなかったが、筋力は著《いちじる》しく増加した。筋力増加は手の場合で三五パーセント、肘の場合で一三パーセントに及んだ。これはおそらくトレーニングによって、脳から筋肉に伝えられる信号が強力になったからだろう。このことが視覚化というテクニックの背景にある科学的根拠かもしれない。このテクニックを使って、多くのアスリートが実技の前に頭の中で自分の動きを繰り返し思い描くことで運動能力を磨く。それでも、そうしたメンタルトレーニングは、筋力トレーニングをはじめとする毎日の強い運動にはかなわないという。

専門家によれば、一定の骨量と筋量を生涯維持するには、週に二〜三度のウェイトトレーニングをして筋肉を使う必要があるという。こうしたトレーニング——筋肉に最大限の力を短いあいだ出させる——による筋力増加を裏づける新しい研究は、疑念を挟む余地のないほど確かなものだ。

しかし、一つだけ落とし穴がある。誰もが同等の恩恵に与《あずか》るわけではないのだ。二〇〇五年、アマーストにあるマサチューセッツ大学のチームは、男女五八五人に週に二度のウェイトトレーニングを一二週にわたって行なってもらったあとで、二頭筋の筋量と筋力の変化を調べた。すると、男性は筋量増加で女性に勝《まさ》る一方で、女性は筋力の相対増加で男性に勝っていた。しかし、男女ともに、同じトレーニング法を行なわせたにもかかわらず、個々人の反応は著しく異なっていた。筋量も筋力もほとんど増えない被験者もいれば、筋力が増え、筋量にいたってはセンチメートル単位で増えた被験者もいた。運動の恩恵を享受できるかどうかは、遺伝子次第の側面がある程度は避けられないようだ。

いままで一度もウェイトトレーニングなどしたことがなかった、あるいは、なかなかきついセッションにトライしてみたのなら、あとで多少はつらい目にあうことになる。一般的に言って、筋肉痛は激しい運動の二四～四八時間後にピークを迎える。事前にストレッチ体操しても予防はできない。私の場合、専門家が言うところの「遅発性筋肉痛」（ＤＯＭＳ）を実際に体験したのは、グアテマラで火山に登った数日後のことだった。三六〇〇メートル級の山頂への登りはのろのろとして骨の折れるものだったが、太ももをやられたのは翌日の下山時だった。その週の後半にアンティグアという美しい植民地の町を散策したとき、私は用心深く道の縁石《えんせき》を避けねばならなかった。大腿四頭筋《しとうきん》を下に動かそうとするとあまりに痛むため、脚を振り子のように横に振り上げて縁石をまたぐしか方法がなかったからだ。

　筋肉痛はいわゆる伸長性収縮——下方への動き（ダンベルを下ろしたり、急な坂を下りたりする動きなど）によって起きる収縮筋の伸び——によって生じる。アバディーン大学の運動生理学者、ヘニング・ワッカーリッジは、学生に片方の脚でベンチに上り、もう片方の脚で下りる動きを五〇〇回させることで、この事実を学生たちに身をもって理解させた。「学生は上がるときに使う脚が運動後に痛むと信じ込んでいることが多いのです」とワッカーリッジは指摘する。「しかし、彼らはびっくりすることになります。上るときの脚はたいてい大丈夫で、下りるのに使った脚の筋肉が痛むのですから」。上り坂を上がったり、重い荷物を持ち上げたりするのは大変な仕事に思えるかもしれないが（実際に心臓や肺には負担がかかる）、下り坂を下りたり、荷を下ろしたりするほうが筋肉には重労働なのだ。

　あとからやって来る筋肉痛は、筋肉にできた微小な裂け目が一〜二日後に炎症を起こすために起きる。小さな裂け目を補修しようと駆けつけた白血球が、痛み——損傷と休息の必要性を知らせる防御メカニズム——を感じさせる化学物質を放出するのだ。

　歓迎すべき点は、損傷に反応することで筋肉が強く大きくなることだ。筋繊維の表面に散らばる筋衛星細胞は増殖し、損傷した部位に移動して筋肉組織内に入り込む。そこでたんぱく質を合成するための材料を筋繊維に与える。筋繊維はたんぱく質をつくり出し、裂け目を補修するばかりか、新たな筋繊維をも生み出す。筋肉はトレーニングに順応するので、次回の運動ではより損傷を起こしづらくなっており、補修もより速くすませられる。

そろそろあなたはランニングに移ったころかもしれない。生物人類学者のダニエル・リーバーマンは、私たちヒトは四肢、肺、心臓ともにランニングに適していると述べる。「私たちはじつにさまざまな速度で走ることができ、それぞれの速度に呼吸パターンを合わせることができるのです。また腱や筋肉に蓄えたエネルギーを利用することもできます」

リーバーマンの説明によれば、私たちは走るときに、歩くときの「逆さになった振り子」モードから、弾《はず》むような「ホッピング」モードに移行し、両脚の腱や靭帯《じんたい》を弾性バネとして使う。弾性とは変形後に元の形に戻ろうとする物体の性質である。ランニング中に足が地面に着くと、腱や靭帯が伸びて衝撃の弾性エネルギーを吸収する。弓を曲げたときと同じ理屈だ。足が地面を離れると、腱や靭帯は再び収縮し、元に戻ってエネルギーを放出する。こうした伸展と収縮によって、ランニングでは腱が大きな役割を果たし、筋肉の仕事を軽減している。

速さの鍵はこの元に戻ろうとする力を最大限にすることにある。速度はあなたがどれほど速く空気中で左右の脚を切り返すかではなく、どれほど強く地面を蹴るかによって変化するのだ。ハーヴァード大学のある研究チームが、床反力計《ゆかはんりょくけい》のついたトレッドミルを使ってさまざまな運動能力のランナーが最高速度で走る様子を分析したところ、離地《りち》時間と呼ばれる両脚の切り返し時間がほぼ全員同じであることがわかった。だがもっとも速く走るランナーは、一歩ごとにより大きな垂直方向の力をかけるため、弾性的な腱と靭帯がより大きな上方向への力を受ける。ということは、あなたとマリオン・ジョーンズ（訳注　アメリカの陸上競技選手）の違いは、四肢の動きの速度ではなく、一歩でどれほど進むかを決める「キック力」なのである。

私たちは走るのに適しているかもしれないが、走ることはやはり努力を要し、吸い込んだ空気からたくさんの酸素を取り込む有酸素運動になる。私たちの健康は、どれだけ有酸素運動をするかによって大きく左右される。歳を取っていても、定期的に有酸素運動をしている人のほうが、運動しない若者より健康なのである。有酸素運動をすれば、心拍数が安静時の三倍にまで上がり、それにともなって、出力――いわゆる一回の拍出量も増える。血液の循環も速まるのは、主に心臓の曲がりくねった構造のおかげだ。

最近になって、心臓の入り組んでくねった形状の重要性がＭＲＩによって確認された。イギリスの科学者たちが、血液が心臓の非対称に曲がった心腔《しんくう》（訳注　右心房、右心室、左心房、左心室の四つある）を流れるときに血液は渦を巻き、それによって生まれる〝スリングショット効果〟によって一気に各心腔の出口に導かれることを突き止めたのだ。運動中に心拍数が上がると、非対称な心腔同士が激しく収縮と拡張を繰り返して互いを血液で満たし、血液を素早く血管に送り届ける。こうして一個の血液細胞が全身を循環する時間は一分から約一五秒に短縮されるのである。

同時に、あなたの体はどこに血液を送るかの優先順位をつける。安静時には、心臓から送り出される血液の二〇パーセントは筋肉へ、二四パーセントが消化器系へ、一九パーセントが腎臓へ、そして約三四パーセントが脳その他の器官へ送られる。しかし、激しい運動――ランニング、サイクリング、水泳――をすると、筋肉に送られる血液量は八八パーセントに増え、胃や腎臓に送られるのは合計でたったの二パーセントに減る（食後に運動すると胃が痛くなるのはこの理由によるのかもしれない）。

有酸素運動を行なうと、心臓の拍動が効率的になり、血圧が下がって拍出量と流速が増えることは以前から知られていた。しかし、このことが心臓疾患を防いでくれているとわかったのはごく最近である。心臓発作は、炎症によって血小板の破壊などが冠動脈で生じるために起きる。しかし、運動中の速い血流の力によって血管内に反炎症メカニズムが生まれ、心臓発作と脳卒中双方の危険性を減らしてくれるらしいことが研究者たちによって確認されたのだ。軽い運動でも、「善玉」コレステロールの血中レベルを上げるとともに、体内から（心血管の炎症を起こすホルモンを放出する）内臓脂肪細胞を一掃することで心臓病の罹患率《りかんりつ》を減らしてくれる。

心臓学者のマイケル・ミラーは、金をかけずに最大の運動効果を得るには、トレッドミルを走りながらお気に入りの喜劇を観るか、友人と談笑しながらランニングするのがいいと述べる。笑いが血管の健康に与える好影響は有酸素運動に匹敵するほどだという。二〇〇五年、ミラーは被験者二〇人に映画『キングピン　ストライクへの道』の一部を鑑賞して大いに笑ってもらい、彼らの動脈の拡張と血流を測定した。愉快なものを見聞きして笑うと、内皮——血管内壁を保護する層——が血管を拡張させ、血流が二二パーセント増えた（一方で、映画『プライベート・ライアン』のつらくてストレスの多い場面を観たときは、動脈が狭まって血流が三五パーセント減った）。こうした結果からミラーは、笑いは心臓に良く、体内の血管にストレスが与えるネガティブな影響を相殺すると結論づけた。ミラーはジョギングの代わりにジョークですませるのは勧めないが、毎日一五分ほど心底笑える時間をつくって有酸素運動の効果を補強するのが理想的と考えている。

では、トレーニングを止めるのはいつがいいのだろう。予定の三〇分が終わったら？　いつもの道を走り終えたら？　体が「もう駄目」と言ったら？　私たちの大半は、持久系アスリートが「壁」と呼ぶ心身の限界を越えて長時間あるいは激しく運動することはない。「壁」を越えると自転車の人はふらつき、ランナーは体勢が崩れそうになる。しかし、そこまでの激しい疲れでなくても、やはりそれは存在する。いったいその疲れはどこから来るのだろう。筋肉？　心？

長距離走の場合、私がもう本当にくたびれたと感じるのは約一一～一三キロメートル走ってからだ。友人のフランチェスカ・コンテの場合は、この距離の四倍にもなる。四二・一九五キロメートルを超える距離を走るウルトラマラソンの優秀な選手であるフランチェスカは、森を抜ける約八〇キロメートルあるいは約一六〇キロメートルのでこぼこのコースを年がら年中走っては、優勝を重ねている。そのために彼女は日夜猛烈な特訓を欠かさない。冬には氷で滑る岩だらけの道を走る。夏にはあまりにひどく汗をかくので体重が七～八パーセント落ちるという。本人によると、ときにはあまりの長時間にわたってきつい走りを続けたため、頭が働かなくなることもあるという。決まった走路をたどったり、走行距離を計算したりすることができず、自分の下の名前すら思い出せないのだそうだ。

科学者として訓練を受けているフランチェスカは、賢くて、誠実で、体系立った頭の持ち主であり、けっして軽挙妄動《けいきょもうどう》するタイプではない。しかし彼女が話してくれるエピソードには少しばかり考え込むようなものがある。あるとき、一六〇キロメートルのレースで後続のランナーを引き離すため、彼女は約一・六キロメートルの下り坂の道を七分で走るペースを七回にわたって続け、一歩走るごとに太ももにすさまじい痛みを感じた。レースには勝ったものの、翌日には四頭筋が紫色に腫れ上がり、立つのも容易ではなかったという。

別のときには、秋の大きなレースのために、グレート・スモーキー・マウンテン国立公園内を延びるアパラチア山脈のでこぼこした地面を、全長一一五キロメートル弱にわたって走ると決意した。山頂付近では風が強く雪も激しく降ると予報されていたにもかかわらず、彼女は仲間四人と一日かけてコースの出発点に自動車で駆けつけ、午後七時に闇の中を登り始めた。

フランチェスカは夜のランニングを好む。「それってスキューバダイビングみたいなの。何もかもが静かで音一つしないのよ」。その夜もまさにそのとおりだった。夜空は満天の星をたたえ、月が雲間から顔を覗かせた。ところが、一六キロメートルほど登ったところで、風が強まってみぞれが降り始め、やがて土砂降りの冷たい雨に変わった。道はすぐに足許をすくうような半解けの氷水に厚く覆われ、着ているものはびっしょり濡れた。彼女はこう振り返る。「数秒以上立ち止まることはできなかった。もし立ち止まったら、風のせいで体がどうにもならないほど震えたことでしょうね。それで食べることも飲むこともままならなかった。時間が経つにつれ、体が弱って冷たくなっていったわ。体を温めようにももう速く走れなくなっていたの」。疲労困憊《ひろうこんぱい》して腹を空《す》かせ、低体温症の寸前という状態で、彼女はそれでも走り続けた。一〇時間後、彼女は完走するが、「かろうじて生き延びた」としか感じられなかったそうだ。

フランチェスカと私では「疲労」という言葉の定義が違う。彼女がこれほど極端な条件のもとで疲労の限界を越えて走り続けられるということ自体、疲労というものが何かということを考えさせるに十分だ。

「疲れるのは脳で、体ではないのよ」とフランチェスカは教えてくれる。「もっとも難しいレースは心の準備ができていないもの、予期していないものじゃないかな。たとえば、悪天候に見舞われたとき、あるいは、一六〇キロメートル完走にあと一六キロメートルという土壇場で、すっかり忘れていた急な坂を目にしたときなどね。そんなときは、もう筆舌《ひつぜつ》に尽くしがたいほどの疲労感に打ちのめされるわ。でもその疲れは筋肉ではなく、脳から来ているのだと思う」

この考えは科学によって裏づけられつつある。

ヒポクラテスは、運動のあとに疲れるのは筋肉が溶けるからだと唱えた。この一〇〇年ほど、生理学者は疲労は筋肉が肉体の限界に達することから生じるとしてきた。たとえば、酸素や体の燃料であるグリコーゲンが足りなくなったり、乳酸のような有害物質を大量に生成したりすることから起きると考えたのだ。

しかし、この仮説にはいくつかの謎がつきまとった。まず、疲労はエネルギーや酸素が不足したときにだけ起きるわけではない。実際、南アフリカ共和国のケープタウン大学に所属する運動生理学者、ティモシー・ノアキス——自身もウルトラマラソンの走者である——によると、運動中に筋肉に必要なものが不足することはないという。筋肉は蓄えられた燃料すべてを使い切ることはなく、もっとも苛酷《かこく》なタスクのためにさえ、繊維のやっと三〇パーセントほどを使っているだけなのだ。「私たちが骨格筋の能力をすべて使い切るという証拠はありません。へとへとになるまで運動するときでもそうです」とノアキスは言う。さらにフランチェスカのようなアスリートは、どうやらレースの最後に余力を残しているらしい。だから、彼らは最後の七分間を速度を上げて走り切ることができるのだ。もし筋肉がエネルギー切れになったり、自身の副産物によって悪影響を受けたりするのであれば、レースの最後に復活するこうした能力をどう説明するのか。「生理学的変数と疲労感のあいだに直接的な関係があることを明確に示した研究は、これまでまったくない」とノアキスは指摘する。フランチェスカと同じく、ノアキスは疲労は脳に起因すると信じている。疲労に精神が関与していることを証明するため、ノアキスのチームはベテランランナー一六人にトレッドミルで走ってもらい、どれほど疲労したと感じるか一定の間隔を置いて尋ねてみた。実験の冒頭で、ランナーたちは最高速度で一〇分間走ると伝えられていたが、実際は二〇分走らされることになっていた。一〇分過ぎたところで、あと一〇分走ると伝えられたとき、彼ら自身が申告する疲労感は急上昇した。

ノアキスの説によれば、脳には一種の「中央司令塔」があり、これがタスクの予想される軽重度に応じて疲労感を設定しており、疲労と損傷から体を守るために潜在意識下でペース配分戦略を立てているという。司令塔はこのために種々のキューを監視している。そのキューとは、筋肉から得られる運動効率やエネルギーと酸素の貯蔵量を示す信号、そして脳内にある温度調節中枢からの信号といったものだ。ノアキスの考えでは、ランナーが一〇分過ぎの段階で疲労を感じてしまったのは、この司令塔が新しい情報に応じて態勢を立て直すのに時間を要するためであるという。体が限界に近づいているのを察すると、司令塔はフィードバックループを介して筋肉に働きかけ、疲労感を生じさせる。さらに意識に上るキューをも用いてペース配分戦略を設定し、レースが終わるまで疲労感の発生を先延ばしにし、最後になってやっと圧倒的な疲労感を発生するよう働く。こうして脳は自身と体が深刻な事態に陥らないように保護しているのだ。

中央司令塔によって発せられ、脳と筋肉をつないで疲労感を調節している信号の正体はまだ謎に包まれたままだ。一つの可能性は、インターロイキン－６（ＩＬ－６）と呼ばれる分子である。長時間運動すると、この分子の血中レベルが平常時の六〇～一〇〇倍に跳ね上がる。ベテランの男性ランナーにＩＬ－６を投与すると、彼らは疲労を覚え、ペースが落ち、運動能力が低下する。フランチェスカのような持久系アスリートのＩＬ－６受容体はあなたや私より感受性が低く、彼らが感じる疲労は私たちとは異なるという科学者もいる。

ノアキスの説はまだ定説にはなっていないが、私たちの誰もが経験する現象をエレガントに説明しているので私は気に入っている。たとえば、フランチェスカが話してくれた、レースの最後になって思いがけず坂に出会ったときに感じるような疲労感には誰しも覚えがあるはずだ。あるいは逆に、私たちのようなアマチュアにとっては、一六キロメートルコースの最初の一・六キロメートルは、六・五キロメートルコースの最初の一・六キロメートルよりなぜか楽に感じられる。客観的に見ると何も違いはないのに、である。長丁場のレースになると、私たちの司令塔はまだ疲れている場合じゃない、レースは始まったばかりだぞ、と私たちに発破《はっぱ》をかけるのだろう。

あなたはトレーニングを終えた。その恩恵を考えよう。アメリカ元大統領のジョン・アダムスがこんなことを言っている。「運動はすべての身体機能を強化し活性化する。それは私たちの心に喜びと満足感を与え、ありとあらゆる活動や娯楽を楽しむ準備をしてくれる」

これは本当だ。適度な運動をすると私たちは疲れるどころかかえって疲れを感じなくなる。なぜなら運動によって体力と耐久力が養われたからだ。それに気分も良くなる。運動は筋肉や骨を強化し、心血管を健康にするのである。二〇〇六年に行なわれたある研究によると、運動によって閉経後の女性は風邪をひく率が減ったという。おそらく感染に対抗して働く白血球の数が増えるからだろう。運動はさらにインスリン感受性を高め、II型糖尿病の発症を抑制する。体重も落としてくれる。

運動すると、一定の食べ物が甘すぎてたくさん食べることはできないように感じられ、結果として摂取《せっしゅ》カロリーが少なくなる。これについては日本の研究チームによる二〇〇四年の、少なくともアスリートの場合、十分なトレーニングをすると甘味に対する感受性が高まる、という報告がある。しかし、運動が体重に与えるもっとも強力な影響はなんと言っても、体のエネルギーバランスに与える影響である。激しい運動を一時間しただけで、一日の摂取エネルギーの約四分の一が燃焼され、代謝率が上がる。トレーニングが終わってからでも、トレーニング前より多くのカロリーを燃焼し、この効果は数時間続く。新たな研究によれば、この代謝率の上昇は、血液循環の改善と体温の上昇、さらには酸素貯蔵量を増やし乳酸を排除しようとする体の働きのおかげであるという。

この現象をまさに体現しているのが、ペンシルヴェニア州のアーミッシュの人たちだ。彼らはカロリーの高い食品――パイ、ケーキ、卵、ハム――もたくさん食べるが、肥満率は著しく低く、アメリカ人全体の平均の七分の一にも満たない。彼らのほっそりした体型の鍵は活発な生活様式にある。運動生理学者によると、アーミッシュの男性は一日に一五キロメートル弱、女性は約一一キロメートル歩くという。さらに、男性は精力的な畑仕事を週に約一〇時間（女性は約三時間半）こなし、庭仕事などのもっと軽い活動には週四三時間（女性は三九時間）つぎ込むという。

ダイエットに関心のある人なら誰でもこの話から学ぶべきだろう。研究者が試算したところ、エネルギー摂取を一日につき五〇～一〇〇キロカロリー減らす、あるいはエネルギー燃焼を同じ値だけ増やすだけで、九〇パーセントの人が体重増加を避けられるという。私たちの大半にとって、この余分な一〇〇キロカロリーはアーミッシュ風の生活をすれば楽に減らせる。二〇分庭仕事したり、一・六キロメートル歩いたり、一五分自転車で走ったりすればいいのだ。

最近、運動は代謝だけでなく脳の能力をも上げることが明らかになった。トレーニングによって脳に変化が起き、それによって学習能力と記憶力が強化され、認知症を防げるという、私に言わせれば驚くような運動の恩恵である。

数年前のこと、脳科学者のヘンリエッテ・ファン・プラーグは、一群のマウスに踏み車《トレッドミル》を自由に使わせ、別群のマウスには使わせない、という実験を行なった。すると、絶え間なく走っていたマウスは、走らなかったマウスに比べて新しいタスクを速く覚え、さらに、たくさんの新しい細胞をつくることがわかった。一日当たり五キロメートル走ったマウスは、そうでないマウスより水迷路を速く抜けた。チームがマウスの脳を調べると、走ったマウス群は海馬に二・五倍の新しい細胞をつくっていた。海馬が学習と記憶に重要な脳部位であるのはご存知のとおりだ。

脳に新しい細胞ができたのは何がきっかけだったのだろう。その後、運動によって脳周辺の毛細血管の成長がうながされ、これによって血流が増え、酸素レベルが上がり、脳由来神経栄養因子（ＢＤＮＦ）の量が増えることを示す研究が発表された。ＢＤＮＦは脳細胞の成長と生存に欠かせない分子であり、脳科学者のカール・コットマンはこれを「脳の奇跡の薬」と呼ぶほどだ。また走ったマウス群では、脳細胞のシナプスが高い可塑性《かそせい》を示した。シナプスの可塑性は学習と記憶に必須とされている。

「ラットやマウスで観察された運動後の脳の変化が、ヒト成人に見られる認知プロセス向上の背景にもあると考えるのが至当でしょう」と、イリノイ大学の心理学者で、身体の健康が精神に及ぼす恩恵の専門家であるアート・クレイマーは話す。実際、運動は人の思考を明確にしてくれるとともに、加齢にともなう認知能力の衰えを緩和——阻止すらしてくれるという新たな証拠がある。

これはじつに歓迎すべき話だ。とりわけ、加齢から生じる脳の衰えを示す多くの新たな発見に鑑《かんが》みるとその感がある。少し前、ウェイン州立大学のナフタリ・ラズらは、健常な成人における特定の脳部位の体積が五年間でどう変わるかを測定した。チームは広範にわたる萎縮を認めたが、その程度は部位によってかなり違った。著しい萎縮は脳幹の背後にある、運動、バランス、姿勢を統御する小脳に見られた。また記憶に不可欠な海馬にも観察された。

こうした脳部位の大きさの変化が、加齢にともなう認知機能の低下とどう関連しているのかは明らかではない。しかし、機能の低下はまぎれもなく存在する。二〇代から年齢が上がるにつれ、作業記憶、知覚速度、新たな情報の処理速度、集中力が低下する。年齢を重ねるごとに、新たな技能を習得しづらくなり、文章を理解したり、適切な言葉を思いついたり（うまい言葉が思い浮かばなくなると「喉元まで出かかってきているのに」などと言う）、友人や知人の名前を思い出したりするのに苦労するようになるのだ。この現象は老衰でも痴呆でもなく、正常な認知の老化現象である。七〇代なかばにして矍鑠《かくしゃく》とした私の父ですら、「ものの名前を思い出すのにブレーキをかけることがあります」と書いたバンパーステッカーが欲しいという。

ヴァージニア大学のティモシー・ソルトハウスは、認知能力が徐々に衰えていくのは、脳による低次刺激（訳注　音や光など）の処理が遅くなることに起因すると考えている。頭が生《なま》の入力情報をゆっくりとしか処理できないのなら、より高次な思考を要するタスクに振り分ける時間が少なくなるのは道理だ。計画を立て、意思決定を行ない、マルチタスキングし、情報を更新し、無関連な情報を捨てて、記憶を選り分ける時間はない。彼はこう述べる。「しかし、なぜ歳を取ると脳内プロセスが遅くなるのかはわかっていません。ニューロンが消失して、神経系に迂回路がたくさんできるのかもしれないし、年齢に応じて神経伝達物質の量が減少したり、ミエリンが変質したりするのかもしれない。ちなみにミエリンとは、ニューロンの周りを覆う鞘《さや》状の構造で、ニューロン間の情報伝達に関与しているものです」

幸いなことに、運動すれば希望はある。カナダで行なわれたある大規模な研究によると、生涯をとおして運動する人は、認知能力の衰えや認知症の症状に悩む可能性が低くなるという。この傾向はとりわけ女性に顕著に見られた。以上は二〇〇四年にハーヴァード大学の研究者たちが、ハーヴァード大学公衆衛生スクールにおける「看護師保健調査」の一環として、高齢の女性一万八〇〇〇人の運動パターンと認知能力を調べた結果確認された。ウォーキングその他の定期的な運動をしていた女性は、運動量の少ない女性に比べて、記憶力その他の認知テストでより高い成績を収めた。運動している女性は三歳年下と同じ成績だったという。この効果を得るには、中年のときに運動することが必須となる。研究によると、中年のころに一週間に少なくとも二回運動した高齢者は、何もしなかった同年齢の人に比べて認知症や記憶喪失に悩む率が五〇～六〇パーセント低いとしている。なかでも、高齢になってアルツハイマー病を発症する確率が高い遺伝子をもつ人にとって、運動は効果的だという。

最近、アート・クレイマーらが運動によってヒトの脳に起きる変化を調べた。その結果、肉体的に健康な被験者はあまり運動しない被験者に比べて、記憶や学習に必要な部位の脳組織に加齢にともなう萎縮が少なく、若者の脳でふつう注意力にかかわっているとされる前頭前野《ぜんとうぜんや》に、より活発な血液の流れが見られた。過去の画像診断による研究では、若者はさまざまな認知タスクを行なうのに前頭前野を使うことがわかっている。歳を取るにつれ、私たちの脳はどこでどんなタスクをするかという仕事分担をしなくなるのだ。これはおそらく脳の各部位が、低下したニューロン効率を補償するために別の脳部位に応援を頼むことから生じるのだろう。クレイマーは、「運動によって心血管の血流が増え、生物学的に脳が若返るのでしょう」と語る。こうして、若いころに使っていた脳領域が昔と同じ能率を回復する。

さて、あなたはいま、猛烈なトレーニングのあとで休んでいる。いまではすでに、あなたの心は、泳いだり、走ったり、ボートこぎをしたりしようと考えた運動前とは別物になっている。血液の流入と、身体本来の化学作用により変化し、強化され、保護されているわけだ。

夕暮れ

黄昏を無事にやり過ごせたなら、
夜を生き延びられるだろう。

ドロシー・パーカー

第9章　パーティーの顔

薄暮《はくぼ》――犬と狼の時刻（訳注　人に無害な犬と恐ろしい狼との区別がつきづらい夕暮れのこと）。あなたはやっと仕事を終えて家に戻る。運動はしたかもしれないし、していないかもしれない。そしてたぶん、まだ少しストレスを引きずっている。昼間の心労を忘れようと、シェイクスピアの『ジュリアス・シーザー』でブルータスが吐いた言葉にならってみる。「さあ、酒をくれ。このなかにおれは一切の憎しみを葬ってしまうぞ（福田恆存訳）」。就業時間のあとというのは酒を飲むのにおあつらえ向きだ。アルコール耐性はこの時間が最高で、カクテルアワーにぴったり間に合わせてくれる。一日のうちの時間によって、アルコールの代謝率も、それが内臓や身体機能に与える影響も変わる。早い時間にアルコールを飲むと、夕暮れに同じ量を飲んだときより深く酔う。男性二〇人を対象にしたある研究では、午前九時にウォッカを大量に飲んだ被験者は、同じ量を午後六時に飲んだ被験者より、反応時間と心理的機能テストで成績が劣っていた。

社内パーティーに向かう前にちょっと時間をつくり、ワインかジンを片手に暮れなずむ景色を眺めよう。私は一日のうちでもこの時刻が好きだ。薄闇が刻々と迫り、カラスがねぐらに向かう夜への序章。ものと闇の境が溶け合って、近くのものすべてが遠のき、かそけき光にぼんやりと浮かぶ。身体は物事の境目を好む、と詩人のシオドア・レトキは書いた。体は眠りからの快い目覚めや就寝、そして夜への変わり目で感じられるものをこよなく愛する。水平線をくっきり浮かび上がらせる真っ赤な太陽が、緊張感を和《やわ》らげ、時間がゆったりと過ぎていく。

じつはこの時間帯が、あなたの時間感覚を変えるほどの影響力を実際にもっているかもしれないのだ。午後遅くから夕方の早い時間は、体温がピークに達し、時の経つのが少しゆっくりと感じられる。脳内の時間間隔タイマーにとって、一分は実際より数秒長く感じられるだろう。

大麻やハッシッシなどのドラッグも同じように時間を伸ばす効果をもつ。ウィリアム・ジェイムズは、ハッシッシには、時間について「不思議な増大効果がある」と書いている。「何か言い始めると、言い終える前に冒頭の言葉がもうおそろしく昔のことに感じられる。短い小道が果てしない道のように思われるのだ」。一方で、あなたが手にした一杯のワインやジンは時間を短縮する。アルコールは私たちが感じる時間を時計で計る時間より短くする。それはおそらく、脳が一秒当たりに受け取る感覚入力を減らすためだろう。

しかし、酒が憎しみを葬ってくれるかどうかは意見の分かれるところだ。個人や状況の違いによって、アルコールはストレスを強めも弱めもする。ここで鍵を握るのはまたしてもタイミングなのである。ピッツバーグ大学のマイケル・サイエットは、ストレスを感じそうな出来事の前に酒を飲めば、ストレスの影響は軽減されるかもしれないと語る。そのわけは、酒を飲むと周りの出来事を十分に理解できないというしごくもっともなものだ。この現象は「アルコール性近視」と呼ばれている。酩酊《めいてい》すると、脳が新しい情報を評価したり、それをストレスと結びつけたりできなくなるのである。カクテルを飲んだあとに起こったトラウマとして残りそうな出来事にも、さして胸が痛まないのは、いったい何が起きたのか酒の効果で判然としないからなのだ。

サイエットによれば、アルコール性近視はストレスが起きたあとでも不安感や鬱症状を和らげる効果はあるが、それはアルコールがパーティーなど何らかの気晴らしと組み合わさった場合に限られるという。この二つが重なれば、相乗効果で心配事も頭から消え去る。しかし、そうした気晴らしがともなわない場合には、ストレスのあとにアルコールを飲むのは逆効果になる。つまり、ストレスは激化するのだ。ある研究者はこの現象を「クライング・イン・ユア・ビール効果（訳注　〝わが身の不幸を嘆く〟という意味がある）」と呼ぶ。

多くのことが酒量に左右される。初めの一杯を飲んだあとは朗《ほが》らかで口数が増え、少し足許《あしもと》が怪しくなるくらいだろう。だが二杯めか三杯めになると、ろれつが回らなくなり、知覚が混乱し、体がぐらぐらして自分の間違いに気づく能力が低下する。すべては血中アルコール濃度（BAC）、すなわち体内の血液量に対するアルコール成分の比率の成せる業《わざ》なのだ。そして、このBACは、酒を飲む速度、アルコールが血中に吸収される速度、そして体がアルコールを分解し代謝する速度によって決まる。

これにはいかにも味気ない公式がある。BACはふつうパーセントで表わされ、血液一デシリットル当たりのアルコールグラム数で示される（たとえば、〇・〇八パーセントはデシリットル当たり〇・〇八グラムに相当する。この数字では、たいていの人は泥酔している）。酒を飲み始めたあとBACがピークを迎えるのは、一〇分〜九〇分後のあいだになる。空きっ腹に二本のビールを飲めば、約七三キログラムの男性なら約〇・〇四パーセントのBACに達する。

私は夕暮れに二杯までなら酒をたしなむ。これを超えると、体が「もう駄目！」と叫び声を上げる。こうした低いアルコール耐性は女性に典型的なものである。同じ量のアルコールを摂取《せっしゅ》しても、血中アルコールレベルのピークとなる値は女性のほうが男性より高く、より少量の酒で酩酊する。かつてこの性差は単に体の大きさ、または体重の違いによると考えられていた。女性は一般に男性より小柄なので、アルコールが分散できる場所が限られており、より少ないアルコールで高いBACに達すると推測されたのだ。大きい体の人の場合、酒は遠くまで移動し、薄まることで威力が弱まる。体重が九〇キログラムある男性ならたしかにそうだろう。しかし、スタンフォード大学の科学者たちの研究によれば、こうしたアルコールに対する反応の違いは、男女間の身体組成《そせい》の差と、化学作用の性差に起因するようだという。女性の体は同じ体重の男性に比べて、体脂肪をより多く含み、水分が少ない。アルコールは体内の水分に分散するため、水分の少ない女性は同じ量のアルコールを飲んでも男性より速く高いアルコールレベルに達するというわけだ。また、アルコールを分解してアルコールとその副産物を排除する効率は女性のほうが低い。

しかしBACは性差と身体組成以外にも多くの要素に影響される。たとえば、胃が空か満杯か（胃が満杯の場合はアルコール吸収が遅い）、どれだけ睡眠を取ったか（睡眠が足りないと、アルコールの効き目は絶大で、一杯でも二杯の効果がある）などだ。

たいていの専門家が推奨《すいしょう》する適切な飲酒量は、女性なら一日に標準的な一杯（ビールかワイン一杯）で、男性なら二杯だという。犬が狼に化けるのを防ぐには、「三杯めを飲んではいけない。それがいったん体内に入ってしまえば、もう屈服させることはかなわないだろう」と、イングランドの詩人、ジョージ・ハーバートも書いている。

夕闇迫るころ、あなたはパーティー会場に着き、人波をかき分けて、同僚と活発に話し始める。そこへ知人が一人近づいてきたが、ワインを一杯飲んだだけなのに頭が働いてくれない。自己紹介が始まっても、彼の名前がすぐに出てこないのだ。喉元まで出かかっているのに、ど忘れしてしまい、きまり悪げに立ちつくしたあげく、苦し紛《まぎ》れにこう言う。「二人はお知り合い？」

ウィリアム・ジェイムズはこの失態を心の大きな空所と考える。「名前の影のようなものが、私たちをある方向へ導こうとする。一瞬、その影を捕えたように思えても、次の瞬間には何も思い出させずに沈んでいってしまう」。それはハーヴァード大学の心理学者ダニエル・シャクターが「記憶の七つの罪」と呼ぶものの一つなのである。シャクターの研究によれば、この大きな空所は大半の固有名詞に意味がないことから起きるらしく、彼はこれを「パン屋《ベイカー》のベイカーのパラドックス」と呼んでいる。私がパン屋《ベイカー》だと言うとき、私は自分が何をする人で、どう時間を過ごすかに関する情報を聞き手に与えている。聞き手は情報にもとづいて記憶を形成することができる。だが私の名前はベイカーですというとき、私はただ無意味な単語を聞き手に与えているだけだ。つまり、この記憶は意味的なつながりのないまま孤立しているため、いざというときに思い出せないのだ。

ここで、ちょっと便利な連想戦略がある。名前を動物やものと関連づけて覚えるのだ。あるいは先端技術を駆使した解決法もある。たとえば、ヒューレット・パッカード社が開発した特殊な携帯電話は、ヘッドセットを頭に装着して通話するタイプで、そのヘッドセットには小さなカメラが搭載されている。カメラはあなたの視界に焦点を合わせており、携帯を介してあなたのコンピュータに接続し、写真と名前のデータベースにアクセス可能になっている。カメラがある人の顔を捕えると、システムが名前を音声で教えてくれるというわけだ。

私たちはよく名前を忘れる。しかし、顔を忘れることはあまりない。パーティーで周りを見回せば、一秒も経たぬうちに見知った顔の人を見つけられるだろう。異なる文脈で視野や年齢、照明、姿勢にかかわりなく、知人の顔を瞬時に認識するこの働きは、驚くべき知覚能力である。一般に機械にこれほどの能力はない。マサチューセッツ工科大学（ＭＩＴ）のパワン・シンハは、「自動顔認識装置を実際に使っても満足な結果は得られない」と記している。彼は乗客の中からテロリストと関係のある人物を発見するための顔認識ソフトのテスト結果を例に挙げる。このシステムの認識率は五〇パーセントに満たず、五〇〇〇人につき五〇例ほどの誤認識を生じたという。

哲学者のルートヴィヒ・ヴィトゲンシュタインは顔を「体の魂」と呼び、シェイクスピアは『マクベス』で「おお、そのお顔、まるで不思議なことが書いてある本のよう（福田恆存訳）」と形容した。一方、いやそうではない、とミラン・クンデラは書く。顔はただ「さまざまな特徴の偶然で予期不能な組み合わせである。それは人格も魂も、私たちが自己と呼ぶものも反映してはいない」。いずれにしても、顔は対人関係を維持するための表現手段であり、顔を認識する能力は重要な技能だ。「この男」が「私の友人」や「私の夫」になるのだから。私たちは誰でも一瞬相手を思い出せないときがある。パーティーで古くからの友人とおぼしき人物に話しかけられ、相手が誰だかわからずにただ立ちつくすことがある。たいていの場合、これは一時的な現象だが、永久に顔を認識できない人びともいる。

私の妹の友人にヘザー・セラーズという人がいる。彼女はホープカレッジの英語学教授できわめて才能豊かな作家だが、友人、いや家族の顔すら認識したり、思い出したりすることができない。誰かが彼女にかかわるたび、その人は初めて会う人に思われるのである。ヘザーは重い相貌《そうぼう》失認症《しつにんしょう》を患《わずら》っているのだ。この病気についてわかっていることは少ないが、人の相貌を認識して記憶する脳の能力に異常を来《きた》しているらしい。彼女は次のように話してくれた。「ある人の顔を見ると、私に見えるものはあなたに見えるものと寸分違わないと思うのよ。顔が不鮮明だったり、ぼやけていたり、どこか違っていたりするわけではないの。でも、顔について私が記憶すること、ずっと記憶していられることが違うのです」

ヘザーは、彼女自身やその他の相貌失認症の人が顔を思い出せないのは、顔を一般化してしまうからだと考えている。林業にかかわりのない人が樹木を、養鶏家でない人がニワトリを一般化してしまうようなものだ。つまり、見たものをより細かく分類するのに必要となる詳細を認識して記憶することができないのである。彼女はこう説明する。「私は唇、鼻、顔の骨格、額、顎、眼すら説明できません。自分がよく知っている人、たとえば、あなたの妹さんのことを考えると、彼女の髪や温かさ、エネルギーは頭に浮かびます。ベージュの麻のブラウスと金のイヤリングを思い描くことだってできるのよ。でも彼女に顔があるのは知っていても、それがどんな顔かは何も知らないのです」

他の相貌失認症患者と同じく、彼女は人を認識するために別の方法――歩きぶり、髪形、体の輪郭、物腰、声音《こわね》など、顔以外の手がかりを用いている。しかし、これらのヒントでは往々にして間違いが生じる。彼女によれば、「冬のほうが夏より難しいのです。みんな着膨《きぶく》れていますから、歩き方や体の輪郭がわからないし、見えるのは顔だけなんてこともあります。そんなときは、大親友でもわからないわ」。当然ながら、人との接触が予想されるときには不安に襲われるという。「最悪なのは、気心の知れた人たち一〇人ほどで集まるパーティーね。自分には相手を認識できないのはわかっています。それで内心びくびくしながら、それはもう一生懸命に誰が誰かを見分けて、不安感を克服しなきゃいけないの」。彼女はすでにパーティーというものには行かないと決めているが、それもままならぬときは、彼女が言うところの「目の役目をしてくれる人」を連れていき、その人に友人や同僚の名前を耳に囁いてもらう。「あそこにいるのが学長のジムよ。左からやって来るのが心理学部のジョン・S。茶色のドレスとバングルの人はディディ。今私たちに話しかけているのがリンね」

不思議なことに、ヘザーは四〇歳になるまで自分が相貌失認症であることを知らなかったという（顔を認識するということがどういうことか知らなければ、ほかの人がしていることで自分がしていないことがあると気づかない場合もあるとは彼女の弁だ）。ところが、執筆中の小説の登場人物のために統合失調症について調べている際に、この病気の存在を知った。説明を読むと、自分の経験がそっくりそのまま書かれているのに肝《きも》を潰《つぶ》した。ハーヴァード大学の実験に被験者として参加を申し込み、二〇〇五年に正式に相貌失認症と診断された。彼女は述べる。「私は安堵もしましたし、興奮もしました。それまで人間関係でいろいろ苦しんだけれど、ちゃんと理由があったとわかったのですから。言ってみれば、私が落第した、人生でいちばん難しい試験だったというわけです」

相貌失認症には、紡錘状回《ぼうすいじょうかい》に卒中などで損傷を受けることに起因する症例がある。紡錘状回とは、耳のすぐ後ろの右脳内にあるブルーベリーほどの大きさの皮質部位だ。健常者が人の顔を見るときに画像診断を行なえば、この小さな部位で活発な神経活動が観察される。ここに病変がある人は、見知った顔を認識できないし、新しい顔を覚えることもできない。しかし、この疾患の大半の症例はいまだに謎に包まれており、この部位や他の脳部位に影響を与える発達上の、または遺伝学上の微妙な問題がかかわっているようだ。各種の研究によれば、私たちの二パーセントに何らかの意味で相貌失認が見られるという。

ヘザーは言う。「顔の認識は途方もなく複雑な過程だと知りました。それは顔の形状を『読み取る』能力だけでなく、記憶や感覚や情動と関連しているのですね。私にしてみれば、自分に顔を読み取れないのはそれほど不思議なことではないの。あなた方にそれができることこそ不思議なのです」

科学者は顔の認識が脳のどこで起きるのか、それが通常どう進行するのかについて長年にわたって議論を重ねてきた。私たちの脳は顔認識モジュールをもつのだろうか。サルを対象にした最近の実験で、ブレーメン大学のドリス・ツァオは、紡錘状回の九七パーセントの細胞がもっぱら顔に反応することを見出した。この脳部位がまさにそうしたモジュールであるという証拠である。

この過程に関与する数知れぬニューロンは互いに協力しあって、鼻の形や眼の大きさ、唇の対称性に関する多数の情報を一つの見慣れた顔に変換するのだろうか。あるいは、それぞれのニューロンはある顔にだけ反応する能力をもつのか。

後者の考え方は「おばあさんニューロン説」として知られ、まともに取り合わない人もいる。おばあさんだけを認識する一つの細胞があるって？　ヒラリー・クリントンにはもう一つの細胞があるのかい？　ミック・ジャガーにもう一つというわけだね？　実際、この考えは二〇〇五年まではあまりありそうにもない話のように思われた。ところが、この年、クリストフ・コッホとUCLAの神経外科医イツハク・フリード率いる科学者チームが、個々のニューロンが実際に「顔を見分ける」のに驚くほど長《た》けていることを提示した。電極を埋め込まれた患者八人の研究で、チームは一個のニューロンが一人の有名人のいろいろな写真に選択的に反応して発火することを突き止めたのだ。ある患者の場合、同じニューロンが女優のジェニファー・アニストンの異なる写真七枚を見たときに発火した。「このニューロンはどう考えても『ジェニファー・アニストン細胞』であるように思われる」とある神経科学者はコメントした。しかし研究者たちはすぐに、これらの細胞はいわゆるおばあさん細胞ではなく、何か特定の見慣れたもの、たとえば見知った顔などに反応して発火する細胞であるとの見解を示した。これらの細胞の反応は視覚というより記憶にかかわっているのかもしれない。コッホはこう説明する。「もしこの患者がこれらの細胞を失ったとしても、彼はジェニファー・アニストンを女性の顔として認識するだろうが、それがあのテレビ番組（訳注　アメリカで一九九四〜二〇〇四年に放送された《フレンズ》）に出ていた女優で、かつてブラッド・ピットと結婚していたジェニファー・アニストンだとはわからないだろうね」

一個の細胞はどのようにして顔を「コード」するのだろう。ドリス・ツァオの研究によれば、個々の顔認識ニューロンが顔の一組の特徴に「同調」しているらしい。彼女が言うには、個々の細胞は「顔専用定規」として機能し、顔のそれぞれの部分の大きさや形——たとえば、虹彩《こうさい》の大きさや両眼のあいだの距離——のような「さまざまな寸法を測定する」。そして彼女はこう提起する。個々の顔細胞は、これらの小さな定規で得た測定値を組み合わせ、脳内で顔を再生するという奇跡にも思える仕事をやり遂げるのかもしれない。

パーティー会場の人を見渡したあなたは、誰かの顔に胸をときめかせただろうか。ティエラ・デル・フエゴ諸島に「mamihlapinatapei」という表現がある。この言葉は世界でもっとも圧縮度の高い単語としてギネスブックに載っている。この語の意味は、「二人とも望んでいるけれど、どちらも先にそれをするつもりはないことを、相手がしてくれるのを望みつつ互いの眼を覗き込む」行為だそうである。

二人の人間はどうやって互いに魅了されるのだろう。顔や視線が相手に対する興味、健康、さらには優良な遺伝子まで表わす無数の視覚信号を送るというのは、科学的に解明された事柄だ。私たちは人は見かけによらぬものと教えられているけれども、顔には不思議なことがたくさん書かれていると言ったシェイクスピアは正しい。私たちは、予想外の事柄――相手が何者か、どんな表情を浮かべて、どんな意図をもっているかまで顔から読み取っているのだ。私たちはみなこれをしている。たぶん、毎日何百回も。

視線を考えてみよう。あまたある動物の中でどこを見ているのかを相手に知らせる眼をもつのは人間だけである。眼の虹彩を際立たせる白目の部分によって、私たちは視線を合わせ、瞬時に相手がどこを向いているのかを知る。これがコミュニケーションや協調行動に関する重要なキューである、「眼差《まなざ》しによる合図」を強化する。ロンドン大学ユニバーシティー・カレッジの研究チームは、蠱惑的《こわくてき》な顔の見知らぬ人が自分にじっと視線を注いでいる場合には、その顔により心惹かれ、報酬を予期する脳内のドーパミン系が活性化されることを見出した。反対にこの人が自分から視線を逸《そ》らすと、この回路の活動は停止する。活性化したドーパミン活動は、自分を見つめる人の魅力そのものではなく、その眼差しがほのめかす自分とのかかわりの可能性、つまり、「mamihlapinatapei」に根差しているのだ。

意味深な一瞥《いちべつ》がより親密な関係に発展するかどうかは、私たちがそれと知らずに下している一瞬の判断に大きく左右される。最新の研究によれば、私たちが誰に魅了されるかは、優秀な遺伝子をもつ健全なパートナーを探すための無情な公式で決まるのかもしれない。私たちは心の奥底にこの公式を携《たずさ》え、それを満たす信号に反応するのだ。

では、私たちは何を探しているのだろう。

まず、顔の対称性である。私たちの大半はきれいに左右対称になった顔立ちを好む。そういう顔は強い免疫系と優良な遺伝子を示唆するからだ（非対称性はしばしば胎児期に生じ、その原因は栄養不足、疾病《しっぺい》、寄生虫、近親交配などの生物学的なストレスだと考えられる）。

顔がいかにも男らしい、あるいは女らしいというのももう一つの要素だ。スコットランドと日本の合同チームが最近、男女ともに異性の女性っぽい面立《おもだ》ちに惹かれることを実証した。子宮の中から生涯を終えるまで、私たちは男性ならテストステロンによってより精悍《せいかん》で男らしい顔立ちに、女性ならエストロゲンによってより柔和《にゅうわ》で丸みを帯びた女らしい顔立ちに保たれる。このチームの研究者は顔写真を操作して、こうした男女間の違いを強調、あるいは減少させてみた。すると被験者は、女性っぽく変えられた顔――すなわち顎の小さな丸い面差しの男女を、より誠実で協力的に見えると評価した。とりわけ女性に近づけた男性の顔は、女性に「良き父」信号を送るようだった。この科学者チームは、この傾向がヒトの相貌における性差を薄めた可能性があると考えている。

相手が生殖に関するサイクルのどの段階にあるのかを示す情報も、顔を魅惑的にする一つの要素であるらしい。少なくとも男性にとってはそのようなのだ。ニューキャッスル大学のクレイグ・ロバーツらは、男性が排卵期の女性の顔をことに好む事実を報告した。従来は久しいあいだ、排卵期の女性が何らかの視覚的な合図を送っていると考えられてはいなかった。動物の大半は赤味を帯びた尻やこれ見よがしな匂いで繁殖期にあることをことさらに強調するが、私たちヒトはあえてそれを隠すように思えたのだ。しかしロバーツの研究は、私たちの顔がその信号となっているという、なんとも興味深い可能性をほのめかしている。同チームが得た結果によると男性は、同じ女性でも黄体期、つまり排卵期でないときの写真より、排卵期のときの写真のほうにそそられると答えた。

「顔のどこがどう魅力的になったのかは微妙だ」とロバーツは指摘する。これには唇の色や大きさ、瞳孔の開き具合、肌の色調などが絡《から》んでいる。しかし、と彼は付け加える。進化の観点から見るならば、その効果がそれほど明白ではなくとも、いちばん受胎しやすい時期に女性を蠱惑的に見せることが繁殖の成功に寄与する効果は大きい。

ひたむきな視線、女らしい左右対称な顔、ふっくらとした唇、大きく開いた瞳孔。そしてほんの少しでも微笑もうものなら（笑みは強力な信号であり、それが満面の笑みである場合には一〇〇メートルほど離れた場所からでも正確に読み取ることができる）、部屋の反対側にいても、そばにいても読み取られるような、こうした視覚的な信号の総和があなたの顔に表われる。

しかし、ここでは別のことも起きている。私たちの視覚や意識が及ぶ範囲のはるか下で、別の種類のメッセージが交わされているのだ。じつは、化学物質による信号が私たちの思うよりよほど多くを伝えているのである。

パーティー参加者のあいだを歩くとき、自分が相手からどんな信号を取り入れているか考えてみよう。あなたはどれも会話と視覚に関する情報だと思うかもしれない。しかし、男女間の評価や魅力に関する限り、匂いも少なくとも同等に重要な要因であることを示す証拠は増えつつある。

「私は講義のとき女子学生に、男性の匂いで性的に興奮するかどうか尋ねるようにしています。答えはいつもイエスですね」と述べるのはテルアヴィヴ大学のメル・ローゼンバーグだ。異性の魅力が匂いによって左右されるか否かを調べようと、イギリスの研究者チームが、若い女性三二人に男性の顔の魅力を評価させ、次に男性の腋の汗の匂いを嗅がせてから、ふたたび同じ顔を評価させた。すると、匂いを嗅いだあとの女性たちは男性の顔にとても心惹かれると答えたという。

ヒトはマウスや犬などの動物（動物は食べ物や交尾の相手を見つけるのに匂いを使う）に比べると嗅覚受容体の数が少ないものの、私たちが匂いの不可思議な力に左右されないわけではない。私たちの嗅覚はきわめて感受性が高く、たとえ量はごくわずかでも何万種類もの匂い物質を嗅ぎ分けられることが現在ではわかっている。フィラデルフィアにあるモネル化学感覚研究所の科学者たちによると、男性より女性のほうがこの能力は優れているという。少なくとも、繁殖期にある女性の場合にはそうなのだ。この感受性の高さは思春期に分泌される性ホルモンのおかげであり、妊娠中に食べ物に含まれる毒を検知したり、子どもやパートナーとの絆を築いたりするのに役立つらしい。

さらに、ヒトの匂いがもつ際立った性質も見出された。タスマニア大学の動物学者、D・マイケル・ストダートによれば、ヒトは類人猿の中でももっとも匂いが強いという。臭腺《しゅうせん》は顔、頭皮、上唇、瞼《まぶた》、外耳道、乳首、ペニス、陰嚢《いんのう》、恥骨《ちこつ》周辺にたくさんある。しかし、正常で健康な麝香《じゃこう》のような体臭は、腋窩《えきか》周辺に集中している皮脂腺やアポクリン腺（訳注　汗腺の一つのタイプ）から分泌される。これらの分泌腺は思春期になってから機能しはじめる。アポクリン腺は脂肪様の物質を分泌するが、この分泌物は腋毛の毛穴や毛幹の中や周辺に大量にいる微生物によって麝香に似た化合物に分解されるまでは匂わない（私たちの行動に大きなかかわりをもつ微生物パートナーのさらなる例だ）。モネル化学感覚研究所のチャールズ・ヴィソツキは、これらの分子は腋毛によって外界に振りまかれると語る。細菌の棲《す》み処《か》と匂い「アンテナ」になっている腋毛を剃ってしまえば匂いは薄れる。しかし、毛はすぐに生えてきて、匂い物質の分子の強烈な匂いがまたぞろ戻ってくるのだ。これらの分子には、他の動物ではセックス信号として働く化合物に似た脂肪酸化合物が含まれている。

腋の下の皮脂腺やアポクリン腺は、異性を魅了する匂いを出すと長年考えられてきた。ストダートは自著『匂いを振りまくサル』で、ある若者の逸話を引用している。「この若者は農民の娘を口説くのに、ダンスの最中にハンカチを腋の下に突っ込む。娘が汗をかくと、ハンカチを取り出してうやうやしく娘の顔を拭いてやる。娘は彼の腋の香りの威力と魔力に魂を奪われ、ただちに彼の意のままになるという」。ストダートによれば、オーストリアの田舎では、かつてダンスのときには娘たちが腋の下に一切れのリンゴを忍ばせておくのが習わしだった。ダンスが終わると、娘はリンゴを意中の男性に与え、その栄誉に浴した男性は慇懃《いんぎん》に、または有頂天になってそれを食べるのだという。

現に、「ダンスがこれほど人気があるのは、それが互いの匂いを間近で嗅げる絶好の機会だからです」とメル・ローゼンバーグは述べる。彼自身、ダンスフロアで妻に出会ったのだそうだ。

なぜ、ことあろうに腋の下が、異性を惹きつける匂いを出すのに格好の場所なのだろう。それはおそらく、私たちが直立しているからではなかろうか。日常生活では、生殖器の匂いはふつう鼻までは届かない。ヒトは直立して歩くので、腋の下が匂いを出す絶好の場所――「そこには匂いを振りまくための表面積を大幅に増やしてくれる毛が生えている。また温かくて、相手の鼻先に近いために匂いを出すのに好適な場所」なのだとヴィソツキは指摘する。

しかし、謎は残る。ローゼンバーグは問う。「腋の下の匂いが性的興奮を誘うのなら、なぜ私たちはそれを嫌うのでしょう」。彼の考えでは、答えは現代の文明社会の習慣にある。それは私たちが、見ず知らずの人とバスやエレベーター、待合室でそれこそ鼻と鼻を突き合わせ、否が応でも相手の腋から立ちのぼる秘密の匂いを嗅ぐことになるからなのだ。

ここで、パーティーに集《つど》う人びとを、これまでとはちょっと変わった光のもとで見てみよう。すなわち、友人や同僚、遠い親戚などの腋から空気中に放たれている化学物質が、あなたの知覚、振る舞い、気分、そして性的衝動やパートナーの選択にまでも影響を及ぼしているのかもしれない、と考えてみるのだ。「フェロモン」という言葉（ギリシア語の「**pherin**（移る）」と「**hormon**（興奮させる）」に由来する）は半世紀前に、同種の個体間で交換される強力な化学的信号を指すためにつくられた造語である。たとえば、マウスは尿などの体液という形で明確な信号を送る。ある最新の報告によると、眼から分泌される性ホルモンすらこの信号として用いられるという。これらの目に見えない神経伝達物質が、相手を性行為に駆り立て、妊娠を阻害《そがい》し、発情をうながしている可能性がある。

ヒトもやはり目に見えない形でそうした信号を交わしているという考えはこれまで、かなりの疑念をもって迎えられてきた。しかし、私たちがそうしているのは間違いないという証拠は増していく一方だ。そうしたヒトフェロモンの存在を示す最初の手がかりは、一九七一年に発表された。現在シカゴ大学に在籍するマーサ・マクリントックがこの年に、ウェルズリー・カレッジの学生寮に暮らす女性のルームメイトたちの月経周期が同調することを立証する論文を発表したのである。のちに女性の腋の汗を別の女性の上唇に塗るだけで同じ効果が得られることもわかっている。

最近、マクリントックのチームは、母乳で子育てしている女性の匂いが泌乳《ひにゅう》していない女性に影響を及ぼす――しかもその影響は月経周期だけでなく性的衝動にまで及ぶことを発見した。母乳を出している女性と一緒にされた泌乳していない女性は、性的衝動が一七～二四パーセント上昇したという。マクリントックらは、こうしたフェロモンは女性の群れの生殖能力を調整する手段として進化した可能性があることを示唆している。たとえば、子どもを育てるのに今の環境が適していると合図を送っている、というわけだ。

男性の匂いの威力については、男性が身につけた腋パッドの汗をボランティア女性の鼻先に塗ると、知覚、気分、月経周期がすべてこの匂いの影響を受けることからわかる。モネル化学感覚研究所のジョージ・プレティらは、女性に男性の腋の匂いを嗅がせたあと、彼女たちの気分と黄体化ホルモンの血中レベルを観察した。黄体化ホルモンの血中レベルは、月経周期の長さと排卵のタイミングに影響することが知られている。通常、脳下垂体は排卵が近づくにつれてこのホルモンの放出量と頻度を増やしていく。そして、この実験で男性の腋の分泌物にさらされた女性は、次のホルモンピークのやって来るのが早まったのだ。さらに、男性の汗を上唇に塗られると、緊張が解けて気分が安らいだと報告した。

これを説明できる進化上の理由があるだろうか。プレティのチームは、初期のヒトはパートナーと一緒に過ごす時間が少なかったため、女性の生殖系はパートナーの匂いを嗅ぐと排卵の準備をするように進化してきたと考えている。

ここであなたの鼻をむずむずさせることをお教えしよう。どうやら女性は顔の表情だけでなく、匂いでも排卵期を知らせるようなのだ。科学者たちは女性に排卵期と黄体期にそれぞれ三夜続けて別のTシャツを着てもらった。すると、Tシャツを室温で一週間放置したあとでも、男性は黄体期より排卵期に着たTシャツの匂いのほうが快くてセクシーだと答えた。

最近まで、私たちがこうした微妙なフェロモン信号をどう検知するのかはまったくわかっていなかった。科学界では、哺乳類は鋤鼻器《じょびき》——特殊な嗅覚系でヒトにおいては実質的に機能していない——でフェロモンを検知すると考えられてきた。しかし二〇〇三年、デューク大学の神経科学者で故人のローレンス・カッツが、私たちの体の主な嗅覚系のニューロンがフェロモンを検知できることを示して従来の説を覆《くつがえ》した。その後、私たちがフェロモンを感じるのに特殊な器官を必要としないことがいくつかの研究で追認された。揮発性《きはっせい》の化学物質を嗅ぎ分けるにも私たちの嗅覚系で十分なのだ。

それにしても、多くの人が集まる場所で人混みをかき分けながら、私たちはほかにもどのような信号を出しているのだろう。自分のもっとも個人的な情報と、ことによると自分が遺伝的に優良なパートナーになれることを示す情報だろうか。マウスが匂いの「標識」をもつことはすでに数十年前から知られている。他のマウスはこれを詳細に読み、パートナーを選ぶ。どうやら、ヒトも同じことをしているようだ。

私たちにはそれぞれに自分だけの匂いがあり、互いの微妙な遺伝上の相違点を詳細に示す、化学的な名刺をもっている。そのうえこの「匂いの標識」を、ほかの人は検知することができるのだ。メル・ローゼンバーグは、女性はとくに親戚や子、パートナーの匂いを識別するのに長《た》けており、男性はこの限りでないと述べる。私たちがもつ特有の匂いの源《みなもと》は、主要組織適合性遺伝子複合体（ＭＨＣ）として知られる重要な一連の遺伝子であり、これらの遺伝子が疾患と闘う私たちの能力に大きな役割を果たしている。これらの遺伝子は体内の遺伝子のうちでももっとも多様性に富むため、多数の細菌、ウイルス、その他の危険をともなう雑菌に対処できる。女性はＭＨＣ遺伝子が自分と異なる男性の匂いを好む。ある研究では、女性はそうした匂いを「快い」と感じ、自分と似た遺伝子をもつ男性の匂いを「あまり快くない」と感じた。この研究を行なった研究者によれば、自分と異なる遺伝子の相手を選ぶことにより、近親交配を防いだり、子世代の疾病《しっぺい》に対する耐性を高めたりすることができるという。

しかし、驚くべき発見によって話は複雑になった。女性は相手のＭＨＣ遺伝子に父親の影を見つけようとするというのだ。マーサ・マクリントックらは、遺伝子が十分に多様な集団の場合、女性は自分が父親から受け継いだＭＨＣ遺伝子の一部をもつ男性の匂いを好むことを見出した。なぜだろう。おそらく女性は、完全に未知の免疫遺伝子をもつ男性より、自分がもつ強靭《きょうじん》な免疫遺伝子を共有する男性を好むのではないか。あるいは、過ぎたるは及ばざるがごとし、ということか。遺伝子の多様性は一般には望ましいとされているが、過度のばらつきは免疫系の反応を過敏にして、自己免疫疾患――体が自分自身を攻撃する疾患――を招く恐れがある。いずれにしても、若干の一致があることが最良の選択肢であるようなのだ。科学者も指摘するように、女性がこれほど微妙な遺伝的な違いを感じられるほど優れた鋭敏な嗅覚系をもっているという事実には驚く。

これらの知見は、異性に対する魅力がタイミング良く放出されるフェロモンや、MHC遺伝子の鋭敏な検知によって影響される可能性を示唆しており、キーツが主張する「天使の翼を折り、あらゆる謎を定規や直線でがんじがらめにする」科学の最たるもののように思えるかもしれない。しかし、私はそうは思わない。私には、これらの科学的知見がある意味で謎を深めるように感じられる。私たちは自分が選択肢を慎重に検討した上で、自らの意志で意識して物事を決めると考えている。自分に影響を与えているものはすべて知っていると思っている。しかし本当のところは、あなたの骨髄を脈動させ、あなたの血に言葉のいらぬ歌を歌わしめているものは、元をたどればあなたのまだ生まれていない子を保護するための化学的な本能かもしれないのだ。

夜

夜には猫も豹になる

イタリアの古いことわざ

第10章　魅せられて

あなたは帰宅し、連れ合いか愛する人と一緒にくつろいでいるころだろう。夜の帳《とばり》が下り、匂いと音と手の温もりがすべての親密な時間の到来だ。夜はいつでも真昼の光の下では味わえぬ快楽をもたらし、誰の目にもとまらぬ隠れ家を提供してくれる。シェイクスピアも物語詩『ルクリースの凌辱《りょうじょく》』に書いている。「光と情欲は不倶戴天の敵《かたき》ゆえに……」

午後一一時を回って一時間ほどがセックスの時間帯としてはもっとも一般的だが、これは私たちの体内のリズムとはかかわりがない。科学者がヒトの性行為の時間分布を調べたところ、セックスの大半が就寝時間帯になされるのは、ひとえに仕事のスケジュールと家事の時間が決まっているせいであることが判明した（就寝時間帯がいつかということすら一組の男女にとっては問題となるかもしれない。これは容易に想像のつくことだが、クロノタイプが違う男女の場合——フクロウとヒバリの組み合わせ——は、クロノタイプがぴったり合っている男女に比べて結婚生活の満足度が低かった。そういう二人は諍《いさか》いが多く、一緒に何かする時間もセックスの機会も少ないのだ)。

霊長類一般は、受胎がいちばん起きやすいタイミングで交尾する。一方でその一種族である私たちヒトには文化や風習というものがあるために、セックスの時間は性欲ではなくもろもろの都合によって決められている。だから、ホルモンのリズムや受胎周期とうまく噛み合っていない。たとえば、テストステロンレベルは、夜更《よふ》けにはかなり低く、朝に近づくにつれて上昇し、午前八時にピークとなる。一方で、精子の質は午後にピークを迎える(朝と比べて一回に35×10^6個も多くの精子を射出する)。研究者によれば、精液に精子が高濃度に含まれるのは、たぶん精子の産生と成熟ではなく、射精を担《にな》う神経-筋肉機構の変動に帰せられるのではないかという。理由はさておき、子どもが欲しいカップルは夜ではなく、午後にセックスするよう専門家は勧める。

愛しあうタイミングなどという興醒《きょうざ》めの話はこれまでにしよう。二五〇〇年以上も前、ギリシアの女流詩人サッフォーは愛が肉体に及ぼす影響についてこう書いている。それは盲《めし》いた目、「柔肌も肉をも焦がす不可思議な小さき炎」、卒倒せんばかりの恍惚《こうこつ》、と。サッフォー以降、私たちは愛の構造と生理について多くを学んではいない。快楽、幸福感、性的興奮のようなポジティブな状態に関する私たちの理解は、ストレスや怒り、恐怖の理解に負けず劣らず進んでいないのだ。ことによると、愛に関してそのようなことを知るのは無理なのかもしれない。アルバート・アインシュタインは問いかけた。「いったいどうすれば、初恋と呼ばれるあまりにも大切な生物学的現象を物理と化学によって説明できるのだろう」。しかし、セックスのもっとわかりやすい側面――性的興奮を司《つかさど》る脳の仕組み、たとえば、オーガズムがどのようにして、なぜ起きるのか――ですら謎に包まれたままなのが現状なのである。そうしたことは実験室で観察するのが難しいからだ。

しかし、最近になってようやく科学は、愛とセックスの把握しがたい側面を調べようと果敢《かかん》に挑戦し、愛とセックスの働きにかかわるいくつかの知見を得ている。たとえば、愛撫の生物学を考えてみよう。神経科学者はさきごろ、誰にもほとんど触れてもらったことのない子どもたちの例から、優しく撫でられたり、抱きしめられたりする感触に対する私たちの反応について手がかりを得た。

パートナーのいる生活で得られる肉体的な快楽の一つに、互いに背中をゆっくりとさする行為がある。相手の脊椎《せきつい》に沿って首や肩の凝《こ》り固まった筋肉に入念に手をすべらせることだ。次に互いを抱く格好で癒しあう。これはわが家では「頭音転換」（訳注　「二語の最初の音を入れ替えてしまう」という意味だが、互いの頭と頭を入れ合うような体勢なのでこう言っている）と呼んでいる。

ほかの感覚とは異なり、触覚は体全体に遍在している。触覚受容体はほぼ全身にくまなく——体の内側にも外側にも——分布し、圧力、苦痛、熱さと冷たさ、動き、空間内での位置などの体感を取り込んでいるのである。触覚は生涯を通じていちばん「裏切らない」感覚だ。それは私たちが母親の胎内にいるときにすでに働き始め、この世を去るとき最後まで残る。たぶん私たちの幸福にもっともかけがえのない感覚なのだ。

誰にも触れてもらえないと乳児は生きていけない。ルーマニアの独裁者チャウシェスクの政権が倒されたあと、科学者がこの国の超過密でむさ苦しい孤児院を訪ねたところ、誰かに触れてもらうということが皆無か皆無に等しかった乳児には発達障害が見られ、コルチゾールレベルが高かった。彼らのトラウマには多くの原因があるものの、接触の欠如がストレスを高めるのに重要な役割を果たしたものと見られた。

反対に、誰かに触ってもらう、とりわけマッサージしてもらう経験がふんだんにあると、ストレスホルモンのレベルが下降する一方で、「つがい形成」や母性愛のホルモンであるオキシトシンのレベルが上昇する。こうしたホルモン変動には心を落ち着かせる効果があり、心拍数と血圧を下げる。マッサージの良好な影響は、病変部の治癒（なかでも痛みの減少）、喘息《ぜんそく》患者における肺機能改善、さらには注意欠陥障害児の注意力やその他の能力の改善などに見られる。

触覚は生命体そのものと同じくらい古く、初期の単細胞生物にまで遡《さかのぼ》ることができる。これらの単細胞生物が、自分を保護する外膜に作用する、押し込む力や圧力に対する感受性を発達させたのだ。ヒトでは、それは皮膚下にある神経終末から得られる。神経終末とは、物理的な歪みや圧力を感知し、機械エネルギーを電気信号に変えて脳に送る感覚受容体の一種である。これらの神経終末は体内いたるところに分布しているものの、唇、舌、指先、乳頭、ペニス、クリトリスにもっとも密集している。なかでも、愛撫に特化したものがあるようなのだ。

最近、スウェーデンの神経生理学者ホーカン・オラウソンらは、触覚受容体の感度を失った五四歳の女性患者について研究した。彼女は圧力や接触を感じられず、鼻から下は触れられてもわからないと訴えた。ところが、肌同士が触れ合うかすかな感覚なら感じることができ、はっきりと快感を覚えるという。この症例からわかるのは、私たちの体は圧力や振動を感知する神経とは別個の触覚受容体系統をもつということである。これらの「緩慢《かんまん》な動きを伝える」神経終末は有毛の皮膚の下にあり、そっと撫でる動きにのみに反応する。そして刺激されると、性的興奮と情動処理にかかわる脳部位を活性化させる。オラウソンはこう述べる。「この種の受容体は動物には広く見られますが、ヒトの場合は進化の初期段階で消滅したと長いあいだ考えられてきました。私たちがいまだに皮膚刺激の情動や情愛に特化した触覚系をもつということは、ヒトの健康と幸せにとって触覚がきわめて重要であることを示唆しています」

アメンボのように背中を滑る夫の手が、どうして私を今この時の幸福感にとどめおくのだろう。私にとってそれは誰の手でもいいというわけではない。愛情を込めて触れる行為のメカニズムを理解することと、愛情そのものを理解することはまったく別物だ。それでも、試してみるのが科学というものである。

求愛にともなうホルモン変化を調べているイタリアの研究者たちが、恋が始まったばかりで無我夢中の男女はいずれも、血液中のコルチゾールレベルが高いことを発見した。つまり、この状態はストレスが多い一方で、性的に興奮してもいることを意味している。さらに興味深いのは、並行して実験に参加した対照群の男女と比べて、恋する男性はテストステロンレベルが低く、反対に恋する女性の場合は高いという研究結果だろう。研究者たちは、これは単に性的ポテンシャルが高いだけのことかもしれないし、男女双方のホルモン状態が近づくことによって求愛行動がうながされるからかもしれないという。テストステロンが増えると女性はより性的に積極的になり、このホルモンが少なくなると男性は攻撃的でなくなるようなのだ。人類学者のヘレン・フィッシャーは、これが男女間の強固なつながりを形成するのにいいきっかけとなっていると述べる。

フィッシャー自身が行なった実験はといえば、ヒトの頭の中を覗き込み、私たちが情欲や恋愛感情、長期的な愛着心を感じているときに活性化する脳部位を調べる、というものである。フィッシャーらラトガース大学の研究者たちは、いわゆる「熱愛スケール」によって熱烈な恋をしていると判断された若者の脳をスキャンした。この研究チームが用いたスケール（「スタンフォード眠気スケール」の恋愛版）は、恋人と一緒にいるとどう感じるかによって等級づけを行なうものだった。その「感じ方」は、フィッシャーらの論文の中では、震え、胸の鼓動、荒い呼吸、持て余すようなエネルギー、といったふうに表現されている。さらに、起きている時間の何パーセントを「相手」のことを考えて過ごすかも尋ね、熱愛度を「冷淡」から「熱烈」までの範囲で判定するのだ。

フィッシャーのチームは激しい恋に落ちていると判断された人を被験者に選び、彼らが愛する人の写真を見たときに活性化する脳回路をｆＭＲＩで観察して、ただの知人の写真を見たときの脳回路の活性度と比べた。すると、恋人の写真を目にすると、ドーパミンを多く含む脳の報酬系、尾状核、腹側被蓋野《ふくそくひがいや》にあるニューロンが発火した。これらの領域はアルコールやドラッグを使用するときにも活性化する。さらに恋の渦中にいる人では、強迫神経症患者と同様にノルアドレナリンの上昇とセロトニンの下降が見られた。

新しい恋を司る神経化学が脳の報酬系とつながっていることは、進化の観点から見ればさほど驚くには当たらない。むしろ興味深いのは、フィッシャーらが新しい恋を見つけた人と長期の恋愛関係にある人の脳活動を比較したとき、両者に違いが見られたことだ。長期の関係にある人の場合、相手の写真を見ると情動にかかわる脳部位に多くの活動が見られた。しかし、新しい恋に目覚めたばかりの人の場合は、これらの領域にはほとんど活動が見られなかった。この結果は、「深く燃えるような」恋に最近落ちたばかりだと自認する人に関する、以前の研究結果を追認するものともなっている。フィッシャーらは、こういう人たちが愛する者の写真を目にしたときに活性化する脳領域の小ささに（あのドーパミン系だけなのだ）自分の目を疑った。彼らはこう記している。「一〇〇〇隻もの大艦隊を動かすほどの顔（訳注　トロイ戦争の発端となったスパルタ王の寵妃ヘレンのたとえ）を目にして恋に落ちた人をそこまで昂ぶらせるのに、たったこれだけの皮質領域しかかかわっていないと考えると、不思議としか言いようがない」

フィッシャーによれば、恋の始まりの狂おしいほどの激情は、感情というより強迫観念に近いという。それは、依存性薬物によって起きる衝動に似た強力な動機であり、脳は報酬——この場合は愛する者——に焦《こ》がれ、それを追い求めることしか考えられないようになる。

恋が情欲から恋愛感情、そして敬慕《けいぼ》へと進むにつれ、異なる生物学的要素や脳内化学物質がかかわってくるとフィッシャーは主張する。相手を特定せずセックスを求めるだけの情欲の段階では、アンドロゲン回路が作用する。好みの相手を追い求める恋愛感情は、ドーパミン系と強く結びついている。さらに、相手との子どもを扶養し、良い親となるくらい長い期間その人と一緒にいたいと思わせる愛着心は、二つのホルモンがかかわる神経化学系と関連している。一方のホルモンのヴァソプレシンは男性側の愛着心を高め、他方のオキシトシンは信頼をはじめとするあらゆるポジティブな対人関係の調整をはかるようだ（二〇〇五年にスイスで行なわれ、広く注目を集めた研究によれば、投資ゲームをする学生にオキシトシンを点鼻スプレーで与えると、互いを信頼しようという気持ちが増えたという）。

もちろん、ヒトの生物学できちんと白黒をつけられるものなどない。フィッシャーは、これらの異なる段階の系統は独立して作用することもあれば、同時に作用することもあり、活動には男女間で違いが見られるとしている。恋に夢中になっているあなたの脳で起きているニューロンの発火パターンは、相手のパターンとぴったり同じであるわけではないのである。

あるイギリスの政治家（訳注　イギリス労働党の政治家ウッドロー・ワイアット（一九一八～一九九七））がこう書いた。「男は目で恋をし、女は耳で恋をする」。実際、性的興奮を煽るような画像を見たときの反応性差を研究した結果、男性では脳の視覚系（扁桃体《へんとうたい》と視床下部）と、フィッシャーが言うところの「ペニスの勃起にかかわる」脳部位に激しい発火が見られる。彼女によれば、女性は映像より映画や物語のロマンチックな言葉やストーリー展開によって性的に興奮するという。一般に、恋する女性は男性と比べて、関係が始まってから早い時期には注意力や記憶にかかわる脳部位により活発な活動が見られる一方で、関係が進んでからは情動にかかわる部位により活発な活動が見られる。

認知処理（言語処理、空間認識、ナヴィゲーション、嗅覚）に関しても性差を示す研究が増えている。読書するときの脳をｆＭＲＩで観察すると、言語にかかわる脳領域の使い方が男女間で異なるという。どこかの街を初めて歩いたりドライブしたりするとき、男性は頭の中で地図を回転する能力に優れ、東西南北を基準に考える。一方で女性は、目印になる建物や風景を覚える能力に秀でており、相対的な方向で考える（この違いは思春期になって現われる。それまでは、男の子も女の子も同じナヴィゲーション法に頼っていることから、ステロイドホルモンによって性差が現われることが考えられる）。私たちは脳の活動（とりわけセックス）における性差をようやく理解しはじめたばかりだが、違いははっきりしている。だから、オーガズムについて考えたり読んだりしたときの脳の活動に男女間で違いがあるにもかかわらず、オーガズムそのものの生理は男女間で似通っていると聞くといくらか意外な思いがする。

「絶頂感」とも「la petite morte」（ちいさな死）とも呼ばれ、オーガズムとして知られる強烈な快感の波は、膨大な数の文献のテーマになってきた。にもかかわらず、いまだに謎のままだ。すでに古典となった人間の性行動にかかわる研究で、アルフレッド・キンゼイはオーガズムを〝蓄積された神経筋の緊張の爆発的な発散〟と定義している。いわく、この現象は人によってはあまりに強烈で、その男性（あるいは女性）は「全身を継続的に激しく動かし、背中を反らせ、腰を揺り動かし、頭をねじり、手足を突き出し、あらぬことをわめき、うめき、うなり、叫ぶ。その様はまさに凄惨《せいさん》な拷問に遭《あ》っている人さながらである」

私たちは、オーガズムが生殖器の収縮と脳内で知覚される快楽の結果であることを知っている。しかし、ごく最近になるまで、この二つの現象がどう結びついているのかはわかっていなかった。

男性の場合、オーガズムはふつう射精とともに起きるが、片方だけが起きることも可能だ。射精とオーガズムに先立つ勃起は、多くは触覚刺激によって始まる。これにはとりわけ亀頭への刺激が有効であり、この部位には触覚受容体が高密度に分布している。触覚が知覚神経を伝わって下部脊髄《せきずい》に達すると、ペニスの血管が拡張し、血液が無数の螺旋《らせん》形の血管を通って海綿質の組織へと通常の五〇倍もの速さで流れ込む。

こうしたすべてのことは本人の意思とはかかわりなく起きる。現に、若い男性の大半は一日のうちに合計三時間もの勃起を経験するが、それは主に就寝中に起きる。レオナルド・ダ・ヴィンチは彼独特の皮肉に満ちた調子でこう書く。ペニスは「ときおりそれ自身の知性を見せる。男が刺激に反応してほしいと願うときには、頑固に言うことを聞かないくせに、ときどき主《あるじ》の許可も意向も関係なく勝手気ままに動く。男が起きていようが寝ていようが、己《おのれ》の意思のままに振る舞う。男が寝ているときは起きており、男が起きているときは寝ている。男が動いてほしいときには、その望みを拒絶する。それが動きたいときには、男が抑える必要がある。だから、この生き物は男とは別の生命と知性をもつように思われてならない」

　数年前のこと、ジョンズ・ホプキンス大学医学部の科学者たちが、勃起の複雑な生理にかかわる制御因子を発見した。勃起を開始して維持する血流を起こしているのは一酸化窒素だというのだ。一酸化窒素は雷で発生するのと同じガスで、運動したあと息が苦しくなったときに必要とされるガスでもある。この一酸化窒素が、ペニスの血管を囲む平滑筋に対する強力な弛緩《しかん》剤として作用し、血管が拡張するのを助けるというのだ。まず、性的な考えや触覚刺激によって、ペニスの神経終末から少量の一酸化窒素が放出されて勃起が始まる。血管はさらに一酸化窒素を放出して勃起を維持する。ある時点で酵素が働いて一酸化窒素を分解し、血管が収縮して勃起は終わる。勃起不全治療薬「バイアグラ」は、この分解酵素の作用を阻害《そがい》し、一酸化窒素がより長くとどまって血管の拡張を維持するのを助けることでその作用を発揮している。

　さらに、私たちには何が射精を制御しているのかもある程度わかっている。射精は過去に考えられていたような単純な反射行動ではなく、前立腺、精嚢、尿道、骨盤底筋の複雑な共同作業の結果なのである。その引き金が何であるのかはまだほとんど解明されていない。ウェスタンオンタリオ大学の神経科学者、リック・クーレンの研究によると、腰椎《ようつい》にある、神経細胞から成る小さな細胞群が射精を起こしているらしい。この射精中枢とおぼしき部位を破壊したラットは交尾相手の雌を見つけ、雌に乗り、勃起することはできるが、射精することはできなくなる。クーレンは、射精中枢が一種の中継点のような働きをしていると推測する。すなわち、射精中枢は、まず生殖器からの知覚キューと脳からの性的な知覚を処理する。次に、射精にともなう筋肉の痙攣を制御する信号を出し、射精の発生を脳に知らせるというのだ。さらにクーレンの研究によれば、腰椎の射精中枢は脳の腹側被蓋野——オーガズムに達したときに活性化される快楽領域——の細胞とシナプスを形成するようだという。

さて、今度は女性について考えてみると、エストロゲンは性的興奮にはさほど関与していない。呼称がギリシア語で「激しい欲望」を意味する「estrus」に由来するにもかかわらず、だ。しかし、エストロゲンは膣をセックスのために準備してくれる。膣道を縦横に伸ばし、内皮細胞から潤滑液を分泌させるのだ。しかし、エストロゲンは男性ホルモンのテストステロンに比べると働きが弱い。それは女性の副腎と卵巣から分泌され、クリトリスや陰唇、乳頭にある触覚受容体の感度と反応を高める作用をする。性的興奮は、これらの受容体と生殖器周辺——陰核体、スキーン腺、尿道、そしていわゆるGスポットと呼ばれる敏感な部分——の特殊な神経終末から得られる。

少なくともイタリアの研究者たちによれば、Gスポットは実際にあるという。Gスポットは膣の数センチメートル奥にあり、体の前側で恥骨の裏側に位置するという。この場所の組織に、男性で言えば前立腺に相当するスキーン腺がある。件《くだん》のイタリアのチームは、ペニスの勃起組織で観察された一酸化窒素の活動を示す酵素標識が、大半の女性のGスポット周辺にも認められると報告している。この場所を優しく押すと痛覚閾値《いきち》が四〇パーセント上がり、オキシトシンレベルが通常の五倍にまで跳ね上がる。このオキシトシン放出がセックスの鎮静効果を説明するのかもしれないと考える科学者もいる。二〇〇六年、イギリスの科学者たちが、人前で話すときのようにストレスを感じると予想されるイベントの前にセックスすると、血圧が下がり、その効果は一週間も続くことを発見した。

生殖器周辺からの刺激感覚を脳に伝える神経は、脊柱《せきちゆう》から延びている。しかし、脊髄に損傷を負った女性を研究しているラトガース大学の科学者たちは、膣や子宮頸部からの感覚を脳に伝える脊髄以外の新しい感覚路を発見したとしている。この感覚路は、脳幹から首、胸部、腹部にある器官を経由する迷走神経（その名のとおり迷走している）に沿って延び、脊髄を完璧に迂回している。彼らによれば、この感覚路があるおかげで、「完全な」脊髄損傷を負った女性でもオーガズムを経験できるという。

なぜ性交時にオーガズムを感じる女性とそうでない女性がいるのかは、ずっと謎に包まれたままだ。ある新しい研究は遺伝という興味深い可能性を示唆している。ロンドンのセント・トーマス病院のチームは、数千組の女性の双子に性交時にどれほど頻繁にオーガズムを感じるか尋ねた。大半の女性はめったに感じないと答え、少数の女性はいつでも感じると答え、同じくらい少数の女性はまったく感じたことがないと答えた。一卵性双生児と二卵生双生児の違いを調べた結果、同研究チームはこの、オーガズムを感じるか否かの差の三五～四五パーセントが遺伝に帰せられることを見出した。しかし、この遺伝的影響は明白とは言いがたかった。この差異に関しては、人格や生殖器の解剖学的特徴から酵素や循環ホルモン（訳注　血流に乗って体内を循環するホルモン）まで、あらゆるレベルのものが影響しうるのである。

オーガズムが生殖器ではなく脳で起きると聞かされたら、私たちの大半は仰天するだろう。「ありがたくないオーガズム」と題する《ランセット》誌に発表された症例が、この奇妙な現象に光を当ててくれる。ある四四歳の女性が、セックスしていないのに二週間に一度ほどオーガズムを感じると訴えた。論文の著者である医師たちはこう記している。「この患者のオーガズムには何も引き金になるものがなかった。それに彼女自身で調整できるものでもなかったから、快感も満足感も得られなかったのである。運転中にオーガズムを感じ、自動車を止めるしかないことも何度かあったそうだ」。彼女は右側頭葉に血管異常が認められた。

実際、オーガズムは脳の経験であり、神経科学者のジャン＝ピエール・シャンジューがかつて書いたように、「それを見つけるために、私たちが探すべきは脳の中」なのである。

オランダの科学者たちが、まさにこれをやってのけて神経科学者の度肝《どぎも》を抜いた。オランダのフローニンゲン大学のヘルト・ホルステヘらは、男性がオーガズムにいたるまで配偶者か恋人に刺激してもらい、活性化する脳領域をＰＥＴスキャンで確かめた。一年後、女性についても同様の実験をした。その結果、男女の脳はほぼ同じような広範なニューロン発火パターンを示し、男女間でおよそ九五パーセントの一致が見られた（主な違いは中脳水道周囲灰白質《かいはくしつ》と呼ばれる中脳部位のみだった。この脳領域は苦痛を緩和する役割を果たしているが、実験では女性の場合にのみ発火した）。ほとんどの活動は尾状核《びじょうかく》と腹側被蓋野で起きた。恋愛感情やドラッグがトリガーとなるドーパミン回路と同じである。実際、オーガズムのときの脳活動はヘロインやコカインで「快感」が得られたときのパターンに酷似している。これでヘロイン中毒患者の性欲が低い理由が説明できるかもしれない。ドラッグによってこの領域はすでに十分刺激されているからだ。

さらに女性では（男性の場合はそうでもなかった）、扁桃体の活動が相当に抑制されていた。このことからホルステヘらは、私たちはセックスしているときには周りで怖いことが起きても気づかないという仮説を立てた。ホルステヘは、これは「外界の刺激に邪魔されることなく」セックスするためだろうと述べる。

こうした脳の活動からは、どれも長期的な健康上の利益が得られるのかもしれない。ブリストル大学の研究者たちは、オーガズムをもっとも頻繁に経験する男性では、死にいたる心臓発作を起こす可能性が半減するという発見を報告した。その理由はおそらく性行為によって心血管に運動効果が現われるか、セックスに積極的な男性はもともと人生に満足していてストレスが少ないからだろうという。別の研究では、週に一、二度セックスする学生はそうでない学生に比べて免疫グロブリン（抗体）レベルが三〇パーセント高かった。さらに別のきわめて異論の多い研究は、セックスが女性の気分に対して長期的にポジティブな効果を与えるとしている。性交渉のある女子大学生の場合、コンドームを使用しなかった女性のほうが、コンドームを使用した女性や、性交渉のない女性より鬱症状が少なかったのである。この科学者たちは抜け目なく、心理的な理由のためにコンドームの使用を止めるのはお勧めできない、なぜなら、性感染症《STD》や望まない妊娠の不利益が精液の利益をはるかに上回るからだ、と付け加えてはいる。しかし、この研究が、精液に含まれ、膣から吸収される数種の化合物（テストステロン、エストロゲン、プロスタグランジン）が抗鬱効果を有することを示唆していることに変わりはない。

快楽はほしいまま――ストレスや鬱症状、恐怖感よさらば。私たちが一日の始めではなく終わりにセックスする習慣なのは残念な限りだ。

第11章　夜風

午後一一時をだいぶ回り、とうに寝る時間は過ぎてしまった。パートナーが安らかな寝息を立てる。でも、あなたは目が冴えている。夕食に食べた厚切りの牛肉が消化不良を起こしたり、喘《ぜん》息《そく》で喘いだり、性質《たち》の悪い風邪で鼻が詰まったりと理由はさまざまだ。

一六世紀イタリアの司祭、サバ・ダ・カスティリオーネは、「夜風が私たちの体にもたらす数々の疾病《しっぺい》」について信徒に注意をうながした。それが何であれ、あなたは今自分を悩ませているものが夜風のせいで起きたのではないと知っている。しかし、いろいろな病気が夜間に悪化するのは本当だ。高熱にうなされ、皮膚過敏症がひどくなる。痛風や潰瘍《かいよう》や胸焼けが激しくなる。

夜の闇に乗じて現われる症状には、体が備える夜間防御機構の副産物もある。夜になると、日中は活発だった防御反応の多くは鈍くなったり、停止したりする。たとえば、咽頭反射や、気道の線毛による浄化作用などがその例だ。ところが、この手薄になった守りをかためる代替機構（酸の分泌過多や強力な炎症反応など）は、潰瘍から乾癬《かんせん》までかえって症状を悪化させる可能性がある。アドレナリンとコルチゾール（通常、これらのホルモンは昼間は気道を広げるように働く）のレベルは夜間になると下がり、夜間に喘息発作が起きる頻度を何百倍にも増やす。深夜には肺機能にも変化が現われる。気管支が反応亢進《こうしん》を起こし、肺から空気を出し入れする気管支内《ない》腔《くう》の直径がおよそ八パーセント狭まる。健康体であれば、これはほとんど問題にならない。しかし喘息患者にとって気管支の狭窄《きょうさく》は肺に送られる空気の二五〜六〇パーセント減少につながり、咳、喘ぎ、息苦しさに悩まされることになる。

ことによると、ただの風邪に思えるかもしれない。二つの小さな塊《かたまり》が鼻の中で邪魔しているような感じがする。喉の奥にいがらっぽい痛みを感じる場所があって、ものを呑み込みにくい。今日が始まったころは元気そのものだったのに、今はどこかで拾った細菌の哀れな宿主になったらしい。エレベーターの中でもらったのだろうか。それとも子どもが学校からもらってきたのだろうか。

夜は本来、体の免疫細胞の活動がピークを迎えていてしかるべきときだ。あなたの首の腫れたリンパ腺には、リンパ球として知られる白血球が集結してきており急速に増殖している。白血球は順調に増殖しているとはいえ、この歓迎されざる侵入者に伍していくには一週間という時を要する。今のところ、闘いの準備は整っておらず、あなたは夜更《よふ》けまで息苦しい思いに耐えねばならない。

平均すると、大人は一年に二～四回、子どもは約四～八回風邪を引く。風邪が巻き起こす混乱を研究者が綿密に計算したところ、典型的な一年で、アメリカ国内で延《の》べ五億人あまりが風邪を患《わずら》い、学校や会社を延べ四億日休む。病院通いは延べ一億回を数え、合計年間コストは四〇〇億ドルにものぼる。

それにしても、風邪とはいったい何なのか。あなたがつらい思いをしているのに、なぜ連れ合いは平気なのだろう。同じ細菌なのに、ある人は喉がいがらっぽくなるだけで済み、別の人は一週間寝込むのはなぜか。

風邪（cold）という呼称は、寒さ（cold）と風邪のあいだにつながりがあると古くから人びとのあいだで信じられてきたことに由来する。ギリシアの哲学者ケルススは二世紀にこう書いた。

「冬は頭痛、咳、それに喉や脇腹や肺を襲うあらゆる疾患を引き連れてやって来る」

現代医学は、最近まで風邪と寒さのつながりをまったくの迷信と見なしていた。気温が感染力となんら関係がないという信念は、一九五〇年代に行なわれたある研究によって生まれた。この研究で科学者たちは、二〇〇人以上の被験者に巨大な冷凍庫の中で二時間過ごしてもらった。別の同数の被験者は、約一六度に保たれた部屋の中で下着を着けて過ごした。そんな状況で、合計四〇〇人に余る被験者は風邪ウイルスにさらされた。すると、どちらの被験者もほぼ同率で風邪を引いたのだ。

一〇年後、普通感冒《コモンコールド》（訳注 風邪に同じ）のもっとも一般《コモン》的な原因であるライノウイルス（ギリシア語で鼻を意味する「rhinos」に由来する）が発見されると、同様の実験がふたたび行なわれた。研究者たちは、テキサス刑務所に収監された受刑者の鼻にライノウイルスを直接塗り、彼らを極寒の環境に置いた。しかし、寒暖の差も、着衣の有無も、髪が濡れているか否かも感染率には影響しなかったため、この研究者たちはさらなる研究は無用と断言した。

しかし、科学はこの忠告に耳を貸さず、新たな研究が昔からの知恵を裏づける証拠を提供することとなった。二〇〇五年、ウェールズにある〈コモンコールドセンター〉のチームは、健常な被験者九〇人に冷たい氷水に足をつけさせ、対照群九〇人はそうさせずに実験を行なった。一週間足らずで、氷水に足をつけた被験者群のほぼ三分の一が風邪の症状を呈したのに対し、対照群では風邪の症状を呈したのは一〇分の一にとどまった。なぜ？ この研究チームによれば、体が冷えると鼻の血管が狭窄し、感染と闘う白血球を送り届ける血流が止まるからだという。しかし、この結果に懐疑的な人びとはこう反論する。「氷水に足をつけた」被験者のウイルス感染の有無が調べられていない。彼らの風邪の症状は主に主観的なものに過ぎないのではないか、と。

寒い季節に風邪が流行《はや》るのは気温のせいではなく、湿度と人間の行動のせいだと論じるのは、ヴァージニア大学の名誉教授で風邪の専門家、ジャック・グワルトニーである。ライノウイルスが生存するには多湿な環境（湿度五五パーセント以上）が必要となる。さらに看過《かんか》できないのは、寒い雨の日には、子どもたちは保育所や学校、大学などで固まって過ごし、これがウイルスにとって格好の繁殖場所を提供する点だ。グワルトニーによれば、天気ではなく、人間が問題だというのだ。「風邪を引かない最善の方法は仙人にでもなることです。反対に、風邪を引くいちばん手っ取り早い方法はたくさんの子どもに会うことですよ」。つまり、若い鼻が風邪ウイルスの主たる供給源なのだ。「あなたのお子さんが風邪を引き、あなたがそのウイルスに対する免疫をもっていないとしましょう。すると、あなたも風邪を引く確率は四〇パーセントあります」

ウイルスは著《いちじる》しく感染力の強い微生物である。たった一〜三〇個のウイルス粒子（訳注　ウイルスはウイルス核酸とそれを囲むたんぱく質から成る粒子構造をもつ）があれば感染を引き起こすことができるのだ。感染から一日後には、その人は別の人にウイルスを感染させる能力をもつ。平均的な風邪ウイルスは感染して最初の三日間がもっとも感染力が強いけれども、ウイルス粒子は鼻の分泌物から最長で三週にわたってまき散らされる。ウイルス粒子は驚くほど硬く丈夫にできている。「ライノウイルス感染——空気感染ならランタン一つ、手の接触感染ならランタン二つ」（訳注　論文のサブタイトルは、アメリカ独立戦争で独立軍の用いた暗号通信の文句をもじったもの）と題する論文でグワルトニーらは、ライノウイルスはさまざまなもの——手、ドアノブ、カウンター——の表面で生き続けて感染力を維持し、もっとも一般的には指から鼻への移動で感染するとしている。たったの一〇秒あれば、ある人の手についているウイルスは別の人の指へ七〇パーセントの確率で移動する。感染は汚染された物や保菌者の指に触れたあとで、自分の鼻や目にウイルスを移すことでなされる場合がいちばん多い。グワルトニーらによれば、物の表面を消毒薬で拭いたり、あるいは指にヨードチンキを塗ったりすれば感染は防げるそうだ。

　いったん鼻に侵入した風邪ウイルスは、副鼻腔《ふくびくう》内の鼻甲介《びこうかい》と呼ばれる棚のような小さな構造物を覆う薄い粘液層に吸収される。一〇～一五分以内に、粘液とそれが運んできた荷物は鼻甲介の内側の線毛によって喉の奥に移動し、呑み込まれて胃で死滅する。しかし、運が悪いと、粘液に運ばれたウイルスの粒子が咽頭扁桃《いんとうへんとう》――口蓋《こうがい》の上で鼻の後ろに位置するリンパ腺――に舞い降りる。このリンパ腺にはウイルスが結合しやすい細胞がある。ここが喉がいがらっぽいという感覚をもたらす場所なのだ。咽頭扁桃は最初は素直にウイルスを受け入れるが、そのあとで嵐がやって来る。八～一二時間でライノウイルスが活性化し、繁殖サイクルを終えて新世代のウイルスを誕生させるのだ。やがて、風邪の症状が始まる。

　ああ、その症状といったら！

　意外なことに、鼻が詰まった感じは粘液によって起きるのではなく、血管が拡張して鼻甲介が腫《は》れることによって起きる。鼻甲介は風邪を引いていないときでも、八時間周期で左右が交互に腫れ上がる。理由はわかっていないが、こうした周期的な動きによって、片方の鼻の穴が空気を出し入れしているあいだ、もう一方の鼻の穴を休ませるのが目的かもしれないと考える科学者もいる。しかし、風邪を引くと、両方の鼻の穴が塞《ふさ》がって、空気を吸い込むのが困難になる。

風邪になると鼻汁が出るのは、気道内壁にある「杯《さかずき》」細胞によって生成されたねばねばした粘液のためだ。この粘液が、鼻の内表面を走る血管壁の細胞の接合点から染み出てくる水っぽい血漿《けっしょう》中に分散されて鼻水になる。血漿は抗体やブラジキニン――鼻と喉の痛覚神経を刺激して痛みを生じさせる免疫系化学物質――を含む。

グワルトニーによれば鼻をかむのは要注意、なのだそうだ。ある新たな知見によると、力を入れて鼻をかむのは鼻をかまないより悪いという。鼻の分泌物を副鼻腔に押しやり、そこで二次的なウイルス感染が起こるからだ。

鼻水が鼻腔内の神経終末を刺激してむずむずすると、脳のくしゃみ中枢にメッセージが届く。くしゃみ中枢は脳幹にあると考えられており、腹部、胸部、横隔膜《おうかくまく》、声帯、喉の筋肉活動を協調させ収縮を起こす。こうして唾液が口から飛び散り、おびただしい量の鼻水が侵入者を洗い流す。

咳はさらに強力な排除作用を有する。たいていの言語において咳を指す言葉は、血管壁を破りそうなほど激しい呼吸行動を示す音からできている。たとえば、「husten」「toux」「tosse」などである。まず、息が急に吸い込まれ、横隔膜と腹部の筋肉が収縮し、声帯が喉頭口を数分の一秒閉じる。喉頭口がふたたび急に開くと、肺から急速で強力な空気流が時速数百キロメートルの速度で放出され、有害な侵入者を体外へ排除しようとする。

かつて咳は単純な反射作用と考えられていたが、実際には精妙な仕掛けなのだ。喉頭から肺にいたる気道には、刺激物――鼻水、煙の粒子、免疫系の化学物質――に反応する感覚受容体がある。これらの受容体が咳の「マスタースイッチ」だ。刺激されると、これらのスイッチは迷走神経を経由して脳幹の延髄にある咳中枢にまで信号を送る（医師が処方する感冒薬――コデインなどの鎮静剤――の一部に含まれる有効成分が鎮静作用を与えるのはこの咳中枢である）。

鼻水、くしゃみ、咳。グワルトニーが指摘するように、これらの症状はどれも風邪ウイルスが直接体に与える影響ではなく、体の免疫系の活発な――あるいは過剰な――反応のせいなのだ。グワルトニーらが風邪を患《わずら》っている人の鼻の上皮細胞を生検すると、ウイルスによる破壊も損傷もまったく見られなかった。ライノウイルスやその他の同様なウイルスは、私たちの体を刺激して、体が自身の細胞や組織に害をなすように仕向けることで病気を発症させる。グワルトニーは、実際、ウイルスを使わなくとも人体に重い人工感冒を発生させることができると主張する。以下がそのレシピだ。

●ヒスタミン……少々　鼻水を出させ、血管を拡張し（鼻が詰まった感覚を起こすため）、くしゃみ反射反応を刺激する（くしゃみを起こすのは容易ではないとグワルトニーは述べる。被験者の鼻をくすぐったり、胡椒《こしょう》を与えたりしたところ、間違いなく作用したのはヒスタミンを鼻の上皮に直《じか》に塗ることだったという）。

●ブラジキニン……少々　喉の痛覚神経を刺激する。

●プロスタグランジン……ひとつまみ　激しい咳と頭痛を催《もよお》させる。

●インターロイキン……ひとつまみ　倦怠《けんたい》感を催させる。

以上の材料すべてを鼻にスプレーして待つ。

これらの物質はすべて、身体に炎症反応――創傷《そうしょう》や感染に対する防御の最前線――を起こさせる、自然界にある化学物質である。炎症は、とげの周りの皮膚組織、関節（関節炎）、脳（脳炎）、鼻の内表面（鼻炎）など、体内のほとんどどこでも起こり得る。残念なことに、風邪の場合は、こうした優れた炎症反応によってもウイルスを全部ただちに体外に排出するにはいたらない。くしゃみや鼻水は鼻から埃《ほこり》や花粉を除去するには有効だが、ウイルス粒子には無力だ。ウイルス粒子はすでに鼻の細胞内に入り込んでおり、私たちはこれらの細胞ごと体外に排出したくはないからだ。いったん炎症反応が始まると、それは勢いを得て、一週間あるいは炎症が治まるまでたくさんの鼻水を生成しつづける。

連れ合いは身じろぎもしない。あなたは横になったまま、連れ合いの伸び伸びした規則正しい呼吸を羨望の思いで眺める。二人とも同じパーティーに出席し、同じ子どもをもち、同じベッドと洗面台の同じコップを使っている。それなのに、どうしてあなたが貧乏くじを引くのか。

自分の生活をとっくりと眺めてみよう。慢性的なストレスのせいで、体力が落ちていたのかもしれない。慢性ストレスがあるとライノウイルスによる風邪を引きやすくなる。あるいはたんぱく質や亜鉛、ヴィタミンEが足りないのか。これらの栄養素が不足すると免疫が弱まる。それとも、体の免疫反応が過剰であるために、かえって体が風邪の症状に苦しんでいるのだろうか。

グワルトニーが確かめたように、ウイルスにさらされた人、あるいは感染した人ですら、全員が風邪の症状に悩むわけではない。グワルトニーらが、ライノウイルスに対する抗体をもたない健常な一〇代の若者多数にこのウイルスを接種したところ、ほぼ全員がウイルスに感染した。ところが、風邪の症状を呈したのはそのうちの七五パーセントにとどまったのである。ウイルスに負けない四人に一人に何が起きているのかは謎だ。グワルトニーはこう述べる。「一度も風邪に罹《かか》ったことがないという人がいます。私の妻がそんな一人です。これには本当に参ってしまいますよ。彼らは炎症を緩和する物質を正常な量だけつくれないのかもしれません。もしそうだったら皮肉じゃありませんか。風邪の症状は異物に対する体の炎症反応です。ということは、より活発な免疫系をもつ人のほうが、弱い免疫系をもつ人より風邪の症状に悩むことになるのです」

どうやらあなたは免疫系が「活発な」タイプと見え、ベッドから起き上がって薬を探す。洗面台の薬棚には、いろいろな症状に合わせた風邪薬があれこれと備えてある。鬱血除去剤は鼻甲介の組織を収縮させて、鼻詰まりを軽減してくれる。抗ヒスタミン薬は、くしゃみ中枢（ここは眠気を催す場所でもある）のヒスタミン受容体に働きかけることによってくしゃみを抑制する。イブプロフェンは倦怠感を和《やわ》らげてくれる。処方箋なしでドラッグストアで買える咳止め――むずむずした感じを和らげる免疫抑制剤、炎症部位を保護する粘滑剤《ねんかつざい》、痰をからめとる去痰薬《きょたんやく》――が切れているからといって、ドラッグストアまで買いに走ることはない。処方箋なしに買える医薬品に関するある有力な報告は、これらの医薬品がほとんど役に立たないとしている。

それだけでなく、じつはあなたの薬棚にあるものはどれも、風邪に対する真の治療を提供してはくれない。そんなものは存在しないからだ。風邪の治療法を探す試みには逆効果に思えるものも少なくないが、トーマス・ジェファーソンが推奨《すいしょう》する風邪の撃退法ほどのものはあるまい。われらが偉大な元大統領は、こともあろうに自分にならって毎朝冷たい水に足をつければ風邪は治ると友人に勧めたと伝えられる。一世紀後、風邪の一般的な予防法は、ホウ砂（四ホウ酸ナトリウム）を入れた温かい水で鼻の中を一日二回洗う鼻洗浄（鼻うがい）となっていた。「スポイトはいらない。ただ洗面器に張った水に鼻をつけ、喉の奥で息を止めたまま吸ったり吐いたりすれば鼻の中はすっきりする」。スポイトを使うといろいろ汚さずにすむので便利ではある。しかし、グワルトニーは、この方法に効き目があるかどうかは立証されていないし、ホウ砂が汚染されていれば細菌感染の危険性すらあると述べる。

近代医学は風邪の諸症状に対する魔法の薬を見つけようとしてきたが、そうした薬は風邪の症状をほんの少し和らげてくれるに過ぎない。グワルトニーは、真に効果的な治療法は、ウイルスと症状の双方に働きかけるものでなければならないと論じる。彼は、抗ウイルス・抗炎症感冒薬の開発に心血を注いで一〇年になる。最近試したインターフェロンとイブプロフェンの混合薬は有望に思われた。重い風邪を患う被験者多数を対象に、グワルトニーのチームは、被験者が風邪に罹ってから二日めから五日めまでのあいだに使ったティッシュの枚数と重量を測定した。すると、混合治療薬を投与された被験者群では、くしゃみ、鼻詰まり、喉の痛み、咳、頭痛、倦怠感が劇的に軽減した。さらにこの被験者群は対照群に比べて鼻水が七一パーセント少なく、ティッシュの使用は半減した。しかし、十分な効果を得るためには、罹患《りかん》後ただちに治療を始める必要がある。

グワルトニーや他の風邪の研究家は、かなりの時間をかけて鼻水の測定を行う。鼻をかんだあとのティッシュを集め、枚数と重量を測定し、合計から元の乾いたティッシュの重量を差し引くのだ。「あんまり気持ちのいい作業とは言えませんがね」とグワルトニーは屈託がない。それでも、びしょ濡れのティッシュの重さを測ることで信頼性の高い情報が得られ、そのなかには風邪の症状の概日性《がいじつせい》にかかわる洞察も含まれていた。

鼻は独自の時計で機能していることが確かめられたのだ。くしゃみ、鼻詰まり、鼻水、鼻がむずむずする感じを覚えたときをグラフにしてみると、それが風邪のせいであれアレルギーのせいであれ、朝にピークを示す。風邪やインフルエンザのウイルスに感染した被験者は午前八時から午前一一時の朝の時間にティッシュをいちばん多く使い（くしゃみは午前八時ごろがもっともひどい）、午後五時から午後八時までのあいだがいちばん少ない。咳の頻度にも明確な概日リズムが見られ、ピークは正午から午後六時のあいだに訪れた。ただ、私たちの大半はこれをクイズの設問にされたら正確には答えられないだろう。私は自分なら夜のほうが咳をすると確信している。けれどもアンケートを見る限り、人は自分が咳込んでいる頻度を正しく把握できないものらしく、信頼できる頻度はテープレコーダーで得るしかない。

多くの疾患は体が有する生物リズムの影響下にある。テキサス大学の時間生物学者、マイケル・スモレンスキーは、アレルギーや高血圧、痛風、喘息などの病気は大きく日内《じつない》変動するので、一日のうちの間違った時間に検査すると不正確な結果が得られると示唆する。たとえば、医師はアレルギー診断に皮膚検査を重視する。しかし、スモレンスキーが指摘するように、ヒスタミンや（ハウスダストや花粉に含まれる）アレルゲンに対する皮膚の反応は、就寝直前の夜がもっともはっきりしているが、そんな時間に患者を診《み》てくれる医師などいない。血圧は午後に高いので、朝の診断では高血圧の兆候を過小評価しかねない。同じ患者でも、診察が午前中だと正常と診断され、午後だと高血圧と診断されるということが起こり得るのである。

健康なときと同じく、病気のときも生物リズムが重要な鍵を握っているのであれば、医師は検査を行なう時間帯だけでなく、薬の服用についてもタイミングに十分留意するのが良識というものだろう。残念ながら、調査によると、多くの医師はいまだに概日リズムが疾病《しっぺい》や治療の重要な鍵を握るとは考えていないようだ。時間生物学者は、これを問題視しているが、それは同じ量の薬を服用しても体は時間帯によって異なる反応をするからである。

概日リズムが医薬品の作用に与える影響を示す直接的な証拠はないに等しい。しかし、二〇〇六年のある画期的な研究によれば、少なくともマウスにおいては、医薬品や異物に対する身体反応を司《つかさど》る遺伝子のリズムは体内時計に支配されていた。正常な生物時計をもつマウスでは、昼間より夜間のほうが投与されたペントバルビタールは速《すみ》やかに体外に排泄された。生物時計が変異しているマウスでは、一日のうちどの時間帯でもペントバルビタールを体外に排泄するのが著《いちじる》しく困難だった。また後者のマウスでは、二種の化学療法薬で有害な副作用が見られた。

ヒトに関する研究でも同様の概日効果は認められている。ある研究では、歯科用の麻酔が午前中より午後のほうが長く効くことが確かめられた。午後一時〜三時に投与されたリドカインは午前中の早い時間に比べて三倍も長く歯痛を軽減したのである。一方で、二〇〇六年のある研究によると、午前中に麻酔と手術を受けた患者に比べて、午後に麻酔と手術を受けた患者のほうがより強い痛みを感じ、術後により強い吐き気と嘔吐を経験することがわかったという。これは医師の疲労によって麻酔薬の投与に間違いがあったせいかもしれないが、体が特定の薬を特定の時間にどう処理するかが問題なのかもしれない。

医薬品が体内で作用する速度——吸収、代謝、排泄の過程——は、さまざまな身体機能の概日リズムに左右される。いろいろなホルモンレベルの日内変動は薬の吸収に影響する。胃の活動にリズムがある（昼間のほうが夜間より早く空になる）ということは、就寝前に摂取《せっしゅ》した薬は血中をよりゆっくりと循環することになる。一日の遅い時間に経口摂取した薬は一般に、体によってより早く排泄される。なぜなら、体温が高いために、体が異物を解毒しようとする化学反応がより速く進行するからである。こうした一日のうちの時間帯による効能の違いは、一〇〇種を超える医薬品について報告されている。

時間生物学者のラッセル・フォスターは、投薬タイミング調整の目的は、体が薬に与える影響と、逆に薬が体に与える影響のバランスを取ることであると述べる。このことはとりわけ抗癌剤に当てはまる。タイミングが生と死を分けるからだ。

およそ二五年前、私の母は子宮頸部《けいぶ》癌の放射線治療と化学療法を受けた。母の癌は急速進行性だった。二月に癌と診断され、七月には亡くなった。治療の初期には、吐き気と食欲減退を訴えた。私は母の好物を少しずつもっていっては食べてもらおうとした。近くに開店したデリカテッセンで買った、完璧な焼き加減のブラートヴルストやチーズ、それから吐き気を和らげてくれるというハッシッシを加えたブラウニーまで届けた。でも、どれもだめだった。母の胃が何も受けつけないのは、きわめて毒性の強い化学療法薬が与えている、消化管内壁で急速に分裂している細胞への致死的な影響のせいだった。

癌治療の目的は、正常な細胞を殺さずに癌細胞を殺すことにある。癌治療薬の多くは急速に分裂する細胞のみ破壊するようにできている。癌細胞はたいていの正常細胞より高速で増殖するので（正常細胞が二四時間ごとであるのに対し、癌細胞は六〜一二時間）、これらの細胞を優先的にやっつけられるのだ。しかし化学療法薬は精密な武器ではない。意図する標的だけでなく、無辜《むこ》の傍観者——骨髄や毛穴、消化管内壁の細胞のように体内でたまたま高速で分裂している正常な細胞——まで攻撃してしまう。これが化学療法の副作用と言われる貧血、脱毛、胃腸の不調の原因となる。これらの薬は強い毒性ゆえに投与量と頻度に限界がある。

フランシス・レヴィは、少なくとも治療の成否、悪影響や危険性の有無は、どの抗癌剤を投与するかと同じくらい、それをいつ投与するかにかかっていると考えている。レヴィは、パリ近郊にあるポール・ブルス病院の医師で、癌と概日リズムの相互作用を研究する一人だ。癌治療の成功にはタイミングが鍵を握ると考える研究者が増えつつあり、彼もそういう人びとの仲間に入る。

たいていの癌患者は、いまだに病院スタッフの都合に合わせた時間帯に化学療法を受けている。しかし、レヴィその他の研究によって、一日のうちの慎重に選ばれた時間に抗癌剤を投与すれば最大限の治療効果が得られ、有害な副作用も最小限にとどめられることがわかってきている。

鍵は、癌細胞と正常細胞の分裂のタイミングを理解することにある。リンパ腫を考えてみよう。ある種のリンパ腫の細胞は午後九〜一〇時に、消化管内壁の細胞は午前七時前後に、脊髄《せきずい》の細胞は正午ごろに分裂する。サウスカロライナ医科大学に在籍する時間治療《クロノセラピー》研究の草分け、ウィリアム・ルシェスキーは、消化管内壁の細胞は夜に比べて昼には二三倍の速さで増殖することを発見した。ということは、胃腸や脊髄に損傷を与えることが知られている化学療法薬も、夜間に投与すれば毒性が弱まり、リンパ腫の細胞に対してより効果的であることが考えられる。

二〇年以上前、ルシェスキーは卵巣癌を患う女性四一人を対象に、化学療法のタイミングに関する研究を行なった。すると、ある投与スケジュール群の女性は、別の投与スケジュール群の女性に比べてつらい副作用が半減した。ルシェスキーによれば、有毒性項目の測定値はどれも薬の投与時間を変えることによって数分の一に低下したという。彼はこう述べる。「体に対するダメージがいちばん少ない時間帯に薬を投与された女性たちは、五年後の生存率も四倍高かったのです。この結果は、化学療法に対するヒト癌の感受性が薬剤の投与時間に依存することを示しています」

さらに最近になって、フランシス・レヴィはオキサリプラチンと呼ばれる薬剤で進行直腸癌を治療することに成功した。彼は、薬剤を従来どおりの量で投与した場合に腫瘍は三〇パーセント小さくなり、クロノセラピーではこの数字は五一パーセントに増えたと報告している。レヴィによれば、「もっとも効果的な治療法がもっとも毒性が弱く」、重い副作用も少なかった。

腫瘍学者のなかで、抗癌剤投与の時間を慎重に調整している人はどれほどいるのだろうか。この問いにレヴィはこう答える。「一〇〜一五年前には、誰もが異星人を見るような目で私たちを眺めたものです。今では私たちの話に耳を傾けてはくれますが、やはり受け入れるには時間がかかるでしょう」

抗癌剤をタイミング良く投与してもらえば母は助かったのではないか。いや、少なくとも苦しまずにすんだのではないか。夜眠れないとき、私はそんな由無《よしな》し事《ごと》を考えてしまう。風邪を引いているか否かは関係ない。

もう真夜中。今日もこれでお終《しま》いだ。あなたが私のような人間なら、暗い眠りの世界に入っていけるのなら何だってするだろう。詩人のシオドア・レトキの言葉を借りれば、私たちは「物事の境目を好む」けれども、なかなかそこを越えられない場合はその限りではない。テネシー・ウィリアムズの『熱いトタン屋根の猫』に描かれた、ブリックが酒によって忘我の世界に導かれる「その時」を今や遅しと待つ場面を考えてみればいい。あるいはレトキが「別の場所と時間、別の状態への渇望」と呼んだ、大人になるのを待ちきれない気持ち、さもなくば眠りたいのに何としても眠れないときの感覚を思い起こしてみよう。ふだんなら夫が明かりを消すと、私はまるで彼のランプと自分の脳ミソのあいだにケーブルがつながっていると思われるほどすぐに寝てしまう。ところが、そうは問屋が卸《おろ》さないこともある。消化不良や風邪に悩まされる夜もあれば、暑さに狂ったハエのようにいつまでも頭が動くのを止めない夜もあるのだ。

実際、私たちが寝つけない理由は主として不安感とストレスだ。もちろん、現在では「作用の穏やかな」誘眠剤がたくさんある。しかし専門家によると、何であれ薬と名のつくものは正常な睡眠を約束してはくれないという。最良の方法は良好な「睡眠環境」を整えること、つまりは、決まった時間にベッドに入り、時計を覆い隠し、夜遅くに運動をしないことである。そして寝る前に頭を酷使してはいけない。ロバート・バートンの助言に従うなら、「心地よい楽《がく》の音《ね》に耳を傾け……愛読書のページを繰り」、すみやかに眠りの世界へ行けるように願うのだ。

第12章　眠り

イタリア人はそれを「dormiveglia（夢うつつ）」と呼び、ドイツ人は「Einschlafen（眠りかけ）」と呼ぶ。だが英語には眠りへの移行を指す言葉は見当たらない。私にはその理由はわからない。たぶん私たちが誕生日を指す完璧な言葉をもっているにもかかわらず、人生の他の節目を表わす言葉をもたないのと同じ理由によるのだろう。つまり、このことは私たちの文化が人生のどの瞬間に重きを置いているかを反映しているのではなかろうか。

「眠りは世界でもっとも馬鹿馬鹿しい友愛会だ。会費をふんだくったうえに、ろくな儀式をしない」とウラジーミル・ナボコフは書いた。眠りに落ちると私たちの意識は劇的なまでに薄れるため、睡眠中には脳は休止していると何世紀にもわたって考えられてきた。まどろみは一種の精神活動の受動的な停止、時の流れからはずれた、人生の見えない一断片だと二〇世紀に入ってからも長いあいだ信じられていたのである。

現在私たちは、睡眠が夜のあいだに五つの段階《ステージ》を周期的に繰り返す目覚ましい旅だと知っている。各段階は相互に大きく異なり、脳波、体温、生化学、筋肉・感覚活動、思考、意識レベルが変化する。眠りという旅の深さと質は個人や年齢によって異なるが、パターンは大体似通っている。静かで深い睡眠と「活動的」なレム睡眠のおよそ一時間半の周期が、一晩で四～五回反復されるのだ。

眠りへの移行時には脳は一度も「休止」しない、と述べるのはUCLAの睡眠研究者、ジェリー・シーゲルだ。「脳は自力で眠りにつき、自力で睡眠から目覚めるのです。睡眠中は、多くのニューロンがオンになりますが、別の多くのニューロンがオフになります。ですから変化するのは全体の活動パターンだと言えるでしょう」。脳には日中と比べて夜間に活動が衰える部位があるが、別の部位の活動が活発になる。ハーヴァード大学医学部のJ・アラン・ホブソンは、深い眠りの段階でさえ、「意識が完全になくとも、脳のおよそ八〇パーセントは活動しており、強力で複雑な情報処理が可能である」と指摘する。

睡眠の周期性が発見されたあとも、眠りが基本的には眠気を取り除くための休止期間であるという考えが幅を利かせてきた。最近になってようやく、睡眠が身体と精神に与える影響の驚くばかりの複雑さと広範さに私たちは目を開こうとしている。ウィリアム・デメントによれば、健康管理を念頭に置くならば、食事や運動、遺伝ですらその重要性において睡眠には及ばないかもしれないという。

眠れない夜、私はときおりベッドを抜け出し、娘の部屋に行く。私が寝入る姿を観察するのに私ほど不向きな人間もいないので、娘の寝入りばなを眺めるのはじつに啓発的なのだ。片手が顔に添えられている。呼吸は軽やかで規則正しい。部屋は暖かいけれど、体を上掛けの中にもぐり込ませている。体温が降下しているからだ。

私が日本で見たあのいたずらなキツネは、前に進んで止まっては後ずさりしていた。彼女もそんなふうにして眠りについたのだろうか。最近までの科学的知見によると、入眠とは脳が一〇〇パーセント覚醒状態から一〇〇パーセント睡眠状態に移行する数分間の過程であり、覚醒度はゆっくりと減少していくと推測されていた。今では入眠は緩慢な過程ではなく唐突にやって来る飛躍的な変化であり、外界を意識している状態からほぼ完璧な無感覚の状態への、神経活動の急速な移行であると考えられている。

この移行は脳の視床下部にある睡眠スイッチによって起こることがわかってきた。このスイッチが存在する脳領域を初めて特定したのは、オーストリアの神経学者、コンスタンティン・フォン・エコノモ男爵だった。一九二〇年代、嗜眠性《しみんせい》脳炎という睡眠障害の一種がヨーロッパと北米を席捲したとき、患者の脳にこのスイッチがあるのを発見したのだ。エコノモが診《み》た患者の大半は一日二〇時間以上という法外な時間を眠り続けた。彼が発見したのは、猛烈な眠気に襲われているこれらの患者の視床下部に病変部があることだった。

最近になって科学者は、このスイッチ――協力して脳の覚醒系を停止するように働くニューロン群――の正確な位置を突き止めた。電気工学系エンジニアならこの回路をフリップフロップ・スイッチと呼ぶだろう、という説明をしているのは、ハーヴァード大学医学部のクリフォード・セイパーだ。セイパーは、このスイッチが「複数の離散的な状態のあいだを瞬間的に移行して、中間的な遷移状態をスキップするようにできている。このフリップフロップ回路モデルによって、覚醒と睡眠のあいだの移行が比較的突然起きる（突然眠りに『落ちて』また突然目を覚ます）理由が説明できるかもしれない」と述べる。ナルコレプシーの患者はこのスイッチが不安定であるかのように、日中はすぐにうたた寝をしたかと思うと、夜間にはより頻繁に目を覚ます。

このスイッチのニューロン群は熱などの環境要因に感受性をもつ。私たちが温かい風呂や暑い陽気で眠気を催《もよお》すのはどうやらそのせいらしい。しかし、科学者は、このスイッチを働かせているのは、主として午後の居眠りの国で互いにせめぎ合っている二つの相互作用するメカニズム――睡眠を要求するホメオスタシスと概日《がいじつ》覚醒システム――ではないかと考えている。夕刻になると、後者のシステムは強力な信号を出して、午後六～九時のあいだに「覚醒維持時間帯」を形成する。この時間帯には、極端なヒバリ型人間を除けば、よほど睡眠不足の人でも寝ることは難しい。私たちがいちばんよく眠れるのはこの時間帯から二、三時間後にベッドに入った場合で、この時間には眠りたいという欲求は実際に強い。この時間までには、概日覚醒システムはすでに夜への移行を始めており、体内のマスタークロックはメラトニン生成を増やす信号を松果体に送っている。もう暗くなったから、寝る時間だと知らせているのだ。

眠りが私の娘を捕えたとき、骨格筋が弛緩《しかん》し、手にもっていたお気に入りのパンダの縫いぐるみが落ちた。もし睡眠研究所で脳の電気活動を記録するメドゥーサ（訳注　ギリシア神話に出てくる女の怪物で、頭に毒蛇の髪を生やしている）の頭のような電極をつけていたなら、動いていく記録紙に針で記録された繊細で神経質な波形は、揃った櫛《くし》の歯のような眠いときのアルファ波から、半睡半覚、あるいは睡眠初期に現われる低周波のシータ波に移行するだろう。

この睡眠初期の段階では、眠りに入っていくときに経験する宙に浮いたり落ちていったりするような奇妙な感覚が、睡眠時痙攣《けいれん》、またはミオクロニー発作として知られる短い痙攣によって遮《さえぎ》られることがある。この発作が起きると、手足や全身の筋肉が急に収縮して目が覚める。この現象は子どもより大人に起こることが多く、神経質な人や疲れ過ぎている場合に起こりやすい。生物学者の中には、ミオクロニー発作は、樹上生活していた祖先の反射作用——とまって寝ている枝から落ちるのを防ぐのに役立つ——の名残と考える人もいる。

ステージ1の半睡半覚の状態でも、娘は私が「おやすみなさい」とつぶやくのを聞くことはないし、夕食のローストポテトの残り香を嗅ぐこともない。外界からの信号を取り込む彼女の能力はゼロになっている。彼女の意識は起きているときの集中した思考——単語試験のために覚えた言葉や、もうすぐ祖母と会える期待感など——から連想的な思考に移り、さらにはいわゆる入眠時幻覚と呼ばれる目まぐるしく変化する映像へ推移する。映像は一つのテーマから別のテーマへ、一つの風景から別の風景へと矢継ぎ早に変わる。もし、ここで揺り起こして寝ていたかと尋ねれば、本人はおそらく起きていたと答えるだろう。

しかし数分後にはそうではなくなる。眠りが深くなるに連れ、睡眠ポリグラフはまずステージ2の短い紡錘波《ぼうすいは》（脳波図に束《つか》の間現われる、糸巻きのような形の波）といわゆるK複合波を多数記録する。波はステージ3の長いデルタ波に移行し、やがてステージ4の同調した深く遅い波へと変わっていく。起きているときには別個の仕事をしている脳内のニューロンは同期して発火し、大きな遅い波を発生する。

この段階で娘を起こすには体を強く揺すらねばならないだろう。呼吸はゆったりとして規則正しく、筋肉は弛緩している。脳下垂体が、生殖器の発達に必要な性腺刺激ホルモンをはじめとする重要なホルモンと、細胞の分裂と増殖をうながす成長ホルモンを放出しはじめている頃合いだ。骨の成長はほとんどこの状態にあるときに進行する。科学者たちが子羊の脛骨《けいこつ》に微小なセンサーを埋め込んで、三週にわたって三分おきに骨の長さを測定したところ、成長の九〇パーセントが子羊が寝ているときか横になって休んでいるときに進んでいることが判明した。

深い眠りは三〇～四五分続き、そのあとにより軽い眠りの紡錘波とK複合波がふたたび出現する。深い眠りがどれだけ続くかはその人の遺伝子によって決められているようだ。スイスの研究者たちが一〇〇名を超すボランティアの学生を対象にアデノシンの分泌を調節する遺伝子を調べたところ、この遺伝子が突然変異している一〇パーセントの学生は、突然変異のない学生に比べて深い眠りが三〇分長く、起きる回数も少なかったと答えたという。

眠りの段階を次々と経ていくのは、どんどん深いところに潜っていくダイビングにちょっと似ている。椅子に腰かけながら娘が「潜水」しているのをずっと眺めていれば、彼女が突然水面に上がってくるのが見られるだろう。仰向けに寝ていたのがうつ伏せになったり、右向きに寝ていたのが左向きになったりする。体を動かしたか感情が乱れたかのように呼吸と心拍が速くなる。脳の運動野で細胞が発火するものの、脳からの信号が骨格筋を動かす運動ニューロンに伝わるのは複雑な神経伝達物質系によって阻《はば》まれる。それどころか、これらの筋肉は完全に弛緩して麻痺しているかのようだ。そうでないのは眼の筋肉だけで、眼球が瞼《まぶた》の下で激しく動く。たぶんいちばん驚くべき事実は、このとき体温や血中ガスの適切なレベル維持などの基本的生理作用を制御する脳の能力が低下することだ。この状態をポリグラフで記録すると、起きているときのようにニューロンが忙しく——そして個々に——発火しはじめるにしたがい、ぎざぎざのシータ波のあいだに短いアルファ波とベータ波が混じるようになる。

これがレム睡眠である。この状態はある意味で眠っているというより起きている状態に近い。それから五〜一〇分のあいだ、娘の体は寝ているけれども、頭は不思議な冒険の旅に出ていて、実際にはないものを見聞きしている。一晩の睡眠のうち四分の一はレム睡眠であり、その長さは、夜の初めのうちは約一〇分で、夜明けが近づくころには三〇分くらいまで変化し、一夜で四、五回訪れる。レム睡眠中には鮮やかな夢を見る。ここで娘の肩を揺り動かして、何をしていたか訊いたら、ふわふわ空を飛んでいたとか、インクの流れをボートで下っていたとか答えるに違いない。

J・アラン・ホブソンによれば、夢を見ない人はいないという。自分は見ないと思うのはただ夢を見たことを思い出せないだけなのだ。レム睡眠中もノンレム睡眠中にも夢を見るが、ノンレム睡眠中の夢は短く途切れ途切れではっきりしない。一方、レム睡眠では、奇妙で鮮やかな幻想、不合理な思考、感情、作り話などに特徴づけられる妄想じみた夢を見る。

昨今の画像技術の発達により、夢を見ているときの脳の活動を驚くほどはっきりと見られるようになった。脳のどの領域が活動していて、どの領域が静かなままかが手に取るようにわかるのだ。静かな領域は、作業記憶、注意力、意志にとって重要な前頭前野だ。ジェリー・シーゲルによれば、起きているときにこれらの活動に必要とされる神経伝達物質系——すなわちセロトニン、ヒスタミン、ノルアドレナリン——はレム睡眠のときにはまったく作用していない。それで、洞察力も推論力も時間の観念もなくなる。活発な領域は視覚空間処理に欠かせない皮質領域であり、これには場所と方向感覚を司《つかさど》る細胞中枢である海馬も含まれる。これが夢の中で「バーチャルな移動感覚」を覚える理由かもしれない。さらに夢を見ているときには扁桃体《へんとうたい》と辺縁系も活動している。これらは夢の話にしばしば盛り込まれる怒り、不安、高揚感、恐怖に不可欠な領域である。

娘の見る夢——少なくとも彼女が覚えている夢——はほぼすべてが楽しい夢だが、私は子どものころ不気味で怖い悪夢を見たものだった。モントリオールにあるサクレケール病院の夢・悪夢研究所に所属するトール・ニールセンは、悪夢は概日リズムの狂い——位相が進んだ（周期の正常な位相より早まる）レム睡眠——のせいかもしれず、この可能性は研究に値すると考えている。

夢に関する研究でニールセンは、女性のほうが一般に男性より悪夢を見ることを見出した。一〇〇〇人を超す女子大学生について調べたところ、彼女たちは一カ月に二回（男性は一・五回）悪夢を見るうえに、恐ろしい内容の夢を見る率が高かった。ニールセンは次のように話す。「この性差はきわめて顕著で、成人後すぐに現われ、老年にいたるまで続きます。嫌な感じの夢は女性の生物学的特性——たとえば、毎月のホルモン変化、あるいは、トラウマ的な経験、鬱病、睡眠障害など女性のみにかかわる社会文化的影響のせいかもしれません」

私が子どものころに見たなかでもっともよく覚えている悪夢は、実家の近所にある淡いピンクの家が舞台だった。そこに住む男女が歩道の上に突き出たバルコニーから、下に立っている母の名を呼んだ。母が見上げると、二人は洗濯用洗剤を母の眼にかけた。白い粉がざあっと流れ落ちる。私は叫ぼうとするのだが、どうしても声が出ない。母を助けにいこうとすると、体の筋肉が（レム睡眠のときのように）麻痺して動かなかった。びっくりして目が覚めてからも、体を動かすことができず心臓がばくばくした。ただの夢だと自分に言い聞かせたけれど、チアー（訳注 洗濯用洗剤のブランド名）で眼が見えなくなったかわいそうな母のイメージを頭から振り払うことができず、母の寝室まで行って安らかに眠っている彼女の姿を見なければ気持ちが収まらなかった。

その夢は鮮烈ではっきりと記憶に残った。どうしてほかの夢はたくさんあるのに消えてしまうのだろう。土中深く埋められたような、あるいは古代遺跡に散らばる骨のような夢の名残で目覚めた朝がいったい何度あっただろう。夢を見た感覚は残っているのに、どんな夢だったかは覚えていないのだ。シカゴ大学睡眠研究所の元所長、アラン・レクトシャッフェンは、「レム睡眠で見た夢は、そのあとノンレム睡眠が長く続いた場合には忘れ去られることが少なくありません」と語る。私たちがいちばんよく覚えているのはレム睡眠から目覚めた場合の、その最後のレム睡眠で見た夢なのだ。

平均すると、私たちは毎晩一時間半から二時間夢を見るらしく、そのうち四つか五つははっきりした夢だ。平均寿命の七五年ほどをまっとうしたと仮定すると、私たちは鮮やかな夢を見るのに生涯で六年間費やし、一生で見る夢の総計は一〇万～二〇万回にも及ぶ。

さて、ここで私も短い夢想の世界に遊ぼう。ベッドに戻ると、時計の針は午前一二時三八分を指していた。疲労と緊張感が闘っている。体は一日の仕事の疲れで眠りたいのに、頭は用心深いツルのように覚めている。運動は必ず夜の睡眠につながるとは限らないが、不眠症の人の睡眠パターンを改善し（一部の研究によれば、睡眠薬並みの効果があるという）、よく眠れる人の場合にも睡眠の長さと深さをいくらか改善するという。運動が睡眠に与えるポジティブな影響は、運動中に光を浴びることによってさらに倍加すると考える科学者もいる。また毎日強力な自然光を浴びると睡眠促進効果と抗鬱効果が得られることが確かめられている。デスクワークに従事する人は一般に自然光を毎日約二〇分浴びる一方で、運動する人はその三倍の自然光を浴びている。

私はときたま寝酒をたしなむが、これはお勧めできる習慣ではない。就寝前に酒を飲むと、初めはぼんやりした感じになる。しかしアルコールが体で分解されると、生成された化合物が刺激となって夜更《よふ》けに眠りを妨《さまた》げる。その理由が最近になって科学者によって突き止められた。どうやらアルコールが視床に影響を与えるらしいのだ。視床は睡眠‐覚醒リズムとステージ2で起きる紡錘波に不可欠な脳部位である。研究者によれば、視床は感受性が強く、一、二杯の酒でも夜中の睡眠が浅くなったり、一晩中眠れなくなったりするという。

いずれ眠りはやって来ると私にはわかっている。私は救いようのない不眠症ではない。不眠症の人にとって、夜は忘我《ぼうが》にいたる下り坂ではなく、目覚めた状態がどこまでも続く絶望的に平坦な道のりなのだ。それでも、明日は予定がぎっしりと詰まっているので、一時間でも余計に休息を取っておきたい。

眠れないことはいつもそれほど――そう――つらいというわけではなかった。若い頃、ニューハンプシャーの山小屋で寝ていたとき、夜行性の動物の鳴き声か何かで目を覚ましたことがあった。私は木製のテラスの端に寄り、寝袋に入ったままで、三日月がゆっくりと夜空を渡り、松の木に縁取られた尾根に沈むのを眺めていた。夜は星々と露のしずくと不思議な香りに満ち、あっという間に時間が過ぎて気温と暗さが微妙に変化していった。私はエネルギーに満ち、畏怖心に打たれ、夜が過ぎていくのを眺めるためなら一晩中起きているのだって平気だった。

でも、当時の私は若かったのだ。仕事をもつ一家の主婦である今は眠りたい。では、どうすればいいのか。やきもきして、くよくよ考え込んで、眠れない？　でも、だからって？

睡眠は激しい労働のあとの風呂、自然の情け深い慈《いつく》しみ、傷ついた心につける軟膏。それはナボコフの馬鹿馬鹿しい友愛会、コールリッジの「優しきもの、地球上のいたる処《ところ》で愛されしもの」なのである。睡眠が「何か」という隠喩の数は、それが何を「するか」にかかわる学説の数といい勝負だ。ここ数十年で、睡眠の生理と神経構造について多くが解明されたにもかかわらず、その目的となるといまだに、これほどの生物学的ジレンマはほかにない。感覚系を休止させ、筋肉を麻痺させ、生きている時間の三分の一ものあいだ自分を危険にさらすという複雑で物騒《ぶっそう》な行為に、いったいどのような利点があるというのだろう。いつでも立ち上がって逃げられる態勢でいられたほうがどれほどましだろうか。

アラン・レクトシャッフェンがかつてこんなことを書いている。「もし睡眠に絶対不可欠な機能がないのであれば、それは進化が犯した最大の誤りだと言えよう」

しかし、この不可欠な機能が何かは著《いちじる》しく捉えがたい。身体器官や行動の目的を確かめる一般的な方法は、それを除去することだ。シカゴ大学のレクトシャッフェンらは有名な一連の実験を行なった。実験によると、睡眠を取らせないラットはふだんより多く食べるが、それでも体重が落ちるしエネルギー消費は倍加する。体温調節がうまく効かなくなり、足や尻尾に爛《ただ》れができてずっと治らない。およそ二週間半後には死にいたる。これは食べ物を与えられなかったときより早い。

もちろん、同様の実験がヒトを対象に行なわれたことはない。しかし、一九六五年、サンディエゴ・サイエンス祭のプロジェクトとして、ランディ・ガードナーという高校三年生が二六四時間という不眠の世界記録を樹立した。一一日間継続して起きていたあとでも、ガードナーに精神病の兆候は見えず、重大な医学的問題も起きなかったが、集中力、動機、知覚に欠陥が見られた。これについては彼を観察したウィリアム・デメントも同様だった。デメントは、実験の二日めからガードナーの家で夜を過ごし、ガードナーがずっと起きていることを確認し、彼の精神と身体双方の健康を監視する役目を負った。自身も五日間起きていたあと、デメントは一方通行の道を逆走し、あやうくパトカーと正面衝突しそうになったという。

もちろん、これほどの睡眠不足は極端なケースだ。チャールズ・ツァイスラーは、「現代社会ではもう一つの、長期にわたる大規模な睡眠不足実験が進行中だと言えます」と述べる。米国立睡眠財団（NSF）が二〇〇五年にまとめた調査結果によって、アメリカ人の約四〇パーセントが平日には七時間足らずしか寝ていないことがわかった。この数字は五〇年前の睡眠時間より一、二時間短い。さらに、六人に一人が一晩の睡眠時間が六時間を切ると答えた。これは相当な睡眠時間短縮であり、重大な結果を招きかねない。

私の友人ハリのケースを考えてみよう。彼女は五〇代前半の生気あふれる女性で、リーディングの授業（訳注　アメリカでは、幼児や小学校の低学年、英語の読み書きができない成人に英語の発音や意味を教えるプログラムがある）を受け持っている。ある春の朝、目覚めると重い記憶喪失にかかっていた。

前夜何をして、何を言ったかまったく記憶がないのだ。夕食を準備して家族で食べたのは覚えているが、それ以降の記憶がすっぽり抜けているのだった。

ハリは酒にも煙草にもドラッグにも縁のない人だし、健康そのものと自認していた。記憶がないという経験にいくらか驚いたものの、ストレスのせいだろうと忘れてしまった。ところが、また同じことがあった。そして同じ週のうちにあと二回起きた。ある夜、一〇代の息子さんが大学から電話をかけてきて、二人で話し込んだ。ところが、翌朝に会話の内容を思い出せない。息子さんはハリと話しても埒《らち》が明かず、「父さん呼んで！」と叫んだと、後日打ち明けてくれたという。

ハリはやっと重い腰を上げて神経科医に診《み》てもらった。彼女は言った。「脳腫瘍ではないと確認したかったの。それ以外なら何を聞いてもかまわないと思ったわ」。医師は初めは癲癇《てんかん》を疑ったが、脳波図やその他の検査結果は正常だった。そこで医師はどれくらい睡眠を取っているかと尋ねた。ハリは自分で思い出せる限り、毎晩五時間しか寝ていなかった。それはこんな理由からだった。「疲れていないわけじゃなかった。でも二、三時間余分の時間を稼いで一日の仕事時間を長くしたかったの」

その気持ちは私にもわからないではない。たとえば七〇年間、毎日一時間ずつでも長く起きていれば、一生で二万五五五〇時間もの読書時間を稼げる。しかし、睡眠を削ることには代償がついて回る。医師はハリに、あなたは慢性的な睡眠不足のために夢遊病に罹《かか》ったのだと告げた。夕食後、彼女の体は夜の用事をこなしていても脳は寝ていたのだ。

医師の指示に従うのは簡単だった。毎日少なくとも七時間寝るだけなのだ。ハリは今ではこの指示を忠実に守っており、記憶喪失の症状は消え去った。

ロバート・バートンは自著『憂鬱の解剖』にこう記す。「長く寝過ぎるのは精神に良くない。頭に気味の悪い体液が満ちあふれ、脳や諸器官に蒸留物、水様の分泌物、大量の排泄物がたまる」。わずか一〇年前のこと、高名な睡眠研究者たちが、十分な睡眠を得るために長く寝る必要はないと熱心に説いた。彼らの主張によれば、本当に必要なのは四～五時間の「主睡眠」で、私たちがベッドで過ごす残りの三～四時間は本人の自由裁量に任されている。この三～四時間は、将来厳しい生理的欲求があったときのための余剰分、いわば防御手段であり、脳の最適な機能のために必要ではない。つまり余分な睡眠時間は、忘れたころにやって来る飢饉に備えて私たちが体内に蓄える脂肪と同じですでに時代遅れであり、もはや必要とされてはいないというのだ。

ごく最近になって科学者はこの考えを完璧に覆《くつがえ》した。何時間寝るのが最適かについてはまだ議論の余地があるものの、私たちの大半は七～八時間の睡眠を必要としているという証拠が多数集まりつつある。六時間未満の睡眠ではとにかく不足なのだ。ペンシルヴェニア大学のデイヴィッド・ディンジスらは、二週にわたって毎晩六時間未満しか寝なかった人には、二日間一睡もしなかった人と同等の知覚能力低下が見られることを見出した。睡眠を制限された人たちはやや眠いと訴えただけだったが、覚醒度、注意力、協調性、知覚能力のテストのほぼすべてにおいて低い点数を取った。同じく二週にわたって毎晩たった四時間しか寝なかった人は、ハリのような完璧な記憶喪失を経験した。刺激に反応しない時間帯があったのである。

鎮静効果や能力低下に関する別の研究によれば、標準の八時間から二時間だけ睡眠を削るのはビールを二、三杯飲むことに相当し、四時間の場合はこれがビール五杯となり、一夜まったく寝ないのは一〇杯飲んだのと同じ結果になるという。

睡眠不足は補うことができる場合もある。眠気は私たちの概日時計の目覚め効果や、興奮、興味、ストレスなどの刺激によって吹き飛ぶことがあるのだ。さらに睡眠不足が続くと、ふだんならかかわりのない脳皮質部位の活動が活発になるという研究もある。この研究結果が示唆するのは、睡眠不足による感受性の低下に対処するために脳が援軍を頼んだかもしれないということである。

それでも、物事には限界というものがある。ツァイスラーは述べる。「一晩睡眠時間が足りなかったくらいでは、何も影響を感じない人もいます。ところが、一、二週間すると誰もが睡眠不足の影響を受けます。影響がどんどん蓄積されていくからです。睡眠制限を一週間続けるのは、二四時間続けて起きていたのと同じ効果があります。二週間では、この数字は四八時間に跳ね上がります」

睡眠不足が長引くと、私たちは目覚めているあいだに三〜一〇秒のマイクロ睡眠と呼ばれる短い睡眠にふと落ちることがある。もし高速道を時速約一一〇キロメートルで走っていたとすると、それだけの時間があれば車線を数十メートル外れ、中央分離帯を越してしまうに十分だ。米国運輸省道路交通安全局（ＮＨＴＳＡ）は、睡魔によって運転手が衝突事故やそれに近い事故を起こす危険性は少なくとも四倍になり、居眠り運転が少なくとも年間一〇万件を数える交通事故と一五〇〇人の死者につながっていると指摘している。

眠気は、アルコールとドラッグを抜いて、あらゆる運輸、運送分野での主要な事故原因とされている。ウィリアム・デメントが指摘するように、一九八九年にタンカーの〈エクソン・バルデス〉が座礁して大量の原油を流出した事故は、アルコールではなく睡眠不足が大きな原因だった。事故当時タンカーの操舵室にいた乗組員は、丸二日間でたったの六時間しか睡眠を取っておらず、国家運輸安全委員会（ＮＴＳＢ）は、この数字は注意力を維持するには不足だとしている。二〇〇二年にオクラホマ州ウェバーズフォールズで州間高速道路の橋梁《きょうりょう》に荷船が衝突して一四人が死亡した事故や、スペースシャトル、チャレンジャー号の爆発も同じ理由で起きたと考えられている。チャレンジャー号の発射前夜、米国航空宇宙局（ＮＡＳＡ）の責任者は二時間以下の睡眠しか取っていなかった。この悲劇に関する報告書は、Oリングが正常に機能するためには気温が低過ぎたにもかかわらず、ロケットを発射するという判断が下された背景に睡眠不足があった可能性があると指摘している。

なぜ専門家たちは、蓄積された睡眠負債が知覚に与える甚大な効果について過去にこれほど大きな誤りを犯したのか。この問いにツァイスラーは、科学者が客観的な能力テストではなく、被験者が眠気について自己申告するのを鵜呑みにしたのが理由の一つだと答える。私たちは自分の眠気とそれが心身の機能に与える影響について正確な判断を下すことはできないのだ。ひどく疲れている徴候に気づかないばかりか、それが聞く、読む、計算する、話す、機械を操作する、自動車を運転するという自分の能力にどう影響するかわかっていない。ツァイスラーは、「私たちの大半は、目覚めているというのが本当はどういうことか、もうとっくに忘れ去ってしまっているのだ」と付け加える。

睡眠不足の悪影響は心の働きにとどまらない。シカゴ大学の睡眠研究者イヴ・バンコーターは、睡眠を数日にわたって毎日四時間以下に制限した場合、体に広範な変化が現われることを発見した。なかには疾病《しっぺい》や老化に似た徴候を起こす変化もある。

睡眠が足りないと病気を発症しやすくなるという通念を検証するため、バンコーターはワクチンに対する体の免疫反応に睡眠制限が与える影響を調べた。彼女たちは、六日間続けてたった四時間しか眠らなかった被験者二五人に、インフルエンザのワクチンを接種した。一〇日後、被験者の抗体反応は普通に寝た人の半分以下だった。

バンコーターはさらに、睡眠不足によって、血糖値やホルモン調整など基本的代謝機能が損なわれ、結果として老化と見まがう変化が起きることも発見した。何日か連続して睡眠を制限されると、健康で若い痩身の男性一一人は血糖値の調整機能が低下し、初期の糖尿病のような症状を呈した。グルコースに対するインスリンの感受性が三分の一低下し、炭水化物を多く含む食事のあとに血糖値を調整するのに平常時より四〇パーセント長くかかった。さらに、普通ならコルチゾールレベルが降下する夜になってもこのホルモンが高いレベルを示した。一日のうち遅い時間での高コルチゾールレベルは高血圧の危険因子であり、年配の人に典型的に見られる。被験者の中には、厳しい睡眠制限のためにまだ一八歳の体がかなり年長の人の体のようになった例もあった。

私たちは睡眠が足りないとたくさん食べることを経験から知っている。バンコーターらはこのわけも突き止めた。睡眠を制限するとレプチンの供給が少なくなるからだというのだ。このホルモンには満腹感を体に知らせて、エネルギーバランスを調整する働きがある。バンコーターらのチームは、一晩七~八時間寝た被験者と比べた場合、睡眠を一晩四時間に制限された被験者は、血中のレプチンレベルが一八パーセント低く、「空腹ホルモン」のグレリンが二八パーセント高かったと報告した。彼らが感じた空腹感は強く、ケーキやパンなどカロリーの高い炭水化物を食べたいという欲求も強かった。睡眠が数時間不足すると、体はカロリーがおよそ一〇〇〇キロカロリー足りないときと同じような反応を見せる。代謝速度を緩《ゆる》め、脂肪を蓄え、とりわけ高カロリー食品に対する食欲を増やすよう体に働きかけるのだ。

バンコーターは、現代社会にはびこる肥満は、やはり現代社会を特徴づける睡眠不足が原因ではないかと推測している。実際二〇〇五年には、肥満が睡眠時間と密接なつながりがあることを示した研究が発表されている。アメリカ中の三二～四九歳までの九五〇〇人を対象に行なわれた調査で、一晩に五時間寝ると答えた人は、七時間以上寝ると答えた同年齢の人より肥満傾向にあったのだ。

ここで思わぬ展開が待っていた。きっかけは二〇〇六年の、女性六万八〇〇〇人を対象にした、一六年にわたる睡眠習慣と体重増加に関する研究報告だった。今触れたばかりの研究の女性被験者と同じく、五時間以下の睡眠時間の被験者は七時間寝た被験者よりだんだん肥っていく傾向にあった。しかし、そのわけは彼女たちがたくさん食べたからでも、運動が少なかったからでもなかった。実際には、平均すると、睡眠時間の短い女性は長い女性より摂取カロリーが少なく、運動時間はほぼ同程度だった。肥満の元凶は、睡眠制限にともなう代謝率の低下や、非運動性活動熱発生――そわそわした体の動きなど本書ですでに見てきたＮＥＡＴ――の減少らしいとわかったのだ。

寝れば、仕事したり遊んだりする時間を失う。だが寝なければ、集中し、素早く反応し、感染と闘う能力を失う。また糖尿病や肥満、高血圧と心臓病の危険に自身をさらすことにもなる。心配で眠れなくなりそうな話だ。

しかし、アラン・レクトシャッフェンも述べている。「睡眠不足が与える影響のみによって睡眠の機能を語るわけにはいかない」。彼は、注意深く、きちんと目覚め、健康でいるために睡眠が必要だと言うだけでは十分でないと語る。「われわれは、睡眠不足の影響を予防するために必要となる睡眠の生理をまだ理解しはじめたばかりだ。ものを食べるのは食欲の亢進《こうしん》を防ぐためだと聞いてわれわれは納得するだろうか。まだまだ知らねばならないことが山積みなのだ」

手がかりは意外なところにあった。たとえば、キリンとトガリネズミだ。ジェリー・シーゲルらは、数十種に及ぶ動物の睡眠を調べ、その目的を探った。眠らない動物はいないと彼は述べる。鳥類のなかには片目を開けたまま眠る種類がいる。寝ているあいだも外界に目を配り、危険な徴候を見逃すまいとしているのだ。イルカは脳の半分ずつ寝ることで、休息しながらも、泳いだり自発的に呼吸したりすることを可能にしている。最初にどちらかの半球（訳注　右脳か左脳のどちらか）が数時間寝て、次にもう一つの半球が寝る。これを眠りたいという欲求が満たされるまで続けるのである。

動物の睡眠を綿密に調べていくなかでシーゲルは、予期せぬパターンをいくつか見つけた。彼によれば、「動物の合計睡眠時間と合計レム睡眠時間は種によって桁外れに異なります。それは同じ目《もく》（訳注　一般的な生物分類の七階級〔界、門、綱、目、科、属、種〕の一つ）に属する種同士にも当てはまるのです」というのだ。これには驚きを禁じ得ない。というのも、分類上きわめて近い種はふつう似通った脳の構造とDNAをもっているため、睡眠パターンも似通っていることが予想されるからである。しかし、別の一般則もある。体を維持するためには一日中食べていなければならない草食動物は睡眠時間が短く、一度の狩りで食物を得られる肉食動物は長い。雑食性のヒトはこの中間に位置する。シーゲルは、自然が個々の動物に、その生活条件に見合った睡眠形態をあつらえてやっているのを見る限り、睡眠の主たる機能は生物にそれぞれの生態学上のニッチを利用させることであるように思えるという。

シーゲルは、睡眠中に活性化する機能が、それが何であれ二四時間という一日のうちの非活動期に起きるからには、その機能をそのタイミングに行なうのが効率的なのではないかと語る。そうした機能の一つに、起きていたあいだに体が受けた損傷の修復がある。シーゲルは、「睡眠の長さは体の大きさと関係しています。大きな動物ほど睡眠時間は短いのです」と指摘する。キリンとゾウは一日二～四時間、アルマジロとフクロネズミは一八時間寝る。シーゲルは、これは小動物の高い代謝率に関係していると見る。つまり、代謝率が高いと細胞の損傷が大きい（訳注　活性酸素が余計に発生するため、であるらしい）ため、睡眠による修復により長い時間がかかるというわけだ。

睡眠中の修復は脳にとってことさらに重要かもしれない。脳は睡眠によって自身を修復し、たんぱく質の再貯蔵やシナプスの強化などの「ハウスキーピング」作業（訳注　身体の維持に必要とされる基本機能）を行なう機会を得るのだ。これらの作業を行なうためには、脳は休止して、ニューロンの代謝活動が作業の邪魔をしないようにせねばならない。深い眠りになると脳の温度と代謝率が下がるために、酵素が修復を行なって細胞を回復させることができる。

おおかたの科学者は、睡眠には複数の機能があって、レム睡眠とノンレム睡眠はそれぞれ別の重要な役割を果たしていると考えている。ヒトも動物もどちらかの睡眠を取らなかった場合には、いずれそのツケを払う時がやって来る。私たちは睡眠不足であればあるほど、深いノンレム睡眠にすみやかに入る。レム睡眠のみが不足すると、ほとんどすぐに強力なレム睡眠に入り、眼球の動きが通常のレム睡眠より激しくなる。

シーゲルは、レム睡眠の機能の謎を解き明かす鍵は、この睡眠中に活動しなくなる脳細胞系にあると考えている。レム睡眠中には放出されない二つの神経伝達物質、ノルアドレナリンとセロトニンは、通常は起きているときには分泌されており、体の動きを可能にしたり、感覚に対する意識を研ぎ澄ましたりしている。シーゲルは、睡眠中はこれら二種の神経伝達物質の分泌を停止させることで、日中の感受性が高まり、円滑な機能が可能になると論じる。この考え方によってレム睡眠が不足したときに鬱患者が感じる気分の高揚効果が説明できるかもしれない。脳からレム睡眠を奪う、すなわち、ノルアドレナリンとセロトニン系にそれぞれのホルモンを継続して生成させることによって、細胞に与えられるセロトニン量が増えるのだ。これは、抗鬱剤のプロザックやゾロフトがその薬効を示すメカニズムと同じである。

レム睡眠にはもっと目覚ましい役割があると考える研究者もいる。それは文字通り心を生み出すことだというのだ。

人がレム睡眠する様子を私が初めて目にしたのは、まだ赤ん坊の娘が授乳のあとに寝てしまったときだった。娘は頭を私の胸に預け、手をヒトデのように広げて寝込んでいた。ほとんどすぐに、レム睡眠特有の素早い眼球の動きが見られた。赤ちゃんはふつう毎日八時間という、成人の四倍の時間をレム睡眠に費やす。シーゲルはこうコメントする。「実際、未成熟状態で生まれるほとんどの動物は寝る時間が長く、出生時ももっとあとになっても合計レム睡眠時間が多いことが知られています」

なぜだろう。一説によると、レム睡眠によって発達の大事な時期に脳の神経結合がうながされるという。この説に従うと、脳は出生時に必要数以上のニューロンをもっている。成長するにしたがい、皮質内の無駄な神経細胞や結合を切り捨て、中核を成す神経網を強化する。活動していない細胞は排除されるのだ。大人の脳と同じように、赤ちゃんの脳も回復と再生のために深い静かな眠りの時期を必要としている。しかし、そういう睡眠中には、脳細胞は活動していない。だから、とこの説は結論づける。レム睡眠が赤ちゃんの休んでいる脳内にある重要な連絡網のニューロンを活性化し、切り捨てられないようにしているというのである。

では、なぜレム睡眠は大人になってもなくならないのか。

ことによると学習するためなのだろうか。

私が高校生のころ、試験の前夜に史実や年号をテープに吹き込んだものを寝ながら聞くという勉強法が流行した。聞いた内容が眠っている脳に魔法のように染み込んで、朝になると覚えているという触れ込みだった。いわゆる睡眠学習——寝ているあいだに新しい知識を獲得する——は数十年にわたって大いに実験されたものだった。一九四〇年代、ある科学者が、サマーキャンプの八週間のあいだに、爪を噛む癖の悪弊について睡眠中に何千回も諭《さと》すことで、参加した少年の三分の一が爪を噛まなくなったと報告した。その後、フィンランドの研究者グループが、月満ちて生まれた新生児が寝ているあいだに、似通った子音の区別を教えることができたと主張した。彼らによれば、「こうした学習法が大人で考えられているより生後一カ月以内の新生児にはより効果的であるようだ」という。

しかし、おおかたの科学者の意見は、睡眠学習——つまり、睡眠中に自発的に新しい知識を獲得すること——はたぶん無理だろうという点で一致している。実際、寝ている成人の被験者に語彙や外国語、ものの一覧などを教えようという試みはものの見事に失敗している。それでも、睡眠——レム睡眠とノンレム睡眠のどちらかまたは両方——が効果的な学習あるいは学習後の記憶形成に不可欠であり、寝ている脳は起きているあいだに収集した情報を処理、分類、保存するという証拠は増す一方だ。

チャールズ・ツァイスラーは、「私たちの大半は、新しいことを覚えたり、試験に臨んだりするときに最高の状態でいるには夜十分に睡眠を取らねばならないのを知っています」と述べる。「ところが多くの人が気づいていないのは、新しく学んだことをきちんと覚え、その情報を強固な記憶にするには、学んだあとで夜の睡眠を取ることが欠かせないということです」

ハーヴァード大学のロバート・スティックゴールドらが最近、視覚タスクや運動タスクの成績改善には、タスクを学んだあとの夜の睡眠が必要不可欠であると実証する実験を行なった。被験者は教えられた視覚タスクの成績を、「一夜待つことなく」一定のレベル以上に上げることはできなかった。運動タスクを学んだ被験者は、一夜寝た者については二〇パーセントの速度増加が認められたが、寝なかった者には成績改善は見られなかった。

数年前には、私たちがあるタスクを学ぶときに活性化する脳の部位がレム睡眠時にも活性化することを科学者が発見している。これがいわゆる「リプレイ現象」だ。最新の研究によれば、ある空間タスク――仮想世界で目標物への道を見つける、というものだった――を学ぶときに発火した海馬の特定の場所が、遅い波の睡眠時にもふたたび活性化したという。

おそらく、私たちが睡眠を取ることによって、脳は日中にできた神経結合を見直すことができるようになるのではないか。あるいは、これらの結合を強化して脳のホメオスタシスを回復するのではないだろうか。こう提唱するのは神経生物学者のジュリオ・トノーニである。二〇〇四年、トノーニらは日中にタスクの学習に使われた脳部位に、夜になって遅い波の強い活動が見られることを示した。トノーニらのチームは被験者に手と目の協調を要する複雑なタスクを、寝る前に行なわせた。このタスクは脳の右頭頂葉の特定の領域の活動を必要とすることが知られている。訓練後、被験者は就寝し、脳の活動がＭＲＩと、頭皮につけられた電極二五六本から得られる脳波図とによって観察された。その結果、訓練後の睡眠では、遅い波の活動がタスクによって活性化されたと思われる領域でのみ活発になった。さらに、これらの脳領域が深く眠れば眠るほど、被験者の翌日のタスク成績は改善した。

私のお気に入りの新発見は、睡眠はただ脳を休ませたり、学んだこととの記憶を強化したりするだけでなく、新たな洞察を生むことにつながるというものだ。ドイツのリューベック大学のウルリッヒ・ワグナーに率いられたチームは、脳内における記憶の構造を変えることで、脳が直近の記憶を強固にするだけでなく、難問に対する画期的な思考と創造的な解決を可能にすることを示す実験的証拠を発表した。

二〇〇四年、ワグナーのチームは、高度な論理的思考を要するタスクによって、右に述べた睡眠と創造力とをめぐる仮説を検証しようと試みた。被験者は数字を組み合わせる二つの規則に従って八桁の数列を別の数列に変換し、新しい数列の最後の数をできるだけ早く推論するよう指示された。じつは、答えにいたる近道を示す、隠された三番めの規則があったが、彼らには知らされていなかった。被験者はこのタスクの訓練を受け、試験を受けたあと、再試験の前に八時間の休み時間を与えられた。一方の被験者群はこの休み時間中に眠り、別の被験者群は起きていた。眠ったほうの被験者群では、六〇パーセントが件《くだん》の近道を見つけた。この数字は起きていた被験者群の二倍以上になる。こうした結果からワグナーは、隠された規則を使うという発想は練習で身についたのではなく、睡眠中に生まれたと結論づけた。睡眠中、訓練で学んだタスクを構成する要素はアレンジしなおされる。すなわち、私たちの脳は睡眠中に記憶を新しいものから恒久的なものへ変える過程において再組織化する。この記憶のシャッフルによって新たな洞察が生まれるというのだ。

ワグナーは、問題に対処する最善の方法は、寝る前にその問題についてじっくり考え、一晩様子を見ることであると論じる。

文学の世界には寝ているあいだや起床直後にアイデアが浮かんだという逸話が多い。コールリッジは幻想的な詩「クブラ・カーン」を夢に見たと言われる。ロバート・ルイス・スティーヴンソンは、小説『ジキル博士とハイド氏』の変身場面を夢で見たとされる。「私は人間の二面性を深くえぐる小説を書きたいとかねてから考えていた。なんとかプロットを練ろうと二日間頭を絞った末、二日めの夜に窓際のシーンと、そのあとの二つの場面に分かれたシーンを夢の中で見た。あとのほうのシーンでは、追われる身のハイドが薬を服《の》み、追跡者たちの眼前で変身を遂げるのだった」

科学の世界でも催眠状態で発見を成したという逸話には事欠かない。ドミトリー・メンデレーエフは、すべての元素が周期表の正しい位置に収まる夢を見た。オットー・レーヴィは、二日間続けて画期的な夢を見たおかげで、神経インパルスが電気でなく、化学物質によって伝達されるメカニズムを解明することができた。ある夜、偉大な化学者のフリードリヒ・アウグスト・ケクレは、香油やスパイスに含まれるベンゼンなどの芳香族化合物の不可思議な構造について考え込んでいた。ケクレは椅子を暖炉のほうへ向けて、うたた寝をした。「原子が私の目の前で跳ね回っていた」とのちに彼は書いている。「長い列になって……ヘビのように捩《ねじ》れ、のたくり回る。おお、見よ！　あれは何だ？　ヘビの一匹が自分の尻尾をつかまえ、環《わ》になったヘビが私を嘲笑うかのように目の前で回るではないか」。その夢こそベンゼン環《かん》が生まれた瞬間だった。

　こうした睡眠中や夢の中での話には取り合わない人もいるはずだ。そんな向きは、これらのユリーカ《わ》！《かった》　の瞬間は睡眠中に起きたのではなく、「夢うつつ（dormiveglia）」の頭はまだ起きているがぼうっとした状態か、コールリッジの場合はアヘンによる恍惚《こうこつ》の状態で起きたのだろうと反論するに違いない。しかし、夢によってクリエイティブな考えが湧くという話は私には納得できる。私は一〇年前に見た、示唆に富んだ夢を思い返す。あのとき夢の中で泥に頭から突っ込んだおかげで、医学部進学の問題に決着がついたのだった。難しい選択を前にしたとき、合理的な思考や、利益と不利益を数えあげるだけでは足りないときがあるものだ。けれども、一晩寝て考えるのは役に立つ。それはさまざまなシナリオを描いてみて、それに対する自分の感情的な反応を確かめることができるからではないか。あるいは、起きているときならまず一緒にしようなどとは思いもしない要素を結びつけられるからかもしれない。それとも、自分の合理的な面がひとき休むからだろうか。

第13章　狼の時刻

午前二時。明かりを消してからずいぶん経つ。それなのに、あなたは何事かつぶやき、寝返りを打ち、眠りの神モルペウスのいない夜の闇を一寸刻みに進む。こんな時間にいったいどこの誰が起きているだろう。トラック運転手、油井《ゆせい》の労働者、病院の医師、パイロット、航空管制官、パン屋、音楽家、深夜のパーティーからの帰り客、そして途方もない数の高齢者くらいのものか。

老化は睡眠も概日《がいじつ》リズムも妨《さまた》げる。ウィリアム・デメントとメアリー・カースカドンが六五～八八歳までの健康な男女の睡眠を調べたところ、彼らの大半が頻繁に「マイクロ覚醒」――マイクロ睡眠の正反対の現象――を経験することを発見した。こうした短い覚醒は数秒しか続かないが、それが一晩で二〇〇～一〇〇〇回起きて深い睡眠を阻害《そがい》するのだ。じつは深い睡眠が得られなくなるのは中年期から始まっている。三六～五〇歳の人では、睡眠時間のうち深い睡眠と呼べるものは四パーセントに満たず、それは成人初期のおよそ五分の一にしかならない。

さらに悪いことに、老化によって私たちの概日リズムの振幅と安定性に狂いが生じる。高齢者では、メラトニンやコルチゾールなどのホルモンのピークがそれほど高くなく、最下点もそれほど低くないという証拠がある。高齢になると、極端なヒバリ型リズムになる人は多い。たとえば、体温が夜明けよりかなり前に最低レベルに落ちるために、寝るのも目を覚ますのも若い人よりずっと早いのだ。

概日リズムを研究する生物学者はいまだに、何がこれらの変化を起こしているのか把握しようと試みている段階だ。それは眼に起きる年齢変化――たとえば、水晶体が黄色く着色し概日リズムを正確に設定するための光成分を遮蔽《しゃへい》する――、あるいはマスタークロックである視交叉上核《SCN》の変化に一部関連しているのかもしれない。正常な加齢ではSCNの大きさも細胞数も変わらないことを科学者は知っている。しかし、新しい研究の中に少なくとも一つ、SCNの細胞機能は加齢によって低下することを示す、ヴァージニア大学のジーン・ブロックらによる成果がある。とりわけ、体中の組織内の時計を同調させる能力に翳《かげ》りが見えるのである。

加齢が体内の時計遺伝子に与える影響を探るため、チームは点滅するルシフェラーゼ遺伝子をもつよう遺伝子組換えされた高齢のラットを使って研究した。ルシフェラーゼ遺伝子とは標的遺伝子の発現リズムに合わせて「点滅する」遺伝子である。研究の結果、ラットのSCNの細胞は正常なリズムを発生するが、末梢《まっしょう》組織の細胞の一部ではリズムの位相が進んだり、リズムそのものが消失したりしていた。これらの細胞のリズムは化学物質を与えると回復したことから、チームは問題が末梢時計にあるのではなく、SCNが適切な信号を送れなくなったことにあると推測した。ということは、たくさんの高齢者が真夜中に薄暗いキッチンをうろついているのは、「おじいさんの古時計」と微小な末梢時計とのあいだのコミュニケーション不足が原因なのかもしれない。

ボツワナのクン族、コンゴのエフェ・ピグミー、ニューギニアのゲブシ族といった異文化社会では、たくさんの人が今も起きているかもしれない。伝統的な非西欧社会では、社会的活動や中途覚醒が夜の睡眠中にしばしば起きると教えてくれるのは、エモリー大学の人類学者、キャロル・ワースマンである。ワースマンがさまざまな伝統的文化の睡眠パターンを初めて研究したとき、決まった時間に一人で朝まで寝るという西洋モデルは稀であることを発見した。ワースマンによれば、エフェ・ピグミーに一人で寝る人はおらず、「大人二人、赤ん坊、もう一人の子ども、祖父か祖母、場合によると客人が小さな場所でかたまって寝るのが典型的なパターンです」という。目を覚ますのはたびたびで、その理由はほかの人の動きや彼らが立てる音、ずれた時間に寝起きする人や小用を足す人の行き来などだ。エフェ・ピグミーはいったん寝ても、しばらくして何か面白そうなこと――会話や音楽――を耳にすると、自分も参加するために起き出してくることが多い。夜のあいだに時間にかまわず誰かが起きて歌い始めたり、親指ピアノ（訳注　アフリカに遍在する民族楽器。カリンバとも呼ぶ）を弾いたり、ダンスを始めたりするからだ。クン族の人びとは早朝に活発な会話を交わすことが多い。夜の時間を会話に使うことで、会話そのものを楽しんだり、議論を戦わせたり、喧嘩や対立を解決したり、人間関係の問題を解消したりする。ゲブシ族の男性は夜を徹して降霊会その他の社会的活動に打ち興じる。

西洋社会でも、かつては真夜中に大半の人が起きてうろついていたり、半分寝たような状態でいたりした時代がある。ヨーロッパにおける過去の睡眠パターンや夜間の活動などについてはほとんど何も知られていなかったが、ヴァージニア工科大学の歴史学教授、A・ロジャー・エカークが見事な手際で私たちを無知の淵から救い出してくれた。一三〇〇～一八〇〇年の期間における歴史的記録の研究でエカークは、たいていのヨーロッパ人が睡眠を「最初の眠り」と「二番めの眠り」または「朝の眠り」の二相に分けていたことを示す記述を発見した（初期の医学書には、最初の眠りでは体の右側を下に向け、あとの眠りでは左側を下に向けて寝ることで、消化を助け、快適さを最大限に引き出せると書いてあるものがある）。人びとは二相の眠りのあいだに一時間以上静かに起きていた。起き上がって動いたり、ベッドにとどまって会話したり、祈ったり、セックスしたり、起きる前に見た夢について考えたりと、半分寝たような状態で過ごした。

何度かに分けて眠る習慣は多くの哺乳類に典型的に見られる。ひょっとすると、それが太古の時代から受け継がれてきた、私たちのより自然な夜の睡眠パターンなのだろうか。私たちの先史時代の先祖も、真夜中のひと休み、いわば真昼のシエスタの夜バージョンを楽しんだのだろうか。

米国立精神衛生研究所（ＮＩＭＨ）のトーマス・ウェアが、かつて、この問いに答えるべくある実験を考え出した。昔の冬の日の夜を再現するため、彼は募った被験者に一日に一四時間（午後六時から午前八時まで）人工照明のない暗い環境で過ごすことを一カ月にわたって続けさせた。最初の数週間は、被験者は最長で一一時間という長時間にわたって深い眠りについた。おそらくそれまでの睡眠不足を補ったのだろう。しかし、やがてはっきり二つの相に分かれた睡眠パターンを呈するようになった。まず午後八時から真夜中まで四時間寝てレム睡眠から目覚め、「不安のない」状態で静かに二時間休息したあと、午前二時からふたたび四時間寝て、午前六時に新たな一日を始めるといった具合だ。

ウェアは被験者の体温、ホルモン、メラトニン分泌、脳波図パターンを測定し、彼らの体内で夜間に起こる化学現象がふつうと異なることを発見した。すなわち、メラトニンレベルと睡眠に関係する成長ホルモン分泌のレベルが夜をとおして高かったのである。休息の時間にも、他では見られない化学現象が見られた。泌乳《ひにゅう》や（ニワトリの場合には）卵を抱く行為にかかわるホルモンである、プロラクチンのレベルが劇的に上がったのだ。こうした特定の内分泌状態が自省や一種の静かな瞑想をうながしたのかもしれない、とウェアは述べる。そして二相に分かれた睡眠パターン——夢を見ている睡眠から覚めて静かな休息に入る——が、私たちが今日《こんにち》では失っている、夢へのアクセス手段であったかもしれないのだ。ウェアの言葉を借りれば、「有史以前には、この睡眠パターンが夢と目覚めてからの生活とのあいだの連絡経路であったにもかかわらず、私たちが睡眠を短くまとめて取るようになり、この経路が徐々に閉ざされてしまったという考えには興味をそそられる。もしそうならば、現代人が神話やファンタジーの源泉を失ってしまったという考えに生理学的な説明がつけられる」

ウェアは、私たちが元々もっている睡眠パターンは二相パターン——少なくとも冬の長い夜には——であり、睡眠を一度にまとめて取る当節の習慣は現代生活の所産にほかならないと推測する。「現代人は、さまざまな睡眠の仕方が可能であるということに気づいていない。先史時代には、季節に応じて異なる睡眠モードを使い分けていたのが、今ではこの複数の睡眠モードというものは、私たちの生理機構の中で眠っているのだ」。私たちは長い昼と短い夜のパターンに永遠に閉じ込められ、夜の短縮化はこれからも進みそうだ。

あなたはベッド脇のランプをつける。それは無数にある人工光の一つであり、これらの人工光によって私たちは夜を短くし、夢を見る経験を自ら奪い去っている。闇と夢想を彼方へ押しやったのは誰よりもまずトーマス・エジソンだろう。

数万年の長きにわたって、ヒトにとって日没が寝る時間であり、日の出が起きる時間だった。私たちの体内時計をリセットする光源は太陽光だけで、太陽光が体内時計を昼夜のサイクルと季節のサイクルに合わせていた。その後、たき火や、動物の脂肪、ピッチ（訳注　石油やタールを蒸留したときに残る黒褐色の可燃性物質）、石油などを燃やすランプが出現した。たき火やランプの光は闇の中でものを見ることを可能にしてくれたが、私たちの生物時計をリセットするほど強くはなかった。やがて一八七九年に白熱灯が発明されると、人工光は瞬《また》く間《ま》に私たちの生活に広く取り入れられた。突如として私たち人間は太陽サイクルの足枷《あしかせ》から解き放たれ、どの夜も真夏の夜であるかのように振る舞うことができるようになった。ところが、私たちの体内時計はいまだに太古からの明暗スケジュールに従っているため、昼夜を分かたぬ照明には代償がついて回った。その重大さに、私たちは気づきはじめたばかりなのである。

私たちの体内時計には、光同様、闇も不可欠である。二〇〇五年、ヴァンダービルト大学の科学者たちが、光を絶え間なく浴びるとSCNのニューロン発火が脱調することを立証した。日没後に電灯などをつけることで、私たちはそれと知らずに自分の生物時計をリセットしているのだ。一〇〇ルクスほどの弱い光――オフィスや居間の明るさくらい――ですら私たちのリズムの位相に影響を与える。それに先立ってチャールズ・ツァイスラーのチームが発見していたのは、生物学的な夜が始まったばかりの数時間は、私たちの概日時計がとりわけ脆弱《ぜいじゃく》である、ということだった。夕方の遅い時間に光を浴びると、位相が遅れるため、体内時計は日の出が実際より遅かったかのように振る舞う。早朝に光を浴びると、位相が反対に進むから、実際より日の出が早かったかのように振る舞う。夜間に光を浴びた場合にはメラトニンの分泌が抑制される。夜中にわずかの時間でも光を浴びると、メラトニン生成に必要な酵素の活動が低下するからである。

自分の生物学的な夜を明るく照らし、自分のリズムを無視し、時間帯を飛び越え、体内時計からずれた時間に仕事し眠る種《しゅ》は、私たち人類だけである。己《おのれ》の体内時計をないがしろにする報いは私たち自身に跳ね返ってくるはずだ。

子午線を横断する旅を考えてみよう。少し前のこと、私は中国の小さな村で地元の有力者や科学者と食卓に着いていた。目の前には素晴らしくエキゾチックな料理がテーブル狭しと並べられ、その中にツバメの巣のスープがあった。スープはアナツバメの巣をチキンブイヨンで煮込んだものので、アナツバメの巣はねばねばした唾液の糸でできた驚くほど頑丈な代物《しろもの》だと私は知っていた。高価なご馳走だから食べねばとは思ったが、スプーンを持ち上げてためらってしまった。なにも鳥の唾液腺から分泌されたゼラチン質の糸を口にするのが嫌だったわけではない。私はどんな食べ物にも挑戦できる人間で、あらゆる山海の珍味を食べることを楽しむと自負していた。ところが、胃がこの料理を受けつけようとしないのだ。というより、どんな料理でも食べたくはなかった。私は中国に前日到着したばかりで、胃腸がまだヴァージニアにいるかのように感じられた。実際、ある科学者の友人が後日教えてくれたように、本当にそうだったのだ。

世界を半周すると、心が目的地に着くには三日ほど長くかかると言われる。胃もそうだ。現に、マイケル・メナカーによれば、体全体が目的地に着いたように思えるかもしれないが、時間の観点から見ると体の各部分はゆっくりとしか進めないという。時間帯をまたぐごとに、体が新しい時間に適応するのに最大で一日かかる。時間帯をまたいだ長距離旅行をする人の三分の二が時差ぼけを訴える。時差ぼけの症状には思いつくだけでも、ぼんやりとして元気が出ない、胃腸の不調、日中の疲労感、夜間の不眠（東に向かうフライトの場合）、早過ぎる目覚め（西に向かうフライトの場合）、記憶力や注意力の低下、食欲減退などがある。旅行者は、しばしば真夜中に朝を告げるホルモンによって起こされる。こうした症状は一般に、西から東へ移動するときのほうが重い。おそらくこれは、体にとって短い一日より長い一日に適応するほうが楽だからだろう。

時差ぼけの不快さと倦怠《けんたい》感は、体内時計が新しい時間帯に順応する過程で、マスタークロックと末梢時計の同調と、末梢時計相互の同調がずれることに起因する、とメナカーは考えている。ある研究でメナカーらは、異なる時間帯を行き来することが内臓諸器官の概日リズムに与える影響を、遺伝子組換えラットを対象に調べた。その結果、体温など私たちの体内の重要なリズムを統制する、脳のＳＣＮにあるマスタークロックは、およそ一日程度で修正がきくが、私たちの体内組織――たとえば、肺、筋肉、肝臓など――の末梢時計は修正に一週間以上かかることが判明した。たとえば、脳が筋肉に運動するよう指令を出しても反応ははかばかしくないかもしれない。筋肉の時計はいまだ深い眠りについているからである。同様に、私の脳は中国でツバメの巣を食べようとしていても、ヴァージニアにいる私の肝臓はまだ真夜中にいる。

この時計調整の遅れは、じつは正常な生活を送る上ではなくてはならないものである。光に変化があったからといって体内時計が一瞬でリセットされたなら、暗室に出入りするたびに進んだり遅れたりするだろう。だから私たちの体は、季節ごとの日長変化のように、光の明暗のわずかで緩慢《かんまん》な変化に対してのみ適応するようにデザインされている。しかしメナカーによれば、「子午線を横断するフライトは体には予期できない不自然な出来事です。時間帯をまたいで移動することは、光サイクルに急速で大きな変動を発生させ、体内に著《いちじる》しい混乱を引き起こします」

ときどき時間帯を行き来するならまだしも、頻繁にとなると話は違ってくる。ブリストル大学のチョウ・カンウクは、自らの時差ぼけ――失見当《しっけんとう》（訳注　時間や場所などの認識能力が低下した状態）や記憶喪失――に着想を得て、頻繁に時間帯をまたぐ旅行の影響を探った。国際線航空会社に勤める客室乗務員二〇人について調べた結果、長距離フライトに五年間従事すると記憶力や認知能力に問題が起きることがわかった。さらに、唾液サンプルと脳スキャンによってこうした問題の原因を解明した。七つの異なる時間帯を飛び移るフライトのあいだに五日以下の回復時間しかなかった客室乗務員は、ストレスホルモンであるコルチゾールのレベルが上昇していたのだ。長距離旅行につきものの目まぐるしい明暗の変化に絶えずさらされると、私たちの体はいつが昼でいつが夜かわからなくなり、常時コルチゾールを分泌するようになる。慢性ストレスの研究からわかっているように、コルチゾールレベルが高いと、脳細胞は損傷を受ける。果たして脳スキャンでは、客室乗務員の側頭部に萎縮《いしゅく》が見られた。側頭部には学習や記憶に欠かすことのできない海馬があるのはご存知のとおりだ。

近くの高速道の往来の音が聞こえる。こんな夜中にいったい誰が起きているのだろう。二〇〇年前なら、夜間の歩哨兵、門番、そして夜中に働く料理人くらいのものだった。現在では、アメリカの総労働人口の一五パーセントほどが夜間働いている。空路の安全を見守ったり、トラックを運転したり、あるいは病院、消防署、警察署、工場、原子力発電所などの運営や操業に従事したりしているのだ。こうした仕事では、睡眠相が自然の時間キューから著しくずれてくる。

夜勤が身体に与える影響を確かめるため、イギリスのサリーにある時間生物学センターのジョセフィン・アレントは、北海にある油井で働く労働者の大規模な実証研究を行なった。油井での仕事は困難で危険だと彼女は述べる。「この仕事を獲得するには、足を縛ってヘリコプターからぶら下げられ、海につけられるテストに合格せねばなりません。こんな難関をなんとか切り抜けた者だけが油井で働くことができるのです。いずれにしても、労働条件は生易《なまやさ》しいものではありません」

　労働者を研究するのもやはり楽ではない。アレントによれば、「油井労働者四五人の尿を四時間ごとに一四日間採取するのは大変な作業でした。油井は一日につき三〇〇万ドルの利益を生み出します。ですから、概日リズムの研究のために仕事を中断して小用を足すのはあまり歓迎されないわけです」。それでも彼女は、二つの異なる交代勤務体制で働く労働者を二週にわたって比較し、きちんと結果を得た。一方の勤務体制は単純な一二時間交代制で、夜か昼のどちらかでずっと働く。もう一方は入れ替わり制で、七日間は夜勤で、次の七日間は日勤となる。

「入れ替わり制のほうが悪い結果になりました」とアレントは語る。この体制の労働者の尿検査では、メラトニンレベルが新しい労働時間に同調することがなく、彼らは不眠を訴えた。これは交代勤務する労働者の多くに共通する。彼らは概日サイクルからずれた睡眠相で眠ろうとするからだ。そのときにはメラトニンレベルは下がり始め、体温は上がり始めている。眠りはぶつ切れで、目覚めたときにちっとも疲労が取れていない。「正しい概日リズムの位相で寝ることが肝心です。体温が下がってから生物学的な昼に寝ようとすると、睡眠の質は低くなります」とはアレントの弁だ。研究によれば、交代勤務の労働者では睡眠時間が一晩で平均して三〜四時間短い。

　アレントは、ほかにも長期的で重大な健康への影響を発見した。どちらの交代勤務体制でも、労働者が深夜に食事をすると、血中に異常に高いレベルの脂肪酸が含まれ、グルコース耐性が低下していた。脂肪酸は心臓病と相関があり、グルコース耐性の低下は糖尿病その他の代謝障害の危険因子となる。

交代勤務はおそらく、慢性的な時差ぼけに匹敵するほどの脱調効果を概日システムに与えるだろう。交代勤務する労働者の乱れた時計は記憶力、認知能力、その他さまざまな身体部分に影響を与え、高コレステロール値、高血圧、気分障害、不妊、心臓発作や癌の高罹患《りかん》率につながると思われる。

看護師保健調査による女性看護師七万八五〇〇人を対象にした研究では、三交代勤務を一〇年間続けた看護師は、夜勤しなかった看護師に比べて乳癌の罹患率が六〇パーセント高く、大腸癌の罹患率も高かった。数年後、日本の研究者たちが男性一万四〇〇〇人以上を対象に調査し、昼夜の交代勤務に従事する労働者では前立腺癌の罹患率が正常値の三倍になるという結果を得た。交代勤務条件を再現するため概日リズムを操作したマウス実験では、癌の成長が早まった。

交代勤務と癌のあいだのつながりを説明するものは何なのだろうか。

この問いへの答えは私たちの遺伝子にあると考える科学者がいる。交代勤務で乱れたリズムによって時計遺伝子の発現が動的に変化し、これが成長を制御する「下流」遺伝子（訳注　この場合は、時計遺伝子から見て制御される側の遺伝子）に影響を与えるというのだ。二〇〇六年の研究でウィリアム・ルシェスキーと同僚のパトリシア・ウッドは、体内の時計遺伝子が、ＤＮＡ合成、細胞分裂、そして血管形成（胃腸や脊髄《せきずい》の正常組織、場合によっては癌組織においても）を制御する酵素の供給を調整《ゲート》することを実証した。

概日リズムの乱れと癌とのつながりには、人工照明もかかわっていることが指摘されている。科学によって、夜間に照明を浴びると正常なメラトニン生成が阻害されることが知られるようになって久しい。動物実験では、メラトニン生成が阻害されると癌細胞の成長がうながされることが確かめられてはいた。しかし、両者に関係があることを強く示唆する初の実験証拠が得られたのは二〇〇五年だった。

実験を行なった研究者チームは、女性一二人から二四時間のうちに三回、日中と夜、それから夜に明るい光を浴びたあとで採血した。血液試料はラットに移植されたヒト乳癌に注入された。その結果、日中の試料と光を浴びた夜の試料を注入された腫瘍がより早く成長した。いずれの試料もほとんどメラトニンを含んでいなかった。研究者たちは、この研究結果が夜間に人工光を浴びるとメラトニンの分泌が抑制され、腫瘍の成長が早まることを強く示唆すると述べている。したがって、夜勤の女性は乳癌のリスクがふつうより高い可能性がある。

労働者を夜を徹して働かせたり、一定しない時間帯で夜勤につかせたりすることは、個々の労働者だけでなく社会全体にとって重大な健康問題だとアレントは語る。労働者が概日リズム障害によって失見当を起こしていたり、睡眠不足で疲れていたりすると、事故が起きる。一九八四年、インドのボパールでユニオン・カーバイド社の工場が爆発を起こし、数千人が死亡した事故は、真夜中を過ぎたばかりの出来事だった。ペンシルヴェニア州のスリーマイル島の原子力発電所で起きた一九七九年の危機は午前四時に始まった。日勤だった人が夜勤に移ったばかりで、弁が開いたまま固着しているのに気づかなかったのだ。一九八六年にウクライナのチェルノブイリ原子力発電所で起きた世界最悪の事故は、午前一時二三分に始まった。夜勤の労働者が次々とミスを犯した末の事故だった。

こんな夜中でも話し相手が欲しければどこへ行けばいいのか、私は知っている。この先にある大学病院ではあたりを明かりが煌々《こうこう》と照らし、研修医が最長で三〇時間ぶっとおしで働き、一週間で八〇時間にものぼる労働時間をこなしている。

これが、現代生活によって概日リズムが歪《ゆが》められている今一つの例である。アメリカにおけるインターンの長時間労働は、二〇世紀初頭にボルティモアにあるジョンズ・ホプキンス病院に勤務していた、優秀な外科医ウィリアム・スチュワード・ハルステッドの遺産である。ハルステッドが、若い医師は病院に住み込んで昼夜を分かたず働き、なるべくたくさんの患者を診《み》るほうがいいという考えを推奨《すいしょう》したのは医学界ではよく知られた事実だ。だがたいていの人が知らないのはハルステッドがコカイン中毒だったことである。彼の「英雄的な」勤務スケジュールが危険をともなうことを裏づける証拠が多数あるにもかかわらず、それは今でも医学教育につきものの慣行となっている。

こんな時間に、この二四時間寝ていない状態で、どうやって診断を行なったり、投薬量を決めたりという、患者の生命にかかわる重要な判断を下せというのだろう。そんな状態にある若い医師に治療されるとしたら、あなたならどう感じるだろうか。

睡眠不足によって認知能力が低下するという研究はたくさんあるにもかかわらず、それが医療ミスに与える影響を測定する研究は最近まではごく限られていた。二〇〇四年、ハーヴァード労働時間保健安全研究所の科学者たちが、三〇時間続けて働いたインターンには、一六時間続けて働いたインターンに比べて二倍の注意不足が見られたと報告した。加えて、三〇時間働いたほうのインターンたちは、より深刻な医療ミスをかなり頻繁に犯し、大きな診断ミスを五倍犯した。調査チームのメンバーであったチャールズ・ツァイスラーは、「一七〜一九時間起きていると、その人の能力は血中アルコールレベルが〇・〇五パーセントの人と同じになります」と説明する。二四時間起きていると、この数字は〇・一〇パーセントになる。彼はさらにこう述べる。「二四時間働いたあとでミスを犯す危険はあまりに大きいため、マサチューセッツ州の専門家や立法家は、医師がこの二四時間のうち二二時間起きていたならその旨《むね》を患者に知らせるのが病院の倫理的義務であると提案したほどです」

インターンの長時間労働が及ぼす危険性は病院の患者にとどまらず、インターン自身にも及ぶ。ハーヴァード大学のグループによる二〇〇六年の研究によれば、こうした長時間シフトをこなすインターンは、治療中に針やメスで自分を傷つけてしまう確率が六一パーセント上昇し、肝炎やＨＩＶなどの血液媒介感染症に自身をさらすことになる。もっとも一般的に挙げられる事故原因は、集中力の途切れと疲労だった。

働き過ぎのインターンは病院からの帰途、自分だけではなく他人にも危害を及ぼす可能性がある。原則として毎晩五～六時間しか寝ていない人（インターンの平均睡眠時間）の研究では、正《せい》中《ちゅう》神経の反応時間が三倍になることが確かめられている。「ということは、長いシフトを終えた帰宅途中、もし子どもが車の前に飛び出したとしたら、ハンドルを操作したり、ブレーキを踏んだりするまでに三倍の時間がかかるということです」とツァイスラーは述べる。二〇〇五年、ツァイスラーのチームは二四時間以上のシフトを終えたインターンは、帰宅途中に自動車事故を起こす確率が二倍になり、ニアミスを起こす確率は五倍になると報告した。

「これだけの証拠があるのですから、医学界がこの問題についてどう考えているのか問うのは当然の流れでしょう」と述べるのは、ハーヴァード大学のチームに参加しているクリストファー・ランドリガンである。二〇〇三年、医学界は研修医について全国規模の労働時間制限を設けた。

「それでも、この規則ではインターンや実習生はいまだに三〇時間継続して働くことを許されており、これほど長い労働時間は安全第一の他の業務で受け入れられている制限時間を優に超えています」とランドリガンは述べる。たとえば、パイロットやトラック運転手、原子力発電所の労働者はすべて連続労働時間を八～一二時間に制限されている。さらに二〇〇六年にランドリガンが行なった調査によると、インターンの八四パーセントが制限時間を守っていないという。ランドリガンはこう指摘する。「実習生の労働時間を制限するのが医学界では文化的、経済的に難しい問題なのは疑うべくもありません。しかし、この問題はイギリスやニュージーランドなど、他の国では解決されています。この二カ国では研修医の連続労働時間はそれぞれ一三時間と一六時間に制限されているのです」

さて、ここであなたを診てくれている若いアメリカ人医師が眠気を吹き飛ばす薬を服《の》んでいたとしよう。朝に服用すれば、丸二日間ずっと起きていられるという代物《しろもの》だ。眠気を吹き飛ばして認知力を改善するこの種の「生活改善薬」は実際に存在し、なかでもモダフィニルやＣＸ７１７は「作用のメカニズムはわかっていないが」「特有の覚醒作用を有する薬剤」とされている。現在ＣＸ７１７は、戦闘地域に派遣される兵士のための使用が検討されている。覚醒促進剤《ユージエロイック》（「良い目覚め」を意味するギリシア語に由来する）と名づけられたこれらの薬剤は、他の興奮剤にありがちな問題（いらいら、常用癖、効き目が切れたあとの疲弊感）が少ないとされる。こうした利点にもかかわらず、必ず薬効を現わすとも限らない。たとえば二〇〇五年にツァイスラーのチームが行なった研究によれば、モダフィニルを服用して一晩仕事した人の一部にやはり眠気と能力の低下が見られた。

医師やその他の安全を重視する業務にかかわる労働者が、覚醒作用のある薬剤を服用しているからといって仕事を任せて安全なものだろうか。医師はますます、交代勤務の労働者やトラック運転手、そして医師仲間にこの薬剤を処方するようになってきている。さらに医薬品の地平の向こうにはまた別種の薬剤の波が押し寄せている。これらの薬剤は自然の眠りより回復力の強い深い睡眠を与え、休息時間を短縮してくれるとされている。

自然な睡眠を妨害し、体内時計をみだりにいじることにどんな長期的影響があるのか、誰にもわからない。二四時間社会を維持するためなら私たちは何でもするというのだろうか。

あなたは、ついに眠りに落ちたかもしれない。時刻は午前三時と四時のあいだ、夜間労働者のミス、自動車やトラック事故、鬱血性《うつけつせい》心不全、胃潰瘍《いかいよう》、乳幼児の突然死症候群、骨破壊《こつはかい》、片頭痛、喘息《ぜんそく》発作がピークを見せる時間帯である。これから数時間のうちに、理由の如何《いかん》にかかわらず死亡率がピークになる時間がやって来る。これにはおそらく血圧の上昇、起床を予期してすでに始まっているコルチゾールレベルの上昇が関連しているのだろう。一日の終わりではなく始まりに死ぬことが多々あるというのは不思議な巡り合わせだ。まるでそれは死が終わりではないと言っているかのようだ。しかし、私たちの体はそうできている。それは逆説と驚嘆と矛盾の宝庫なのだ。

古来から「子どもが生まれ病人が死ぬ」と言われるこの狼の時刻は、体温が最下点を打ち、恐怖や後悔の念、心労が重なって心が萎《な》える時刻でもある。「魂の中の真の闇夜では、いつだって時刻は午前三時だ」とF・スコット・フィッツジェラルドは書いた。眠りが心地よく深くあるべきこのときにまだ起きている人は、日中なら忙しさにかまけて思い出すこともなかった雑事に頭を悩ませる。言い損ねた言葉、報われることのなかった愛、膨《ふく》れあがる債務、怒濤《どとう》のごとく過ぎ去っていく人生、迫りくる老いを悔やむのだ。

ウェブスターの『新国際英語大辞典第三版』で「time（時間）」を引いてみよう。すると、その項が、「life（人生）」「love（愛）」「God（神）」「truth（真実）」より記載が多いのに気づくだろう。それも、「time-out（時間切れ）」「timeworn（使い古した）」「time flying（飛ぶように過ぎゆく時間）」「time racing（素早く過ぎ去る時間）」「time lost（失われた時間）」「seconds split（瞬時）」「time relative but always relentless（相対的だが容赦なく流れていく時間）」といった、無数の合成語を除いての話である。ローマの劇作家プラウトゥスは、こう記した。「神は初めて時を分けし者を呪う　ここに日時計をつくりし者をも呪う　われらが日々をかくも無残に細切れに切り刻むとは！」

プラウトゥス以降、私たちはさらに救いがたいほどに時間を意識するようになり、日々をもっと細かく切り刻んでいる。この半世紀のあいだに、時間の測定精度は数桁向上した。水晶時計は一カ月に一秒、最高級のセシウム原子時計は三〇〇〇年に一秒の狂いしか生じない。二〇〇五年、科学者はセシウム時計よりさらに一〇〇〇倍精度の高い「光格子」時計をつくりだした。この時計はストロンチウム原子を用いたもので、この時計の遷移《せんい》周波数は 429,228,004,229,952 ヘルツである。

まるで時間をきちんと計るならば、時の流れを思いのままに操れるとでも言うかのようだ――たとえば、痛みがひどいときは速く、年を重ねるに従って遅く、というように。

ウラジーミル・ナボコフはかつて、この地球上で初めて時を意識した生物が初めて笑う生物でもあったと記している。私にはなんとも言えない。デジタル時計が流行《はや》り始めたころ私は、日時計の針の影がぐるりと回るのを模した丸い時計盤がこの世から消えてしまうと思い淋しく感じたものだ。それは若いころを懐かしむただの感傷だったのかもしれない。運動場の周囲を輪を描いて走ったり、フィンガーペイントで描いた赤や青や黄色の輪を混ぜて茶色の輪をつくったりしていた子どものころ、時間は過ぎてもひと回りして結局、自分は少しも歳を取っていないのだと思い込んでいられた。

ある年齢まで、時間は周期的に感じられる。夜明けから夜明け、ある日から次の日、終わりが始まりへと続いていくのだ。ところが、四〇～五〇歳くらいになると、ヴァージニア・ウルフも書いたように、人生の問題は「あなたにとって時をどれだけ自分の手許《てもと》にとどめておけるかになる」。時はあまりに速く流れていくゆえに、途方もなく大切なものとなる」。突如として、人の長い人生の二万八〇〇〇日が残酷なほどに短く儚《はかな》く思える。ふと気がつくと、眼前に自分の年老いた姿――抜けた歯、締まりのない顎、まともに歩けない膝、老衰――が迫っているのだ。

今日《こんにち》、時は本当に矢のごとく一瞬にして過ぎ去るため、私たちの体を動かしている時計の驚くべき秘密を知ると安堵する。私たちの体内時計はある意味で、直線的に進む時間を拒むものだからだ。

すべての体内時計の深奥《しんおう》には、細胞に時を知らせる自動巻きメカニズムがある。一組の遺伝子が発現後に相互に作用して負のフィードバック・ループを形成し、振動、すなわち〝チクタク〟という時の刻みを生み出す。これらの遺伝子の一部は一日の早い時間からたんぱく質を生成しはじめ、このたんぱく質が蓄積されていく。たんぱく質レベルが夜になってピークに達すると、自分たちを生成するにいたった生化学反応を止める。こうして二四時間周期の、自分で自分を維持することのできる不動のループが形成される。

私たちの体を維持するこれらのループの循環を感じられるかどうか、思いを巡らせてみよう。

そうすれば、デジタル化された、直線的に進む時間が過ぎ去るのをただ傍観することはなくなるかもしれない。あるいは子どものころに経験したように、時間が日々の小さな輪から成る、回転する円環であるかのように感じられるかもしれない。少なくとも、私たちが生まれながらにしてもつ周期的リズムをもっと大切にする気持ちが育《はぐく》まれそうだ。

夜空に細い月が浮かんでいる。私は闇の中に体を横たえ、体の小さなループに思いを馳せる。フクロウとヒバリ、私たちのために働いてくれる微生物たち、自然光に対する鋭敏な感覚とそれに対する愛着、睡眠の必要性に。私たちはまだ自分の体についてほんの少ししか知らないけれども、知識の穴は埋められつつある。私たちの身体はあたかも、開拓され、調査され、変容すら遂げる南極大陸のようだ。新しい理解とともに、私たちの不思議なかりそめの乗り物を最大限に利用する、新たな有益な手段が得られるだろう。

水平線に暁《あかつき》のかすかな光が差し、ようやく眠りが訪れる。あらがいがたい心地よい眠りが思考と感覚を奪う。その目的は知れずとも、毎日が眠りとともに終わることを寿《ことほ》ごう。世の中には少しも休むことなく働き続ける人もいる。けれども私には、昼夜を分かたず体と心と魂を一つだけのことに傾けるなんて考えられない。新たな始まりの芽を自ら摘み取るなんて、思いもよらないことなのだ。

謝辞

身体の時間の研究にキャリアを捧げてきた科学者三人は、さまざまな場面で私に協力の手を差し伸べてくれた。ヴァージニア大学生物学タイミングセンターのマイケル・メナカーは、本書の原稿の一部に何度か目を通し、有益な指摘をしてくれた。サウスカロライナ大学のウィリアム・ルシェスキーは、一九九四年に《サイエンス》誌に健康と疾患のタイミングに関する秀逸な記事を寄稿した。私はこの記事によって初めて時間生物学の世界に目を開かれたのだった。ルシェスキーはその後クロノセラピーに関する文献を読むよう私に提案してくれた。テキサス大学のマイケル・スモレンスキーは、リン・ランバーグとともに『仕事、健康、人間関係、最高にうまくいくのは何時と何時？——魔法の体内時計』を書いた。この書籍は健康と日常生活において生物時計が果たす役割についてまたとない手引きとなった。以上の三人に感謝の意を表する。

本書を書くに当たり、お三方をはじめとする科学者多数に力添えいただいたことにお礼を言いたい。以下に挙げる方々の親切な進言、参考文献の紹介、原稿の訂正に深謝申し上げる。サリー大学のジョセフィン・アレント、モネル化学感覚研究所のポール・ブレスリン、ワシントン大学のデイヴィッド・E・カミングス、クリストファー・ヴォーンとの素晴らしい共著、『ヒトはなぜ人生の三分の一も眠るのか』のあるスタンフォード大学医学部のウィリアム・C・デメント、有益な指摘や励ましをくれるとともに『一日の終わりに――過ぎし時代の夜』という卓越した著書という形で本書の着想を与えてくれたヴァージニア工科大学のA・ロジャー・エカーク、ラトガース大学のヘレン・フィッシャー、ワシントン大学のジェフリー・ゴードン、ノースウェスタン大学のジェイ・A・ゴットフリード、ヴァージニア大学のカーラ・グリーン、普通感冒に関する多くの質問に答えてくれたヴァージニア大学のジャック・グワルトニー、スタンフォード大学のH・クレイグ・ヘラー、カリフォルニア大学バークレー校のリチャード・アイヴリー、コロンビア大学のエリック・カンデル、カリフォルニア工科大学のクリストフ・コッホ、イリノイ大学のアート・クレイマー、ハーヴァード大学医学部のハーヴァード労働時間保健安全研究所に所属するクリストファー・ランドリガン、ニューヨーク大学のジョセフ・ルドゥー、ハーヴァード大学のダニエル・E・リーバーマン、エリザベス・ノートン・ラズリーとの共著、『ストレスに負けない脳』が本書のテーマの信頼のおける道案内となった、ロックフェラー大学のブルース・マキューアン、コロンビア大学のジャネット・メトカフ、リヴァプール・ジョン・ムーア大学のトーマス・レイリー、リヴァプール大学のクレイグ・ロバーツ、ミュンヘンにあるルートヴィヒ・マキシミリアン大学時間生物学研究所のティル・レンネベルク、テルアヴィヴ大学のメル・ローゼンバーグ、ヴァージニア大学のティモシー・ソルトハウス、エール大学医学部のサリーとベネット・シェイウィッツ、カリフォルニア大学ロサンゼルス校のジェローム・シーゲル、リューベック大学のウルリッヒ・ワグナー、そしてモネル化学感覚研究所のチャールズ・ヴィソツキ。

原稿の一部に目を通し有益な意見をくれた以下の科学者の方々にもお礼申し上げたい。ウィスコンシン大学のポール・バキーリタ、デューク大学のジェイムズ・ブルメンタール、リューベック大学のヤン・ボルン、コロラド州立大学のリチャード・A・ボーエン、ジョンズ・ホプキンス大学医学部のアーサー・バーネット、ハーヴァード大学のウィリアム・カールゾン、ブラウン大学のメアリー・カースカドン、マサチューセッツ大学のプリシラ・クラークソン、〈ファイザー・グローバル・リサーチ&ディベロップメント〉のリチャード・シトーウィックとアンジェロ・デル・パリギ、ペンシルヴェニア大学のスコット・ダイアモンド、ロンドン大学ユニバーシティー・カレッジのブラッド・デュケインとヘンリック・アーソン、ハーヴァード大学医学部のジェフリー・フライアー、ハーヴァード大学のケヴィン・フォスター、トロント大学のリン・ハッシャー、ヴァージニア大学のJ・オーエン・ヘンドリー、ハーヴァード大学のJ・アラン・ホブソン、フローニンゲン大学のヘルト・ホルステへ、ロックフェラー大学のジム・ハズペス、アメリカン大学のローラ・ジュリアーノ、ロンドン大学インペリアル・カレッジのフィリップ・キルナー、シカゴ大学のクリステン・クヌートソン、ラトガース大学のバリー・コミサルク、テクニオン・イスラエル工科大学のペレツ・ラヴィー、ジョージ・ワシントン大学のピーター・ルーカス、サルク生物学研究所のサラ・メドニック、ミシガン大学のデイヴィッド・マイヤー、メリーランド大学医学センターのマイケル・ミラー、モントリオール大学のトール・ニールセン、ケープタウン大学のティモシー・ノアキス、ペンシルヴェニア大学のチャールズ・P・オブライエン、サーグレンスカ大学病院のホーカン・オラウソン、リヴァプール大学のスティーヴン・プラテク、モネル化学感覚研究所のジョージ・プレティ、ペニントン・バイオメディカル・リサーチ・センターのエリック・ラヴシン、ウェイン州立大学のナフタリ・ラズ、チューリッヒ大学病院のアラン・レクトシャッフェンとマリアンヌ・ルガール、ピッツバーグ大学のマイケル・サイエット、テキサス大学のディー・シルヴァーソーン、エール大学医学部のダナ・スモール、米国立衛生研究所（NIH）のエスター・スターンバーグ、タスマニア大学のD・マイケル・ストダート、アバディーン大学のヘニング・ワッカーリッジ、ライス大学のピーター・ウェイアンド、エモリー大学のキャロル・ワースマン、サウスカロライナ大学アーノルド公衆衛生スクールのショーン・ヤングステッド。

本書にはまだ誤りが残されているかもしれないが、たくさん見当たらないとすれば、それは以上に名前を挙げた方々の協力の賜物《たまもの》である。

この本の執筆に費やした四年のあいだ、私は幸運なことに全米芸術基金（NEA）からノンフィクション・フェローシップを授与された。同基金の支えがなければ、この本を完成することはかなわなかっただろう。私のプロジェクトに関心を寄せ、とりわけ熱心に本書の出版に尽力してくれた故クリフ・ベッカーに感謝を捧げる。

さまざまな助力を惜しまなかった友人で協力者のミリアム・ネルソンに深謝する。彼女はその広い人脈を生かして専門知識や支援、熱意を惜しげもなく与えてくれた。さらに、自分の経験を共有してくれたフランチェスカ・コント、ハリ・ウォッシュ、ヘザー・セラー、草稿を読み有用な提案をたくさんしてくれた聡明な友人のダニエル・オニールにもお礼を言いたい。《エール大学校友会誌》のカトリーン・ラシラとブルース・フェルマン、《ナショナル・ジオグラフィック》誌のリン・アディソン、オリヴァー・ペイン、ジェニファー・リーク、キャロライン・ホワイトの各氏は優秀な編集者だった。ここに記して謝意を表す。

原稿を入念に編集してくれたローレンス・クーパー、出版プロセスを円滑に運んでくれた朗らかで有能なウィル・ヴィンセント、気の利いたタイトルのヒントをくれ、表紙デザインを手がけてくれたマーサ・ケネディにも感謝している。辛抱強く支えてくれたジャネット・シルヴァー、いつでも智慧と良識の泉のようだったメラニー・ジャクソンにも深謝する。アマンダ・クックには、こう言っておこう。あなたは著者なら誰もが望むような編集者だった。賢明で、有能で、的確で、そのうえユーモアに満ちていた。この本の構想を練り、委細《いさい》を整え、磨きあげたあなたに私はお礼の言葉もない。

最後に娘のゾーイとネル、そして夫のカールの大らかな愛情にありがとうと言いたい。カールは、私が内なる世界にのめり込んでいたあいだ、喜んで外界の細々としたことにいつもの勇気と不屈の精神で挑んでくれた。

訳者あとがき

同じものを食べても、太る人とそうでない人がいるのはなぜだろう。午後になると判で押したように眠くなるのはどうしてか。運動のことを考えただけで筋力が増すというのは本当だろうか。睡眠不足が肥満や病気につながるというのは事実なのか。

人体の不思議とよく言われるが、このところの脳科学や遺伝学の目覚ましい発展によって、こうした疑問に対する答えが次々と見つかっている。たとえば、私たちは「一〇〇グラム当たり何キロカロリー」という栄養成分表を頼りに食品を選ぶことも多く、食品のカロリーは表示されたとおりで間違いないと思い込んでいる。ところが、食べ物のカロリーは食べる時間帯や、食べる人の腸内細菌の構成によって異なることが最近の研究によってわかってきた。「水を飲んでも太る」という誇張された表現にも一面の真実があったのだ。

本書は、私たちが目覚めてから就寝中までの二四時間を、こうした最新科学の成果を織り込みながら見ていくものである。著者もプロローグで述べているように、私たちは自分の体の働きを当たり前のものとして受け入れ、それについて深く考えることはあまりしない。しかし私たちの体内では、たくさんのドラマが日夜繰り広げられているのだ。

これらのドラマに大きく関与しているのが概日《がいじつ》リズムである。本書によれば、食べ物のカロリーも、抗癌剤の効き目も、ランニングの効果も、私たちの認知能力や異性に対する興味も一日のうちの時間帯によって異なるという。驚くような話だが、この方面の研究は長足《ちょうそく》の進歩を遂げており、著者が紹介する種々の実験結果や知人の逸話は説得力に富んでいる。本書に登場するある科学者は、「反証が出てこない限り、ほとんどすべての生命現象には概日リズムがあると考えたほうがいいでしょう」とまで述べている。それにしても、概日リズムがもともと地球の自転から生じたという話はまことに興味深い。

改めて自分の日常を振り返ると、朝のうちは何やら頭がぼうっとして頼りないが、昼前ごろになると頭が冴えてくるのは本書に指摘されたとおりだ。ランチタイムになって、やっと仕事に興が乗ってきたところなのに、と残念な思いをしたのは一度や二度ではない。こうした体のリズムを熟知するならば、効果的なダイエットや運動、疾病《しっぺい》の治療、学習が可能になるだろう。ちなみに本書を読んでから、訳者は朝の日課だった軽めの散歩を夕方の早歩きに切り替えた。そのわけは本文に詳しいので、確認していただければ幸いである。ただし、早歩きとはいえ散歩は運動としては軽いほうなので、訳者も早歩きに体が慣れたら、おいおい本格的な有酸素運動に取り組むつもりだ。

著者は概日リズムについてある重要な警句を発してもいる。現代人はともすると本来の概日リズムに逆らった生活をしており、そのことが与える影響には計り知れないものがあるかもしれないというのだ。日の出から日没までを一日の活動時間とした大昔の人びととは異なり、私たちは日没後も夜の闇を明るく照らし、仕事や家事やエンターテインメントにと忙しい。現代人がいまさら狩猟採集時代の生活に戻れないのは当然としても、概日リズムを無視する暮らしがもつ意味や影響はまだほとんど解明されていないだけに、考えさせられるものがある。

私たちの体内で起きているドラマには、細菌やウイルスなどの微生物も大きくかかわっている。本書によれば、私たちの体のほんの一パーセントがヒトで、残りの九九パーセントは微生物だというのだから驚かされる（細胞数の上での比較）。とはいっても、これらの微生物の大半は私たちに害を与えるどころか、むしろ私たちの小腸にある絨毛《じゅうもう》の成長を促し、食物という一種の異物に対する身体の免疫反応を抑制し、病原体の感染を防ぎ、ヒトのゲノムにない遺伝子の産物を提供してくれているというのだから、生半可な活躍ぶりではない。ある科学者は本書の中で、「人体はヒトと微生物の遺伝子の融合体と考えるのがもっとも良い理解のしかただ」と主張している。

この生命観は、目のつけどころがかなり斬新であるように思うのだがどうだろう。なにしろ、私たちは体内に数知れぬ異種の生命体を抱え、これらの生命体と共同生活を営んでいるというのだから。こうした生命科学《ライフサイエンス》の最近の歩みを見るにつけ、この分野の今後の発展からはますます目が離せない気がする。本書が、この最先端の科学に興味をもつきっかけになれば、あるいはふと立ち止まって自分の「からだの一日」について考えを巡らすきっかけになれば、これ以上の喜びはない。

本書は、サイエンスライター、ジェニファー・アッカーマンの *SEX SLEEP EAT DRINK DREAM : A Day in the Life of Your Body* の全訳である。アッカーマンには、*Chance in the House of Fate: A Natural History of Heredity* (2001) と *Notes from the Shore* (1995) の前著がある（いずれも未邦訳）。なお、本書の原書タイトルの **SEX SLEEP EAT DRINK DREAM** は、イギリスのプログレッシブ・ロック・バンド、キング・クリムゾンの歌の題名をそのまま拝借したものだそうだ。

末筆になったが、この本を訳す機会をくださり、訳文を一言一句にいたるまで丁寧に検討された早川書房の伊藤浩氏、校正者の山口英則氏に深謝する。そのほか刊行までにお世話になった数多くの方々にもこの場を借りてお礼申し上げたい。

二〇〇九年一〇月

鍛原多惠子

原 注

プロローグ

11　この一〇年で判明したのは、私たちの体はほんの一パーセントがヒトで……　P. B. Eckburg et al., "Diversity of the human intestinal microbial flora," *Science* 308, 1635–38 (2005).

「タイミングがすべて」　"Timing is everything," *Nature* 425, 885 (2003).

12　「自然は、踏みならされた道から外れたところで働くときこそ……　Thomas Willis quoted in Oliver Sacks, "To see and not see," *The New Yorker,* May 10, 1993, 59.

13　「私たちの体はあたかも時計のようだ」　Robert Burton, *The Anatomy of Melancholy.* Available at www.psyplexus.com/burton/7.htm.

14　「私をいちばんよく知っているのだから、ほかの人のことより　Henry David Thoreau, "Economy," in *Walden and Other Writings of Henry David Thoreau* (New York: Modern Library, 1992), 3.

第1章　目覚め

19　それはおそらく、かすかな聴覚キューを振られたのだ……　"Beating the bell," *New Scientist,* letters by Jim Field and Radko Osredkar, May 14, 2005.

20　ブラウン大学の科学者たちによると、寝入りばなを除けば……　M. A. Carskadon and R. S. Herz, "Minimal olfactory perception during sleep: why odor alarms will not work for humans," *Sleep* 27:3, 402–5 (2004).

テクニオン・イスラエル工科大学で睡眠を研究するペレツ・ラヴィーは……　Peretz Lavie et al., "It's time, you must wake up now," *Perceptual and Motor Skills* 49, 447–50 (1979).

別の研究では、ある時刻になると睡眠時間が終わると……　Jan Born, "Timing the end of nocturnal sleep," *Nature* 397, 29 –30 (1999).

21　平均睡眠時間が理想的な八時間でなく七時間を下回るような国では……　Till Roenneberg et al., "Life between clocks: daily temporal patterns of human chronotypes," *Journal of Biological Rhythms* 18:1, 80–90 (2003).

残念なことに科学者によれば、目覚まし時計のスヌーズボタンを押してむさぼる…… Edward Stepanski, Rush University Medical Center, Chicago, quoted in Martica Heaner, "Snooze alarm takes its toll on nation," *New York Times,* October 12, 2004, D8.

22 高鼾で眠りつづける罪深き者がこのベッドに内蔵された目覚まし時計に…… "An alarming bed," *Scientific American,* October 1955, reprinted in *Scientific American,* October 2005, 16.

これよりほんの少し人に優しい発明として…… http://alumni.media.mit.edu/~nanda/projects/clocky.html.

23 「脳はスポーツカーではないので、七秒で時速一〇〇キロメートルまで…… Quote and anecdote about the U.S. Air Force are from Charles Czeisler, "Sleep: what happens when doctors do without it," Medical Center Hour, University of Virginia School of Medicine, Charlottesville, March 1, 2006.

二〇〇六年、ある科学者チームが睡眠慣性の効果を正式に定量化したところ K. W. Wright et al., "Effects of sleep inertia on cognition," *Journal of the American Medical Association* 295:2, 163 (2006).

先に触れたラヴィーのチームによると、急速眼球運動…… Lavie et al., "It's time, you must wake up now."

24 こんなふうに「叩き起こされる」人をなくすべく…… See the SleepSmart Web site: www.axonlabs.com/pr_sleepsmart.html.

目覚めてすぐにすっきりとするか、いつまでもぼうっとするかは…… Roenneberg et al., "Life between clocks."

25 似たような生活を送っているのが偉大な遺伝学者のシーモア・ベンザーだ…… Jonathan Weiner, *Time, Love, Memory* (New York: Knopf, 1999), 190.（『時間、愛、記憶の遺伝子を求めて』垂水雄二訳、早川書房）

両者は覚醒のピーク……において劇的な違いを見せる Michael Smolensky and Lynne Lamberg, *The Body Clock Guide to Better Health* (New York: Holt, 2000), 40–42.

26 ミュンヘン大学の時間生物学者ティル・レンネベルクは…… Roenneberg et al., "Life between clocks."

あなたもレンネベルクが考案した簡単なアンケートに答えることで…… www.imp-muenchen.de/index.php?id=932.

しばらく前の話になるが、イギリスの研究者グループがフランクリンの格言に……

C. Gale, "Larks and owls and health, wealth, and wisdom — sleep patterns, health, and mortality," *British Medical Journal,* December 19, 1998, E3 (col. 5).

27 ほぼ一〇年前、ペンシルヴェニア大学のハンス・ファン・ドンゲンは…… H.P.A. Van Dongen, "Inter- and intra-individual differences in circadian phase," Ph.D. thesis, Leiden University, Netherlands, ISBN 90-803851-2-3 (1998); H.P.A. Van Dongen and D. F. Dinges, "Circadian rhythms in fatigue, alertness, and performance," in M. H. Kryger et al., *Principles and Practice of Sleep Medicine,* 3rd ed. (Philadelphia: W. B. Saunders, 2000). See also J. F. Duffy et al., "Association of intrinsic circadian period with morningness-eveningness, usual wake time, and circadian phase," *Behavioral Neuroscience* 115:4, 895–99 (2001).

ファン・ドンゲンは、自分の傾向を克服……無理だろうという Hans Van Dongen Q & A at www.upenn.edu/pennnews/current/2004/092304/cover.html, retrieved March 17, 2005.

「わたしは時からできている」 Jorge Luis Borges, "A New Refutation of Time," *Labyrinths* (New York: Modern Library, 1983), 234.(『続審問』中村健二訳、岩波文庫)

このことを理解するには、数十億年前に遡って原初の地球に…… The following derives from Ezio Rosato and Charlambos P. Kyriacou, "Origins of circadian rhythmicity," *Journal of Biological Rhythms* 17:6, 506–11 (2002); Russell Foster and Leon Kreitzman, *Rhythms of Life* (London: Profile Books, 2004), 157 f.

28 「こうして、概日ペースメーカーが……昼と夜をつくりだすのである」T. A. Wehr, "A 'clock for all seasons' in the human brain," in R. M. Buijs et al., eds., *Progress in Brain Research* 111 (1996).

これらのペースメーカーは光に対する感受性が強く…… The following draws on Foster and Kreitzman, *Rhythms of Life,* 11.

あなたの網膜にある特殊な光感受性細胞が……同調させる M. S. Freedman et al., "Regulation of mammalian circadian behavior by non-rod, non-cone, ocular photoreceptors," *Science* 284, 502–4 (1999); D. M. Berson et al., "Phototransduction by retinal ganglion cells that set the circadian clock," *Science* 295, 1070–73 (2002); I. Provencio, "Photoreceptive net in the mammalian retina," *Nature* 415, 493 (2002); S. Hattar et al., "Melanopsin-containing retinal ganglion cells: architecture, projections, and intrinsic

photosensitivity," *Science* 295, 1065–68 (2002); I. Provencio et al., "A novel human opsin in the inner retina," *Journal of Neuroscience* 20, 600–605 (2000); R. G. Foster, "Bright blue times," *Nature* 433, 698–99 (2005); Z. Melyan et al., "Addition of human melanopsin renders mammalian cells photoresponsive," *Nature* 433, 741–45 (2005); D. M. Dacey et al., "Melanopsin-expressing ganglion cells in primate retina signal colour and irradiance and project to the LGN," *Nature* 433, 749–51(2005).

29 エマソンの言葉を借りれば…… Ralph Waldo Emerson, "Circles," in *Essays and Poems* (London: Everyman Paperback Classics, 1992), 147.

30 体温測定を多数行なった綿密な研究によると、本当の平均体温は女性の場合が約三六度九分で…… P. A. Mackowiak et al., "A critical appraisal of 98.6 degrees F, the upper limit of the normal body temperature, and other legacies of Carl Reinhold August Wunderlich," *Journal of the American Medical Association* 268, 1578–80 (1992).

体温をはじめとする体内の環境を一定に保つ、この恒常性…… The following information on homeostasis is from Foster and Kreitzman, *Rhythms of Life,* 53–54.

数値が設定値から逸脱すると、体内の複雑で多様な神経・ホルモン系が…… Catherine Rivier Laboratory Web site, www.salk.edu/LABS/pbl-cr/02_Research.html, retrieved March 11, 2006.

31 ところが近年、この設定値はじつは一定に定められてなどいない…… The following discussion of circadian rhythms in body function comes from Wehr, "A 'clock for all seasons' in the human brain"; T. Reilly et al., *Biological Rhythms and Exercise* (New York: Oxford University Press, 1997), 50; Y. Watanabe et al., "Thousands of blood pressure and heart rate measurements at fixed clock hours may mislead," *Neuroendocrinology Letters* 24:5, 339–40 (2003); D. A. Conroy et al., "Daily rhythm of cerebral blood flow velocity," *Journal of Circadian Rhythms* 3:3, DOI: 10.1186/1740-3391-3-3 (2005); W.J.M. Hrushesky, "Timing is everything," *The Sciences,* July/August 1994, 32–37; John Palmer, *The Living Clock* (New York: Oxford University Press, 2002); Foster and Kreitzman, *Rhythms of Life,* 10–21.

32 あらゆる診断にその診断を行なったタイムスタンプを付すべきだ…… Foster and Kreitzman, *Rhythms of Life,* 71.

私たち自身は、こうした体内の変化に関する知識を利用してさまざまな選択を…… Foster and Kreitzman, *Rhythms of Life,* 11; Smolensky and Lamberg, *The Body Clock Guide to Better Health,* 5–12; Hrushesky, "Timing is everything."

概日リズムの影響はあまりに大きく…… J. Arendt, "Biological rhythms: the science of chronobiology," *Journal of the Royal College of Physicians of London* 32, 27–35 (1998).

33 この一万個ほどのニューロン集合体の対は…… P. L. Lowrey and J. S. Takahashi, "Mammalian circadian biology: elucidating genome-wide levels of temporal organization," *Annual Review of Genomics and Human Genetics* 5, 407–41 (2004).

二〇〇四年に行なわれたある研究で、研究者たちはホタルの発光現象を…… S.-H. Yoo et al., "Period2: luciferase real-time reporting of circadian dynamics reveals persistent circadian oscillations in mouse peripheral tissues," *Proceedings of the National Academy of Sciences* 101, 5339–46 (2004).

ＳＣＮにあるマスタークロックが全身の周期的なリズムを司る一方で…… S. Yamazaki et al., "Resetting central and peripheral circadian oscillators in transgenic rats," *Science* 288, 682–85 (2000).

34 極端なヒバリ型と遺伝子の直接のつながりを……ルイス・プタセクらだった C. R. Jones et al., "Familial advanced sleep-phase syndrome: a short-period circadian rhythm variant in humans," *Nature Medicine* 5:9, 1062 (1999); K. L. Toh et al., "An h*Per2* phosphorylation site mutation in familial advanced sleep phase syndrome," *Science* 291, 1040–43 (2001).

35 イギリスの研究者たちは、極端なヒバリ型とフクロウ型は…… S. Archer et al., "A length polymorphism in the circadian clock gene *Per3* is linked to delayed sleep phase syndrome and extreme diurnal preference," *Sleep* 26:4, 413–15 (2003).

ある科学者チームは四一〇人の被験者にフクロウ・ヒバリ自己診断テストを受けさせた D. Katzenberg, "A clock polymorphism associated with human diurnal preference," *Sleep* 21:6, 568–76 (1998).

DNAを通じて、私たちはいまだに…… C. M. Singer and A. J. Lewy, "Does our DNA determine when we sleep?," *Nature Medicine* 5, 983 (1999).

36 ティル・レンネベルクが八歳から九〇歳までの二万五〇〇〇人の習慣を…… Till Roenneberg, "A marker for the end of adolescence," *Current Biology* 14:24,

R1038–39 (2004).

レンネベルクの研究によれば、私たちの多くがフクロウ型なのは…… Till Roenneberg, personal communication, September 8, 2006; Roenneberg et al., "Life between clocks."

37 バッハはコーヒーを好んだ S. M. Somani and P. Gupta, "Caffeine: a new look at an age-old drug," *International Journal of Clinical Pharmacology, Therapeutics, and Toxicology* 26, 521–33 (1988).

二〇〇年前、サミュエル・ハーネマンはコーヒーを飲むと…… Samuel Hahnemann, *Der Kaffee in seinen Wirkungen* (Leipzig, 1803), quoted in Bennett Alan Weinberg and Bonnie K. Bealer, *The World of Caffeine* (New York: Routledge, 2002), 119.

38 八〇パーセントの人がコーヒーや紅茶……カフェインを摂取している Jack James, *Understanding Caffeine* (Thousand Oaks, Calif.: Sage Publications, 1997); Laura Juliano, personal communication, October 2006.

エクアドルとペルーにまたがるアマゾン川流域に暮らす……W. H. Lewis et al., "Ritualistic use of the holly *Ilex guayusa* by Amazonian Jivaro Indians," *Journal of Ethnopharmacology* 33:1–2, 25–30 (1991).

ハーヴァード大学のチャールズ・ツァイスラーら……消え去ることを発見した J. K. Wyatt et al., "Low-dose repeated caffeine administration for circadian-phase-dependent performance degradation during extended wakefulness," *Sleep* 27, 374–81 (2004). この実験は、医師や長距離トラック運転手など、長時間覚醒したままでいなければならない労働者が、注意力散漫にならないためにはどのような手を講じればいいかを探るために考案されたものである。

カフェインが私たちの体にこれほど大きな影響を及ぼす理由は…… Marie Vaugeois, "Positive feedback from coffee," *Nature* 418, 734–36 (2002).

39 一五分～二〇分経つと…… J. Blanchard and S.J.A. Sawers, "The absolute bioavailability of caffeine in man," *European Journal of Clinical Pharmacology* 24, 93–98 (1983).

カフェインはこのアデノシン受容体に結合して……覚醒度が上がるのである J. W. Daly et al., "The role of adenosine receptors in the central action of caffeine," in B. S. Gupta and U. Gupta, eds., *Caffeine and Behavior: Current Views and Research Trends* (Boca Raton, Fla.: CRC Press, 1999), 1–16.

カフェインが本当に私たちの脳を元気にしてくれるかどうかについては…… H.P.A.

Van Dongen et al., "Caffeine eliminates psychomotor vigilance deficits from sleep inertia," *Sleep* 24:7, 813–19 (2001); L. M. Juliano and R. R. Griffiths, "A critical review of caffeine withdrawal: empirical validation of symptoms and signs, incidence, severity, and associated features," *Psychopharmacology* 176, 1–29 (2004).

二〇〇五年、オーストリアの科学者がｆＭＲＩを使って…… F. Koppelstatter et al., "Influence of caffeine excess on activation patterns in verbal working memory," scientific poster at the Radiological Society of North America annual meeting, November 2005.

40 しかし、これに異を唱える科学者もいる Juliano and Griffiths, "A critical review of caffeine withdrawal."

第２章 外界をさぐる

42 現在、匂いはきわめて複雑で繊細な感覚だと考えられるようになっている Rainer W. Friedrich, "Odorant receptors make scents," *Nature* 430, 511–12 (2004).

あまたある匂いを検知できるか否かの閾値は J. A. Gottfried, "Smell: central nervous processing," in T. Hummel and A. Welge-Lüssen, eds., *Taste and Smell: An Update* (*Advances in Otorhinolaryngology*) (Basel, Switzerland: Karger, 2006), 44–69; Jay Gottfried, personal communication, September 2006.

43 無数の嗅覚神経終末は、それぞれに同種の受容体を数十個もち…… Information about the olfactory system is from Z. Zou et al., "Odor maps in the olfactory cortex," *Proceedings of the National Academy of Sciences* 102:21, 7724–29 (2005); Z. Zou and L. B. Buck, "Combinatorial effects of odorant mixes in olfactory cortex," *Science* 311, 1477–81 (2006); R. Ranganathan and L. B. Buck, "Olfactory axon pathfinding: who is the pied piper?," *Neuron* 35:4, 599–600 (2002).

匂いの特徴（新鮮・腐敗、好き・嫌い）は…… A. K. Anderson et al., "Dissociated neural representations of intensity and valence in human olfaction," *Nature Neuroscience* 6:2, 196–202 (2003); Stephan Hamann, "Nosing in on the emotional brain," *Nature Neuroscience* 6, 106–8 (2003).

匂いの強度（刺激の度合い）は……扁桃体で認知されることもある T. W. Buchanan et al., "A specific role for the human amygdala in olfactory memory,"

Learning and Memory 10:5, 319–25 (2003); Jay Gottfried, personal communication, September 2006.

二〇〇五年にフランスで行なわれた研究では…… J. Plailly, "Involvement of right piriform cortex in olfactory familiarity judgments," *Neuroimage* 24, 1032–41 (2005).

44 「匂いはそれとわかる前にいったん覚え込む必要がある」 Tim Jacob of Cardiff University; see www.cf.ac.uk/biosi/staff/jacob/teaching/sensory/taste.html and www.cardiff.ac.uk/biosi/staff/jacob/index.html.

匂いにまつわる記憶が他の感覚刺激よりその人の過去の思い出を…… S. Chu and J. J. Downes, "Odour-evoked autobiographical memories: psychological investigations of the Proustian phenomena," *Chemical Senses* 25, 111–16 (2000).

匂いの記憶は他の感覚に比べて、なかなか薄れるということがない C. Miles and R. Jenkins, "Recency and suffix effects with serial recall of odours," *Memory* 8:3, 195–206 (2000).

神経生物学者のリンダ・バックは、ある匂いに反応する受容体をもつ嗅覚細胞が…… Zou et al., "Odor maps in the olfactory cortex" ; Rangana-than and Buck, "Olfactory axon pathfinding"; M. Pines, "The memory of smells," in *Seeing, Hearing, and Smelling the World: A Report from the Howard Hughes Medical Institute,* at www.hhmi.org/senses/d140.html, retrieved March 25, 2005.

45 エール大学のスモールらが発見したのは、脳は口から入る匂いに特化した感覚系を…… D. M. Small et al., "Differential neural responses evoked by orthonasal versus retronasal odorant perception in humans," *Neuron* 47, 593–605 (2005).

46 「味覚刺激の重要な特徴は……情動を生じさせることである」 G. M. Shepherd, "Smell images and the flavour system in the human brain," *Nature* 406, 316–21 (2006).

味覚細胞は咽頭、喉頭、喉頭蓋にもないわけではないけれども…… D. V. Smith and R. F. Margolskee, "Making sense of taste," *Scientific American,* March 2001, 32–39.

47 一つの味蕾には一〇〇個ほどの味覚細胞があり…… Bernd Lindemann, "Receptors and transduction in taste," *Nature* 413, 219–25 (2001).

温度も味覚に関係している A. Cruz and B. G. Green, "Thermal stimulation of taste," *Nature* 403, 889–92 (2000).

二〇〇五年、ある研究チームが熱味として知られる奇妙な現象の秘密に迫る……

K. Talavera et al., "Heat activation of TRPM5 underlies thermal sensitivity of sweet taste," *Nature* 438, 1022–25 (2005).

48 「船底と土中の毒気と熱せられた油が混じり合わさったようだ」 Ralph Waldo Emerson, *Essays and English Traits,* vol. 5, ch. 2, "Voyage to England" (Harvard Classics, 1909–14), www.bartleby.com/5/202.html.

「ほとんどあらゆる植物は……毒素を含んでいます」 Paul Breslin, personal communication, October 2006.

科学者は、これらの苦味受容体遺伝子のわずかな変異によって…… U.-K. Kim et al., "Genetics of human taste perception," *Journal of Dental Research* 83:6, 448–53 (2004); B. Bufe et al., "The molecular basis of individual differences in phenylthiocarbamide and propylthiouracil bitterness perception," *Current Biology* 15:4, 322–27 (2005); A. Caicedo and S. D. Roper, "Taste receptor cells that discriminate between bitter stimuli," *Science* 291, 1557–60 (2001).

ある一つの遺伝子に変異をもつ人は……苦味を強く感じる M. A. Sandell and P.A.S. Breslin, "Variability in a taste receptor gene determines whether we taste toxins in food"; Paul Breslin, personal communication, September 6, 2006.

51 私たちの祖先である初期の哺乳類は……赤色の領域は見えなかった N. J. Dominy and P. Lucas, "The ecological importance of trichromatic colour vision in primates," *Nature* 410, 363–66 (2001).

こうして色覚が強化されたことは……有用だった可能性がある L. A. Isbell, "Snakes as agents of evolutionary change in primate brains," *Journal of Human Evolution* 51, 1–35 (2006).

こうした赤色覚には個人差があるらしい B. C. Verrelli and S. A. Tishkoff, "Signatures of selection and gene conversion associated with human color vision variation," *American Journal of Human Genetics* 75, 363–75 (2004).

女性のなかには、通常のものとは別の、もう一つの赤色色素があるために…… K. Jameson et al., "Richer color experience in observers with multiple photopigment opsin genes," *Psychonomic Bulletin and Review* 8:2, 244–61 (2001).

52 偉大な心理学者だったウィリアム・ジェイムズが述べたように……William James, *Principles of Psychology,* vol. 1 (1890), http://psychclassics.yorku.ca/james/principles/prin9.htm.（『心理学』今田寛訳、岩波文庫）

53 自分の名前が呼ばれるのを聞いてその音がしたほうへ振り向くとき…… R.A.A.

Campbell and A. J. King, "Auditory neuroscience: a time for coincidence?" *Current Biology* 14, R886–88 (2004).

「信じられないことに、私たちは……別々の音源を区別することができる」　G. D. Pollak, "Model hearing," *Nature* 417, 502–3 (2002).

54　蝸牛は、かつて考えられていたような、ただのカタツムリのような形をした……　The following discussion of the auditory system derives from a personal communication with A. James Hudspeth, January 31, 2005; D. K. Chan and A. J. Hudspeth, "Ca^{2+} current-driven nonlinear amplification by the mammalian cochlea in vitro," *Nature Neuroscience* 8, 149–55 (2005); and C. Kros, "Aid from hair force," *Nature* 433, 810–11 (2005).

56　二〇〇五年、科学者たちが有名な楽曲……脳をスキャンした　David J. M. Kraemer et al., "Sound of silence activates auditory cortex," *Nature* 434, 158–59 (2005).

57　フランスの科学者ギル・モローが四五人のテイスターに……　G. Morrot et al., "The color of odors," *Brain and Language* 79:2, 309–20 (2001).

ある研究では、研究者たちが半円形に並べたスピーカーの中心にサルを座らせ……　J. M. Groh et al., "Eye position influences auditory responses in primate inferior colliculus," *Neuron* 29, 509–18 (2001).

同様に、私たちは誰かに触れられている体の部分を見ていると……　Emiliano Macaluso, "Modulation of human visual cortex by crossmodal spatial attention," *Science* 289, 1206–8 (2000).

58　ジェイ・ゴットフリードらが発見したのは、一つの感覚にふられた記憶キューによって……　J. A. Gottfried et al., "Remembrance of odors past: human olfactory cortex in crossmodal recognition memory," *Neuron* 42, 687–95 (2004).

第３章　機　知

60　私たちは五感をとおして一秒につき数千万ビットの情報を取り入れているけれども……　T. Norretranders, *The User Illusion* (New York: Viking, 1998)（『ユーザーイリュージョン』柴田裕之訳、紀伊國屋書店）, cited in Timothy Wilson, "The adaptive unconscious: knowing how we feel," talk delivered at the Medical Center Hour, University of Virginia School of Medicine, January 21, 2004.

61　「私たちは自分が今実際に『視覚的に処理している』対象にしか目が向きません」　J. Kevin O'Regan, *Research Interests,* November 2003, at http://nivea.

psycho.univ-paris5.fr/TopPage/ResearchInterests.html, retrieved July 5, 2005; see also S. Yantis, "To see is to attend," *Science* 299, 54–55 (2003).

62 有名な「ゴリラの着ぐるみを着た人」の実験で立証ずみの現象である S. Clifasefi et al., "The effects of alcohol on inattentional blindness," *Journal of Applied Cognitive Psychology,* DOI: 10.1002/acp.12222 (2006).

フランシス・クリックとクリストフ・コッホは……と示唆する F. Crick and C. Koch, "A framework for consciousness," *Nature Neuroscience* 6, 119–26 (2003).

62 次の例を考えてみよう C. Sergent et al., "Timing of the brain events underlying access to consciousness during the attentional blink," *Nature Neuroscience* 8:10, 1391–99 (2005); René Marois, "Two-timing attention," *Nature Neuroscience* 8:10, 1285–86 (2005).

64 その答えを決めるのは、ある程度はあなたの脳の中にあるもう一つの時計…… Information on the interval timer is taken from R. B. Ivry and R.M.C. Spencer, "The neural representation of time," *Current Opinion in Neurobiology* 14, 225–32 (2004); personal communication with Richard Ivry, October 2006.

65 人間には時間間隔を計る専用のセンサーがない…… Ivry and Spencer, "The neural representation of time," 225; personal communication with Richard Ivry, October 2006.

むしろ、脳はその中に広く分布するニューロンネットワークによって…… Catalin V. Buhusi and Warren H. Meck, "What makes us tick? Functional and neural mechanisms of interval timing," *Nature Reviews Neuroscience* 6, 755–65 (2005); V. Pouthas and S. Perbal, "Time perception depends on accurate clock mechanisms as well as unimpaired attention and memory processes," *Acta Neurobiologiae Experimentalis* 64, 367–85 (2004); Uma R. Karmarka and Dean V. Buonomano, "Temporal specificity of perceptual learning in an auditory discrimination task," *Learning and Memory* 10, 141–47 (2003).

66 この時計は温度の影響を受けると……能力に支障を来してしまう H. Woodrow, "Time perception," in S. S. Stevens, ed., *Handbook of Experimental Psychology* (New York: John Wiley, 1951), 1224–36.

ある研究では、被験者は何かの作業をしながら一五〜六〇秒を数えるように指示された N. Marmaras et al., "Factors affecting accuracy of producing time intervals," *Perceptual and Motor Skills* 80, 1043–56 (1995).

72 脳が二つの精神的作業を切り替える効率を定量化するため…… J. Rubinstein

et al., "Executive control of cognitive processes in task switching," *Journal of Experimental Psychology: Human Perception and Performance* 27:4, 763–97 (2001); see also M. A. Just et al., "Interdependence of non-overlapping cortical systems in dual cognitive tasks," *NeuroImage* 14, 417–26 (2001).

米国運輸省道路交通安全局（NHTSA）が二〇〇六年に行なった調査…… "Breakthrough research on real-world driver behavior released," NHTSA press release, April 20, 2006.

76 シェイウィッツらによる画像診断の研究によって…… B. A. Shaywitz et al., "Disruption of posterior brain systems for reading in children with developmental dyslexia," *Biological Psychiatry* 52, 101–10 (2002); P. E. Turkeltaub, "Development of neural mechanisms for reading," *Nature Neuroscience* 6, 767–73 (2003); P. G. Simos et al., "Dyslexia-specific brain activation profile becomes normal following successful remedial training," *Neurology* 58, 1203–13 (2002).

77 注意力、記憶力、明確に思考し学習する能力は……変動するという研究がある L. Hasher et al., "It's about time: circadian rhythms, memory, and aging," in C. Izawa and N. Ohta, eds., *Human Learning and Memory: Advances in Theory and Application* (Mahwah, N.J.: Lawrence Erlbaum Associates, 2005), 199–217.

たいていの人は目覚めてから二時間半……いちばん頭が冴えている Mary Carskadon, "The rhythm of human sleep and wakefulness," paper presented at the Society for Research on Biological Rhythms annual meeting, 2002.

早起きの人は、注意力のピークが午前一〇時から正午…… Russell Foster and Leon Kreitzman, *Rhythms of Life* (London: Profile Books, 2004), 11.

ブラウン大学の時間生物学者メアリー・カースカドンは…… M. Carskadon, "The rhythm of human sleep and wakefulness"; M. Carskadon et al., "Adolescent sleep patterns, circadian timing, and sleepiness at a transition to early school days," *Sleep* 21:8, 871–81 (1998); M. Carskadon, ed., *Adolescent Sleep Patterns* (New York: Cambridge University Press, 2002).

精神的作業をどれほどうまくやってのけるかは、多くの変数……に影響を受ける H.P.A. Van Dongen and D. F. Dinges, "Circadian rhythms in fatigue, alertness, and performance," in M. H. Kryger et al., *Principles and Practice of Sleep Medicine,* 3rd ed. (Philadelphia: W. B. Saunders, 2000), 391–99.

78 「『一日のうちの時間帯』の要素が与える効果は興味深くはありますが……

Tim Salthouse, personal communication, January 28, 2005.

ピッツバーグ大学の科学者たちが、若者を三六時間にわたって観察し…… T. H. Monk et al., "Circadian rhythms in human performance and mood under constant conditions," *Journal of Sleep Research* 6:1, 9–18 (1997).

一方、ハーヴァード大学の科学者たちが…… K. P. Wright et al., "Relationship between alertness, performance, and body temperature in humans," *American Journal of Physiology: Regulatory, Integrative, and Comparative Physiology* 283, R1370–77 (2002).

79 とりわけ二つの精神的機能に概日パターンの微妙な影響が見て取れるようだ…… Hasher et al., "It's about time"; L. Hasher et al., "Inhibitory control, circadian arousal, and age," in D. Gopher and A. Koriat, eds., *Attention and Performance, XVII: Cognitive Regulation of Performance: Interaction of Theory and Application* (Cambridge, Mass.: MIT Press, 1999), 653–75.

「オフ・ピーク時」には、抑制はわけても難しいため…… C. P. May, "Synchrony effects in cognition: the costs and a benefit," *Psychonomic Bulletin and Review* 6:1, 142–47 (1999).

記憶力も一日をとおして変動する…… S. Folkard and T. H. Monk, "Time of day effects in immediate and delayed memory," in M. M. Gruneberg et al., eds., *Practical Aspects of Memory* (London: Academic Press, 1988), 142–68.

比較的年齢の高い成人は「一日のうちで、時間の経過とともにもの忘れする頻度が…… Hasher et al., "It's about time."

「あまり美しい生き物とは言えませんよね…… The following discussion on Kandel's life and work comes from Eric Kandel, "The molecular biology of memory storage: a dialogue between genes and synapses," *Science* 294, 1030–38 (2001); Kandel, personal communication, January 24, 2005; Eric Kandel, "Toward a biology of memory," presentation at the University of Virginia, January 28, 2005.

83 ヒューストン大学の研究者たちが、徹夜したアメフラシは物忘れがひどくなると…… Lisa C. Lyons et al., "Circadian modulation of complex learning in diurnal and nocturnal Aplysia," *Proceedings of the National Academy of Sciences* 102, 12589–94 (2005); see also R. I. Fernandez et al., "Circadian modulation of long-term sensitization in Aplysia," *Proceedings of the National Academy of Sciences* 100, 14415–20 (2003).

第４章　正午きっかり

87　一五世紀ヴェネツィアの医師、アレッサンドロ・ベネデッティは……　Quoted in "History of the Stomach and Intestines," www.stanford.edu/class/history13/earlysciencelab/body/stomachpages/stomachcolonintestines.html.

88　ごく最近になって、神経心理学者のマリアンヌ・ルガールと……脳画像を調べた　Marianne Regard and Theodor Landis, "Gourmand syndrome: eating passion associated with right anterior lesions," *Neurology* 48, 1185–90 (1997).

90　最近の神経画像診断では、空腹を感じている人の脳に強度の「変動」が……　A. Del Parigi et al., "Sex differences in the human brain's response to hunger and satiation," *American Journal of Clinical Nutrition* 75:6, 1017–22 (2002).

92　ハーヴァード大学の内分泌学者たちが……化学伝達物質が発見された　Michael K. Badman and Jeffrey S. Flier, "The gut and energy balance: visceral allies in the obesity wars," *Science* 307, 1901–14 (2005); see also Stephen C. Woods, "Gastrointestinal Satiety Signals I: an overview of gastrointestinal signals that influence food intake," *American Journal of Physiology: Gastrointestinal and Liver Physiology* 286, G7–13 (2004).

脳の二つの領域がこれらの信号を読み取り……　The following is from a personal communication with David Cummings, August 14, 2006.

93　弓状核は膨大な数のホルモンや栄養素……指令を出すかを決めている　Roger D. Cone, "Anatomy and regulation of the central melanocortin system," *Nature Neuroscience* 8:5, 571–78 (2005).

「空腹感にかかわるホルモン」の中ではグレリン……が注目株である　M. Nakazato et al., "A role for ghrelin in the central regulation of feeding," *Nature* 409, 194–98 (2001); D. E. Cummings et al., "A preprandial rise in plasma ghrelin levels suggests a role in meal initiation in humans," *Diabetes* 50, 1714–19 (2001).

ある実験で被験者にグレリンを注射したところ、彼らは強い空腹を感じ……　Y. Date et al., "The role of the gastric afferent vagal nerve in ghrelin-induced feeding and growth hormone secretion in rats," *Gastroenterology* 123:4, 1120–28 (2002).

ワシントン大学のデイヴィッド・カミングスらは、グレリンを……　D. E. Cummings et al., "Ghrelin and energy balance: focus on current controversies," *Current Drug Targets* 6:2, 153–69 (2005).

研究者たちがグレリンの体内を循環する様子を二四時間にわたって三八回測定…… D. E. Cummings et al., "A preprandial rise in plasma ghrelin levels."

94 「けれども、胃が空っぽになるから食事前にグレリンレベルが上がるわけではありません」 This and all following quotes are from a personal communication with David Cummings, August 14, 2006.

グレリンと反対の作用をするホルモンもあり Information on leptin comes from Heike Munzberg and Martin G. Myers Jr., "Molecular and anatomical determinants of central leptin resistance," *Nature Neuroscience* 8:5, 566–70 (2005); Michael K. Badman and Jeffrey S. Flier, "The gut and energy balance."

95 たいていの人の場合、摂取カロリーが消費カロリーを超えるのは…… M. Bajzer and R. J. Seeley, "Obesity and gut flora," *Nature* 444, 1009 (2006).

レプチンが肥満に対する治療薬として有効なのは稀な症例……に限られている Personal communication with Jeffrey Flier, July 20, 2006.

マウスを使った実験によると、新生児期においては、レプチンが…… J. K. Elmquist and J. S. Flier, "The fat-brain axis enters a new dimension," *Science* 304, 63–64 (2004); R. B. Simerly et al., "Trophic action of leptin on hypothalamic neurons that regulate feeding," *Science* 304, 108–10 (2004); Shirly Pinto et al., "Rapid rewiring of arcuate nucleus feeding circuits by leptin," *Science* 304, 110–15 (2004); personal communication with Jeffrey Flier, July 20, 2006.

99 二〇〇五年、ハーヴァード大学のウィリアム・カールゾンのチームは…… William Carlezon et al., "Antidepressant-like effects of uridine and omega-3 fatty acids are potentiated by combined treatment in rats," *Biological Psychiatry* 54:4, 343–50 (2005).

これは、おそらくこれらの化合物が脳のミトコンドリア……と思われる This explanation and the following quotes are from a personal communication with William Carlezon, October 2006.

カールゾンが得た知見は……過去の研究を裏づけている Joseph R. Hibbeln, "Fish consumption and major depression," *Lancet* 351, 1213 (1998).

「この研究によって、私たちの習慣……さらなる証拠が得られます」 "Food ingredients may be as effective as antidepressants," press release, McLean Hospital, Harvard Medical School, February 10, 2005.

100 別の研究によれば、心の安らぎを与えるだけではなく……食べ物もあるという S. A. Zmarzty et al., "The influence of food on pain perception in healthy human

volunteers," *Physiology and Behaviour* 62:1, 185–91 (1997).

チョコレートを食べることで……胎児にまでその効果が表われる　K. Räikkönen et al., "Sweet babies: chocolate consumption during pregnancy and infant temperament at six months," *Early Human Development* 76, 139–45 (2004).

101　歯と歯槽の内部にはまた別のセンサー……があるが　The following information on teeth is from Peter W. Lucas, *Dental Functional Morphology: How Teeth Work* (New York: Cambridge University Press, 2004), 4.

102　動物の中でもヒトの歯は例外的なほどに無秩序で……　Peter W. Lucas, "The origins of the modern human diet," paper presented at the American Association for the Advancement of Science, February 19, 2005.

103　リーバーマンが調理ずみの柔らかい食べ物をイワダヌキという……　Interview with Dan Lieberman, February 26, 2005; D. E. Lieberman et al., "Effects of food processing on masticatory strain and craniofacial growth in a retrognathic face," *Journal of Human Evolution* 46, 655–77 (2004).

105　胃に食べ物が……小腸細胞から分泌される二種のホルモンＣＣＫとＰＹＹ　Stephen R. Bloom et al., "Inhibition of food intake in obese subjects by peptide $YY_{3\text{-}36}$," *New England Journal of Medicine* 349, 941–48 (2003).

これらのホルモンを混ぜて与えると、与えられた人は食べる量が減り……　Badman and Flier, "The gut and energy balance."

ＰＹＹの注射をしたあとに二時間食べ放題のビュッフェで食事をした人は……　Bloom et al., "Inhibition of food intake in obese subjects."

繊維質を豊富に含む食べ物は胃腸をゆっくりと移動し……　R. L. Batterham et al., "Gut hormone $PYY_{3\text{-}36}$ physiologically inhibits food intake," *Nature* 418, 650–54 (2002).

デイヴィッド・カミングスらによると、たんぱく質と糖質はグレリン生成を抑制し……　J. Overduin et al., "Role of the duodenum and macronutrient type in ghrelin regulation," *Endocrinology* 146:2, 845–50 (2005).

第５章　ランチのあと

106　両脚と両手を振り子のように動かしながら……がいるほどだ　Osip Mandelstam, *The Noise of Time and Other Prose Pieces* (London: Quartet Books, 1988), quoted in Bruce Chatwin, *The Songlines* (New York: Penguin, 1987), 230.（『ソングライン』北田絵里子訳、英治出版）

108　秒速一・二八メートル超……での歩行　R. McNeill Alexander, "Walking made simple," *Science* 308, 58–59 (2005).

カナダのある研究チームが運動選手に不自然な歩調で歩いてもらった……　A. K. Gutmann et al., "Constrained optimization in human running," *Journal of Experimental Biology* 209, 622–32 (2006).

109　だが最近になって、ヴァージニア大学の生物化学者たちが……　A. J. Lipton et al., "S-nitrosothiols signal the ventilatory response to hypoxia," *Nature* 413, 171–74 (2001).

110　歯磨きはただ歯から汚れを落とすという行為ではなく……　Kevin R. Foster, "Hamiltonian medicine: why the social lives of pathogens matter," *Science* 308, 1269–70 (2005); personal communication with Kevin Foster.

私たちの口の中に秘密の微生物社会があるのを初めて発見した……　Clifford Dobell, ed., *Antony van Leeuwenhoek and His Little Animals* (New York: Harcourt Brace, 1922), 239–40.

111　私たちの口の中に、個体数にして地球の総人口六〇億を軽く超える巨大な微生物群がいる　Paul B. Eckburg et al., "Diversity of the human intestinal microbial flora," *Science* 308, 1635–38 (2005).

口内に巣くう六〇〇種あまりの微生物は……それぞれのニッチに陣取る　S. S. Socransky and A. D. Haffajee, "Dental biofilms: difficult therapeutic targets," *Periodontology* 28, 12–55 (2002).

歯磨きすることによってこれら三種の細菌の社会的関係が崩れ……　Foster, "Hamiltonian medicine."

口臭は主に、これらの口中に救う微生物がたんぱく質を食べた結果……　Mel Rosenberg, "The science of bad breath," *Scientific American,* April 2002, 72–79; personal communication with Mel Rosenberg, July 28, 2006; "The sweet smell of Mel's success," www.taucac.org/site/News2?JServSessionIdr006=xwwa961jq1.app5b&abbr=record, retrieved July 29, 2006.

113　人の目に触れることのない消化の詳細については……　William Beaumont, *Experiments and Observations on the Gastric Juice and the Physiology of Digestion* (New York: Dover Publications, 1959, reprint of 1833 edition).

114　こんな芸当ができるのは……胃壁あってのことだ　Mark Dunleavy, "Gut feeling," www.newscientist.com/lastword.

胃液の分泌は朝がいちばん穏やかで……　M. Bouchouca et al., "Day-night

patterns of gastroesophageal reflux," *Chronobiology International* 12, 267–77 (1995).

115　脳を煩わさずに食物を消化できるのは、主として自立した「腸内の第二の脳」のおかげ……　Quotes and explanations in the following text are from Michael Gershon, *The Second Brain* (New York: HarperCollins, 1998)（『セカンドブレイン』古川奈々子訳、小学館）; M. Gershon, "The enteric nervous system: a second brain," in *Hospital Practice,* www.hosppract.com/issues/1999/07/gershon.htm.

117　消化に際して、あなたの体に棲みついている常在菌が……　The following discussion of intestinal microbes comes from: F. Bäckhed et al., "Host-bacterial mutualism in the human intestine," *Science* 307, 1915–19 (2005); L. V. Hooper and J. I. Gordon, "Commensal host-bacterial relationships in the gut," *Science* 292, 1115–18 (2001); D. R. Relman, "The human body as microbial observatory," *Nature Genetics* 30, 131–33 (2002); J.-P. Kraehenbuhl and M. Corbett, "Keeping the gut microflora at bay," *Science* 303, 1624–25 (2004); Edward Ruby et al., "We get by with a little help from our (little) friends," *Science* 303, 1305–7 (2004); L. V. Hooper et al., "Molecular analysis of commensal host-microbial relationships in the intestine," *Science* 291, 881–84 (2001); and from personal communications with Jeffrey Gordon, February 20, 2005.

二〇〇五年、科学者たちがヒトの胃腸に棲み暮らす微生物種を……　The following description of microbial flora is from P. B. Eckburg et al., "Diversity of the human intestinal microbial flora," *Science* 308, 1635–38 (2005).

121　エール大学の科学者たちは……身体機能を微生物が活性化することを発見した　Ruslan Medzhitov, "Recognition of commensal microflora by toll-like receptors is required for intestinal homeostasis," *Cell* 118:6, 671–74 (2004); "Good bacteria trigger proteins to protect the gut," www.hhmi.org/news/medzhitov.html.

122　無菌マウスは普通の腸内菌叢をもつマウスより二九パーセント多く食べても……　B. S. Samuel and J. L. Gordon, "A humanized gnotobiotic mouse model of host-archaeal-bacterial mutualism," *Proceedings of the National Academy of Sciences* 103:26, 10011–16 (2006); F. Bäckhed et al., "The gut microbiota as an environmental factor that regulates fat storage," *Proceedings of the National Academy of Sciences* 101:44, 15718–23 (2004).

最近、ゴードンたちはさらに改良した実験を行なった　R. E. Ley et al., "Human gut microbes associated with obesity," *Nature* 444, 1022–23 (2006); P. J.

Turnbaugh et al., "An obesity-associated gut microbiome with increased capacity for energy harvest," *Nature* 444, 1027–31 (2006).

124　腸と微生物と脳が協力して食べ物を消化するのにどれほど時間がかかるか……　R. H. Goo et al., "Circadian variation in gastric emptying of meals in man," *Gastroenterology* 93, 513–18 (1987).

私たちの体は一日のうちの時間帯によってカロリーの処理法が異なる……　Franz Halberg et al., "Chronomics: circadian and circaseptan timing of radiotherapy, drugs, calories, perhaps nutriceuticals and beyond," *Journal of Experimental Therapeutics and Oncology* 3:5, 223 (2003).

体内の末梢時計の中に、食事時間を基準に活動スケジュールを設定しているもののあること……　Karl-Arne Stokkan et al., "Entrainment of the circadian clock in the liver by feeding," *Science* 291, 490–93 (2001).

125　ある近年の研究によると、夜行性の齧歯目の動物に日中に餌をやると……　Ueli Schibler et al., "Peripheral circadian oscillators in mammals: time and food," *Journal of Biological Rhythms* 18:3, 250–60 (2003); J. Rutter et al., "Regulation of clock and NPAS2 DNA binding by the redox state of NAD cofactors," *Science* 293, 510–14 (2001).

胃腸病学者たちが万難を排して……を対象に研究を行なった　C.S.J. Probert et al., "Some determinants of whole-gut transit time: a population-based study," *Quarterly Journal of Medicine* 88, 311–15 (1995).

126　「食物とは一般に化学的、物理的に多様な物質の混合物です……　R. Bowen, "Gastrointestinal transit: how long does it take?," www.vivo.colostate.edu/hbooks/pathphys/digestion/basics/transit.html, retrieved September 29, 2006; personal communication with Richard Bowen, October 2006.

127　糞（feces）はラテン語の「かす」に由来し……　Ralph A. Lewin, *Merde: Excursions in Scientific, Cultural, and Socio-Historical Coprology* (New York: Random House, 1999); Bäckhed, "Host-bacterial mutualism in the human intestine," 1917.

排泄物の匂いはスカトール……の副産物である　Bill Rathmell, "No Bull," www.newscientist.com.

スカトールはヴァニラアイスにフレーバーとして少量加えられる　K. G. Friedeck, "Soy protein fortification of a low-fat dairy-based ice cream," *Journal of Food Science* 68, 2651 (2003).

128　頻々と起こる放屁に悩む三二歳の男性コンピュータプログラマの症例　Michael D. Levitt et al., "Evaluation of an extremely flatulent patient," *American Journal of Gastroenterology* 93:11, 2276–81 (1998).

129　「ただ生きているだけで……カロリーの五〇～七〇パーセントを消費します」　The following discussion of metabolism comes from Eric Ravussin, "A neat way to control weight?," *Science* 307, 530–31 (2005); personal communication with Eric Ravussin, August 8, 2006.

131　妊娠あるいは授乳中は……余分なカロリーを必要とする　Jean Mayer, *Human Nutrition* (Springfield, Ill.: Charles C. Thomas, 1979), 21–24.

132　ハーヴァード大学の科学者たちは、DIT が交感神経系の制御下にあることを……　Eric S. Bachman, "ssAR signaling required for diet-induced thermogenesis and obesity resistance," *Science* 297, 843–45 (2002).

この巧妙な熱発生に関与する遺伝子の一つが……　Bradford B. Lowell and Bruce M. Spiegelman, "Towards a molecular understanding of adaptive thermogenesis," *Nature* 404, 652–60 (2000).

ミネソタ州の〈メイヨークリニック〉の科学者による二カ月にわたる実験　J. A. Levine et al., "Role of nonexercise activity thermogenesis in resistance to fat gain in humans," *Science* 283, 212–14 (1999); James Levine and Michael Jensen, response to "A fidgeter's calculation," *Science* 284, 1123 (2000).

二〇〇五年、〈メイヨークリニック〉のチームは……着手した　J. A. Levine et al., "Interindividual variation in posture allocation: possible role in human obesity," *Science* 307, 584–86 (2005).

第６章　居眠りの国

137　それは居眠りの国だ　Norton Juster, *The Phantom Tollbooth* (New York: Random House/Bullseye Books, 1988), 24.（『マイロのふしぎな冒険』横川ジョアンナ訳、PHP 研究所）

138　この疑問、そして倦怠感、疲労……科学者の関心事だった　Eighth annual meeting of the Society for Research on Biological Rhythms, Amelia Island, Florida, 2002 (hereafter, SRBR meeting, 2002).

139　もうすぐブラウン大学のメアリー・カースカドンが講演する　Mary Carskadon, "Guidelines for the Multiple Sleep Latency Test (MSLT): a standard measure of sleepiness," *Sleep* 9, 519–24 (1986); Mary Carskadon and William Dement,

"Daytime sleepiness: quantifi cation of a behavioral state," *Neuroscience Biobehavioral Review* 11, 307–17 (1987).

７点方式のスタンフォード眠気スケール　E. Hoddes et al., "Qualification of sleepiness: a new approach," *Psychophysiology* 10, 431–36 (1973).

140　神経科学者によると、あくびは単独で起きることもあれば……　A. Argiolas and M. R. Melis, "The neuropharmacology of yawning," *European Journal of Pharmacology* 343:1, 1–16 (1998).

メリーランド大学の心理学者ロバート・プロヴァインが……この説を検証したところ　R. Provine, "Yawning: no effect of 3–5% CO2, 100% O2, and exercise," *Behavioral Neural Biology* 48:3, 382–93 (1987).

141　ドクター＝スース博士が言ったように……　*Dr. Seuss's Sleep Book* (New York: Random House, 1962).

あくびがどのようにして伝染するのかを調べるため……　S. M. Platek et al., "Contagious yawning: the role of self-awareness and mental state attribution," *Cognitive Brain Research* 17, 223–27 (2003).

さらにｆＭＲＩ検査をしたところ……　S. Platek et al., "Contagious yawning and the brain," *Cognitive Brain Research* 23, 448–52 (2005); personal communication with Platek, September 7, 2006.

143　体の深部で刻まれる季節のリズムを現代社会がとんと顧みないのも……　N. E. Rosenthal, *Winter Blues: Seasonal Affective Disorder* (New York: Guilford Press, 1998), 287 f.

145　「胃の伸展」は催眠作用があると考えられている……　S. Schacter et al., "Vagus nerve stimulation," *Epilepsia* 39, 677–86 (1998); A. Yamanaka et al., "Hypothalamic orexin neurons regulate arousal according to energy balance in mice, *Neuron* 38, 701–13 (2003).

猫の場合、小腸壁をやさしく刺激しただけで強い眠気に襲われる　T. Kukorelli and G. Juhasz, "Sleep induced by intestinal stimulation in cats," *Physiology and Behavior* 19, 355–58 (1977).

146　脂質の多い食事を腹一杯食べると、注意力と作業能力の低下に拍車がかかる恐れがある　A. Wells et al., "Influence of fat and carbohydrate on postprandial sleepiness, mood, and hormones," *Physiology and Behavior* 61:5, 679–86 (1997).

科学者たちは若い男性を……午後半ばにそれぞれの眠気の度合いを比較した

Gary Zammit et al., "Postprandial sleep in healthy men," *Sleep* 18:4, 229–31 (1995).

カースカドンらの研究によれば…… M. A. Carskadon and C. Acebo, "Regulation of sleepiness in adolescents: update, insights, and speculation," *Sleep* 25:6, 606–14 (2002); M. Carskadon, "The rhythm of human sleep and wakefulness," presentation at SRBR meeting, 2002; W. Dement and C. Vaughan, *The Promise of Sleep* (New York: Dell, 2000), 79–84.

147 ペレツ・ラヴィーは……このことを確認した Peretz Lavie, *The Enchanted World of Sleep* (New Haven: Yale University Press, 1996), 51; personal communication with Lavie, February 14, 2005.

デール・エドガーは、リスザルを使った研究によって……確認した D. M. Edgar et al., "Effect of SCN lesions on sleep in squirrel monkeys: evidence for opponent processes in sleep-wake regulation," *Journal of Neuroscience* 13, 1065–79 (1993); Dement and Vaughan, *The Promise of Sleep,* 78–81; personal communication with Dement, March 5, 2005.

148 この午後の落ち込みがどれほどひどくなるかは、あなたのクロノタイプ次第…… M. Carskadon, "The rhythm of human sleep and wakefulness."

149 疲労が原因の交通事故に関する研究 M. M. Mitler et al., "Catastrophes, sleep, and public policy: consensus report," *Sleep* 11, 100–109 (1988).

午後四時ごろに運転中の人が居眠りする割合は…… Jim Horne and Louise Reyner, "Vehicle accidents related to sleep: a review," *Occupational and Environmental Medicine* 56, 289–94 (1999).

151 午睡は伝統的な文化によく見られる Wilse B. Webb and David F. Dinges, "Cultural perspectives on napping and the siesta," in David Dinges, ed., *Sleep and Alertness* (New York: Raven Press, 1989), 247–65.

「昼飯と夕飯のあいだに一度は寝なきゃならん」 Churchill quoted at www.powerofsleep.org/sleepfacts.htm and at www.mysleepcenter.com/sleepquotations.html.

イタリアの睡眠研究者クラウディオ・スタンピは Claudio Stampi, *Why We Nap* (Boston: Birkhauser, 1992).

152 昼寝することによって、その後の注意力、気分、敏捷性、生産性が上がるとする研究は山積している Dement and Vaughan, *The Promise of Sleep,* 371–77.

夜間に太平洋を渡る……昼寝が与える影響についてＮＡＳＡが調べた Dement

and Vaughan, *The Promise of Sleep,* 374; see also M. R. Rosekind et al., "Crew factors in flight operations IX : effects of planned cockpit rest on crew performance and alertness in long-haul operations," NASA Technical Memorandum 108839 (Moffett Field, Calif.: NASA Ames Research Center, 1994).

153 「運輸、運送に従事する人に仮眠が必要であるのは誰もが認めている…… F. Turek, "Future directions in circadian and sleep research," presentation at SRBR meeting, 2002.

長距離パイロットやドライバーよりストレスの少ない人でも…… M. Takahashi et al., "Maintenance of alertnessand performance by a brief nap after lunch under prior sleep deficit," *Sleep* 23:6, 813–19 (2000); S.M.W. Rajaratnam and J. Arendt, "Health in a 24-h society," *Lancet* 358, 999–1005 (2001).

自動車シミュレータで……眠気に襲われている被験者 J. A. Horne and L. A. Reyner, "Counteracting driver sleepiness: effects of napping, caffeine, and placebo," *Psychophysiology* 33:3, 306–9 (1996).

154 日本の研究者たちが工場労働者を対象に二週間にわたる研究をした M. Takahashi et al., "Post-lunch nap as a worksite intervention to promote alertness on the job," *Ergonomics* 47:9, 1003–13 (2004).

ハーヴァード大学の……被験者に視覚タスクを一日に四回行なわせた S. C. Mednick et al., "The restorative effect of naps on perceptual deterioration," *Nature Neuroscience* 5, 677–81 (2002); P. Maquet, "Be caught napping: you're doing more than resting your eyes," *Nature Neuroscience* 5, 618–19 (2002).

その後の研究で……昼寝によって学習能力も改善されることを見出した S. Mednick et al., "Sleep-dependent learning: a nap is as good as a night," *Nature Neuroscience* 6, 697–98 (2003).

ランチのあとに昼寝する習慣……心臓発作による死亡率が下がるという研究報告 A Naska et al., "Siesta in healthy adults and coronary mortality in the general population," *Archives of Internal Medicine* 167, 296–301 (2007).

155 要は、昼寝すればより俊敏に、より健康に、より健全になる Personal communication with Sara Mednick, October 3, 2006; Dement and Vaughan, *The Promise of Sleep,* 371.

最新のシエスタ研究によると A. Brooks and L. Lack, "A brief afternoon nap following nocturnal sleep restriction: which nap duration is most recuperative?,"

Sleep 29:6, 831–40 (2006).

人体はシエスタするように「プログラムされている」 M. Carskadon, "Ontogeny of human sleepiness as measured by sleep latency," in D. F. Dinges and R. J. Broughton, eds., *Sleep and Alertness: Chronobiological, Behavioral, and Medical Aspects of Napping* (New York: Raven Press, 1989), 53–69.

第７章 緊張感

157 「野獣から人間への進歩は真の恐怖を感じる頻度が減ったことに尽きる William James, *The Principles of Psychology,* vol. 2, 1890, 415–16; http://psychclassics.yorku.ca/james/principles/prin25.htm.

159 一連の傑出した研究でルドゥーは、恐怖を制御する脳内回路を特定 The following description of fear and the brain comes from "Neurosystems underlying fear," paper delivered at the symposium "Stress and the Brain," National Institutes of Health, Washington, D.C., March 12, 2003; E. K. Lanuza et al., "Unconditioned stimulus pathways to the amygdala: effects of posterior thalamic and cortical lesions on fear conditioning," *Neuroscience* 125, 305–15 (2004); J. LeDoux, "The emotional brain, fear, and the amygdala," *Cellular and Molecular Neurobiology* 23:4–5, 727–38 (2003); and personal communication with Joseph LeDoux, January 16, 2005.

161 扁桃体の警告信号――「気をつけろ！」 The following description of the fight-flight response is from Bruce McEwen, *The End of Stress* (Washington, D.C.: Dana Press, 2002).

これら一連の反応は……振り向けているのです The following description and quotes throughout this chapter derive from McEwen, *The End of Stress,* and personal communication with Bruce McEwen, January 17, 2005.

163 この言葉を最初に使ったのは……ハンス・セリエ H. Selye, "A syndrome produced by diverse nocuous agents," *Nature* 138, 32 (1936).

164 今日、科学者は一般的に、ストレスを……と定義し Robert Sapolsky, "Sick of poverty," *Scientific American,* December 2005, 96.

167 ストレスを感じている女性はたとえ痩せていても、コルチゾールレベルの上昇によって内臓に脂肪がたまる E. S. Epel et al., "Stress and body shape: stress-induced cortisol secretion is consistently greater among women withcentral fat," *Psychosomatic Medicine* 62:5, 623–32 (2000).

168　ＵＣＳＦの研究によって事態は変わった　Mary F. Dallman, "Chronic stress and obesity: a new view of comfort food," *Proceedings of the National Academy of Sciences* 100:20, 11696–11701 (2003); Norman Pecoraro et al., "Chronic stress promotes palatable feeding, which reduces signs of stress: feedforward and feedback effects of chronic stress," *Endocrinology* 145, 3754 (2004); Mary Dallman, "Gluco-corticoids: food intake, abdominal obesity and wealthy nations in 2004," *Endocrinology* 145, 2633 (2004).

メリーランド大学の科学者たちが脂質を多く含む食餌をラットに一〇週間与えた……　K. Kamara et al., "High-fat diets and stress responsivity," *Physiology and Behavior* 64, 1–6 (1998).

169　絶え間ないストレスによって……研究は一五〇を数える　D. A. Padgett and R. Glaser, "How stress influences the immune response," *Trends in Immunology* 24:8, 444–48 (2003).

ストレスの多い状況……に一カ月以上にわたって耐えている人は　S. Cohen et al., "Psychological stress and susceptibility to the common cold," *New England Journal of Medicine* 325, 606–12 (1991).

そういう人はワクチンを打っても、免疫反応が弱いことが多い　オハイオ州立大学のロナルド・グレーザーとジャニス・キーコルト・グレーザーらは、ワクチンの侵入に対する体の防御能力について、ストレスがどのような影響をおよぼすかを調べたところ、ストレスで疲弊した医学生は、対照群の被験者にくらべてＢ型肝炎ワクチンへの免疫反応が鈍かったし、アルツハイマー症患者の看護にあたる被験者は、インフルエンザ・ウイルス・ワクチンへの反応が弱かった。J. K. Kiecolt-Glaser et al., "Stress-induced modulation of the immune response to recombinant hepatitis B vaccine," *Psychosomatic Medicine* 54, 22–29 (1992); "Chronic stress alters the immune response to influenza virus vaccine in older adults," *Proceedings of the National Academy of Sciences* 93, 3043–47 (1996).

アルツハイマー病を患う家族や親戚の介護……をしている女性では　J. K. Kiecolt-Glaser et al., "Slowing of wound healing by psychological stress," *Lancet* 346, 1194–96 (1995). グレーザーらによる調査では、学期末試験を控えた歯学部の学生の硬口蓋につけたかすかな傷は、夏期休暇中の同じ被験者につけたものと比べ、平均で四〇パーセント、治癒によけいな時間がかかることもわかった。P. T. Marucha et al., "Mucosal wound healing is impaired by examination stress," *Psychosomatic Medicine* 60, 362–65 (1998). *Psychological stress inhibits a key*

component: R. Glaser et al., "Stress-related changes in proinflammatory cytokine production in wounds," *Archives of General Psychiatry* 56, 450–56 (1999).

170　一時的なストレスでも、それが過大な場合には……成長が妨げられる　Ajai Vyas et al., "Chronic stress induces contrasting patterns of dendritic remodeling in hippocampal and amygdaloid neurons," *Journal of Neuroscience* 22:15, 6810–18 (2002); personal communication with Bruce McEwen, January 17, 2005.

厄介なことに、扁桃体ではこれと正反対のプロセスが進行し　R. Pawlak, "Tissue plasminogen activator in the amygdala is critical for stress-induced anxiety-like behavior," *Nature Neuroscience* 6:2, 168–74 (2003).

171　「長期間ストレスにさらされている人はやつれて見えるものである」　E. S. Epel, "Accelerated telomere shortening in response to life stress," *Proceedings of the National Academy of Sciences,* DOI: 10.1073/pnas.0407162101 (2004).

173　日常のストレスでつまずくかどうかは特定の遺伝子……の長さによって影響される　A. Caspi et al., "Influence of life stress on depression: moderation in the 5-HTT gene," *Science* 301, 386–89 (2003); Stephan Hamann, "Blue genes: wiring the brain for depression," *Nature Neuroscience* 8:6, 701 (2005).

これらの遺伝子は数年前……新聞の見出しを飾った　Peter Kramer, "Tapping the mood gene," *New York Times,* July 26, 2003, A13.

174　自分の人生は自分次第で変わると考えよう　Esther Sternberg, personal communication, January 17, 2005.

175　ウィスコンシン大学のリチャード・デイヴィッドソンらは最近　R. Davidson et al., "Alterations in brain and immune function produced by mindfulness meditation," *Psychosomatic Medicine* 65, 564–70 (2003).

マインドフルネス瞑想が不安障害や……に対する強力な治療法になる　J. Kabat-Zinn, "Mindfulness-based stress reduction: past, present and future," *Clinical Psychology Science and Practice* 10, 144–56 (2003); J. Kabat-Zinn, "Influence of a mindfulness-based stress reduction intervention on rates of skin clearing inpatients with moderate to severe psoriasis undergoing phototherapy (UVB) and photochemotherapy (PUVA)," *Psychosomatic Medicine* 60,625–32 (1998).

177　テンポの速い長調の楽曲は……多くの変化をもたらす　C. L. Krumhansl, "An exploratory study of musical emotions and psychophysiology," *Canadian Journal of Experimental Psychology* 51:4, 336–53 (1997).

178　モントリオール神経学研究所の科学者たちが、音楽家たちにそうした強烈な反応を……　A. J. Blood and R. J. Zatorre, "Intensely pleasurable responses to music correlate with activity in brain regions implicated in reward and emotion," *Proceedings of the National Academy of Sciences* 98:20, 11818–23 (2001).

音楽によって血圧が下がり、エンドルフィンが生成されるという研究もある　J. A. Etzel et al., "Cardiovascular and respiratory responses during musical mood induction," *International Journal of Psychophysiology* 61, 57–59 (2006).

乳牛がたくさんの乳を出すのは……を聴いたときだ　A. North and L. MacKenzie, "Milk yields affected by music tempo," *New Indian Express,* July 4, 2001.

179　強い社会的つながりをもつ人はストレスにうまく対処でき……　McEwen, *The End of Stress,* 145.

スタンフォード大学のアラン・リースらは、神経画像診断によって……　Dean Mobbs et al., "Humor modulates the mesolimbic reward centers," *Neuron* 40, 1041–48 (2003).

ユーモアによって脳の原始的なサリエンス・報酬系……が発火　Jaak Panksepp, "Beyond a joke: from animal laughter to human joy," *Science* 308, 62–63 (2005).

180　カエルと同じようにユーモアを解剖することはできる　E. B. White, *A Subtreasury of American Humor* (New York: Coward-McCann, 1941), xvii.

ストレス反応にもっとも強力な影響を与えるのは、私たちが日頃している選択……　Bruce McEwen, personal communication, January 17, 2005.

第８章　運動する

182　有酸素運動によって不安感が減ることを立証した研究は一〇〇を超える　R. K. Dishman, "Neurobiology of exercise," *Obesity* 14:3, 345–56 (2006); D. M. Landers, "The influence of exercise on mental health," *President's Council on Physical Fitness and Sports Research Digest* 2:12 (1997), www.fitness.gov/mentalhealth.htm; B. S. Hale et al., "State anxiety responses to 60 minutes of cross training," *British Journal of Sports Medicine* 36, 105–7 (2002).

最近、英国王立音楽大学に学ぶ若い音楽家の卵たちがある実験に参加した　D. Wasley and A. Taylor, "The effect of physical activity and fitness on psychophysiological responses to a musical performance and laboratory stressor," in K. Stevens et al., eds., *Proceedings of the 7th International Conference on Music*

Perception and Cognition (Sydney, Australia: Casual Productions, 2002), 93–96.
心血管を強くする長時間の運動……によってエンドルフィンのレベルが M. T. Ruffin et al., "Exercise and secondary amenorrhoea linked through endogenous opioids," *Sports Medicine* 10:2, 65–71 (1994).
エンドルフィンの放出量が増えると気分が高揚するとよく言われる M. Daniel et al., "Opiate receptor blockade by naltrexone and mood state after acute physical activity," *British Journal of Sports Medicine* 26:2, 111–15 (1992).
しかし、二つの現象が関連しているか否かはわかっていない G. A. Sforzo, "Opioids and exercise. An update," *Sports Medicine* 7:2, 109–24 (1989); John Ratey, *A User's Guide to the Brain* (New York: Vintage, 2001), 360.
高揚感が得られるのは……他の化学物質のレベル上昇のおかげ Ratey, *A User's Guide to the Brain,* 360; Pretty et al., "The mental and physical outcomes of green exercise," *International Journal of Environmental Health Research* 15:5, 319–37 (2005); J. Baatile et al., "Effect of exercise on perceived quality of life of individuals with Parkinson's disease," *Journal of Rehabilitation Research and Development* 37:5, 529–34 (2000); A. A. Bove, "Increased conjugated dopamine in plasma after exercise training," *Journal of Laboratory and Clinical Medicine* 104:1, 77–85 (1984).
183 いちばん考えられるのは……相互作用によって高揚感が生まれることだ Ratey, *A User's Guide to the Brain*, 360.
ＳＭＩＬＥと呼ばれる研究で…… M. Bibyak et al., "Exercise treatment for major depression: maintenance of therapeutic benefit at 10 months," *Psychosomatic Medicine* 62, 633–38 (2000).
ある研究では、週に三〜五回、三〇分の運動プログラムを受けた患者は…… Andrea L. Dunn et al., "Exercise treatment for depression: efficacy and dose response," *American Journal of Preventive Medicine* 28:1, 1–8 (2005).
男女六八〇〇人を対象にした長期的な研究によると…… D. I. Galper et al., "Inverse association between physical inactivity and mental health in men and women," *Medicine and Science in Sports and Exercise* 38:1, 173–78 (2006).
184 ブルメンタールは、運動する人はその運動に習熟したという自覚や…… James Blumenthal, personal communication, August 7, 2006.
午後遅くと宵の口は多くの運動に最適な時間と考えられている The following description of exercise rhythms comes from "Circadian rhythms in sports

performance," in T. Reilly et al., *Biological Rhythms and Exercise* (New York: Oxford University Press, 1997); personal communication with Thomas Reilly, September 2006; C. M. Winget et al., "Circadian rhythms and athletic performance," *Medicine and Science in Sports and Exercise* 17, 498–516 (1985).

気管は午後遅くにいちばん大きく広がっている　Boris I. Medarov, study presented at the 70th annual international scientific assembly of the American College of Chest Physicians, October 23–28, 2004, in Seattle.

背骨は一日の早い時間はそれほど痛まない　Michael Smolensky and Lynne Lamberg, *The Body Clock Guide to Better Health* (New York: Holt, 2000), 223–26.

187　生後すぐの赤ちゃんでも初歩的な模倣能力を示す　A. N. Meltzoff, "Elements of a developmental theory of imitation," in A. N. Meltzoff and W. Prinz, eds., *The Imitative Mind: Development, Evolution, and Brain Bases* (Cambridge: Cambridge University Press, 2002), 19–41.

最近の研究によれば、私たちの脳は他を模倣する〝ミラーニューロン〟系を有するという　M. Iacoboni, "Understanding others: imitation, language, empathy," in S. Hurley and N. Chater, eds., *Perspectives on Imitation: From Cognitive Neuroscience to Social Science* (Cambridge, Mass.: MIT Press, in press), www.cbd.ucla.edu/bios/royaumont.pdf.

189　現代の研究者のなかには、ランニングや水泳、ジムでの一時間のトレーニングのような……　www.cdc.gov/nccdphp/dnpa/physical/recommendations/index.htm.

190　オーストラリアの科学者たちが家事の消費エネルギーを測定した　S. M. Gunn et al., "Determining energy expenditure during some household and garden tasks," *Medicine and Science in Sports and Exercise* 34:5, 895–902 (2002).

階段を上ったり下りたりするのも有効　K. C. The and A. R. Aziz, "Heart rate, oxygen uptake, and energy cost of ascending and descending the stairs," *Medicine and Science in Sports and Exercise* 34:4, 695–99 (2002). このシンガポールの科学者たちによれば、最大の効果をあげるには、二二段の階段の上り下りを二六分かけてするのを一セッションとして、週に四回行なうとよいそうだ。

191　残念なことに、アメリカ人成人全体の四分の一が……　Centers for Disease Control, Morbidity and Mortality Weekly Report, December 1, 2005.

昔の狩猟採集者は一日に最長で約二〇キロメートル歩き……　Personal

communication with Richard Wrangham and Dan Lieberman, Harvard University, February 26, 2005.
運動不足による筋肉と骨の損失は三〇代後半ないし四〇代前半から始まる　Miriam Nelson, personal communication, October 30, 2006.
192　筋力トレーニングは二つのメカニズムによって筋肉に魔法をかける　Henning Wackerhage, personal communication, October 2006.
筋繊維をつくるたんぱく質はつねに分解されており……　G. Biolo et al., “Increased rates of muscle protein turnover and amino acid transport after resistance exercise in humans,” *American Journal of Physiology, Endocrinology, and Metabolism* 268, E514–20 (2005).
193　〈クリーヴランド・クリニック・ファウンデーション〉　V. K. Ranganathan et al., “From mental power to muscle power — gaining strength by using the mind,” *Neuropsychologia* 42, 944–56 (2004).
一定の骨量と筋量を生涯維持するには……　J. E. Layne and M. Nelson, “The effects of progressive resistance training on bone density. A review,” *Medicine and Science in Sports and Exercise* 31:1, 25–30 (1999).
194　二〇〇五年、アマーストにあるマサチューセッツ大学のチームは……　P. M. Clarkson et al., “Variability in muscle size and strength gain after unilateral resistance training,” *Medicine and Science in Sports and Exercise* 37:6, 964–72 (2005).
筋肉痛は激しい運動の二四～四八時間後にピークを迎える　H. Wackerhage, “Recovering from eccentric exercise: get weak to become strong,” *Journal of Physiology* 553, 681 (2003).
事前にストレッチ体操しても予防はできない　R. Herbert and M. Gabriel, “Effects of stretching before and after exercising on muscle soreness and risk of injury: systematic review,” *British Medical Journal* 325, 468 (2002).
195　アバディーン大学の運動生理学者、ヘニング・ワッカーリッジは……　Henning Wackerhage, personal communication, October 2006.
あとからやって来る筋肉痛は……炎症を起こすために起きる　J. Fridén and R. L. Lieber, “Eccentric exercise-induced injuries to contractile and cytoskeletal muscle fibre components,” *Acta Physiologica Scandinavica* 171, 321–26 (2001).
歓迎すべき点は……筋肉が強く大きくなることだ　P. M. Clarkson, “Molecular responses of human muscle to eccentric exercise,” *Journal of Applied*

Physiology 95, 2485–94 (2003); P. M. Clarkson and I. Tremblay, "Exercise-induced muscle damage, repair, and adaptation in humans," *Journal of Applied Physiology* 65:1, 1–6 (1988).

196　私たちヒトは……ランニングに適している　D. M. Bramble and D. E. Lieberman, "Endurance running and the evolution of *Homo*," *Nature* 432, 345–52 (2004); personal communication with Dan Lieberman, January 2005.

197　床反力計のついたトレッドミルを使って……走る様子を分析した　P. Weyand et al., "Faster top running speeds are achieved with greater ground forces, not more rapid leg movements," *Journal of Applied Physiology* 89, 1991–2000 (2000).

イギリスの科学者たちが、血液が心臓の非対称に曲がった心腔……突き止めたのだ　Philip J. Kilner et al., "Asymmetric redirection of flow through the heart," *Nature* 404, 759–61 (2000).

198　運動中の速い血流の力によって血管内に反炎症メカニズムが生まれ……　J. Y. Ji et al., "Shear stress causes nuclear localization of endothelial glucocorticoid receptor and expression from the GRE promoter," *Circulation Research* 92, 279 (2003).

軽い運動でも……心臓病の罹患率を減らしてくれる　R. Rauramaa, "Results of DNASCO (DNA polymorphism and carotid atherosclerosis) study, a six-year study on the effects of low-intensity exercise and genetic factors on atherosclerosis" (abstract 3855), presented at the American Heart Association's Scientific Sessions Conference, 2001.

ミラーはボランティア二〇人に映画『キングピン　ストライクへの道』の一部を……　"Impact of cinematic viewing on endothelial function," *Heart* 92, 261–62 (2006); personal communication with Michael Miller, September 2006.

202　ケープタウン大学の運動生理学者ティモシー・ノアキス……によると　T. D. Noakes and A. St. Clair Gibson, "Logical limitations to the 'catastrophe' models of fatigue during exercise in humans," *British Journal of Sports Medicine* 38, 648–49 (2004); personal communication with Timothy Noakes, August 2006.

203　「生理学的変数と疲労感のあいだに直接的な関係が……まったくない」　A. St. Clair Gibson and T. D. Noakes, "Evidence for complex system integration and dynamic neural regulation of skeletal muscle recruitment during exercise in humans," *British Journal of Sports Medicine* 38, 797–806 (2004); Noakes and

St. Clair Gibson, “Logical limitations to the ‘catastrophe’ models of fatigue.”
疲労に精神が関与していることを証明するため…… D. A. Baden et al., “Effect of anticipation during unknown or unexpected exercise duration on rating of perceived exertion, affect, and physiological function,” *British Journal of Sports Medicine* 39, 742–46 (2005); A. St. Clair Gibson et al., “The role of information processing between the brain and peripheral physiological systems in pacing and perception of effort,” *Sports Medicine* 36:8, 705–22 (2006).

204 一つの可能性は、インターロイキン－6（IL－6）と呼ばれる分子である P. J. Robson-Ansley et al., “Acute interleukin-6 administration impairs athletic performance in healthy, trained male runners,” *Canadian Journal of Applied Physiology* 29:4, 21–24 (2004). See also B. K. Pedersen and M. Febbraio, “Muscle-derived interleukin-6: a possible link between skeletal muscle, adipose tissue, liver, and brain,” *Brain, Behavior, and Immunity* 19, 371–76 (2005).

205 運動によって閉経後の女性は風邪をひく率が減った C. Ulrich et al., “Moderate-intensity exercise reduces the incidence of colds in postmenopausal women,” *American Journal of Medicine* 119: 11, 937–42 (2006).
これについては日本の研究チームによる二〇〇四年の……報告がある Koji Okamura et al., presentation at Experimental Biology 2004 meeting, April 17–21, 2004, Washington, D.C.

206 新たな研究によれば、この代謝率の上昇は…… E. Borsheim and R. Bahr, “Effect of exercise intensity, duration and mode on post-exercise oxygen consumption,” *Sports Medicine* 33:14, 1037–60 (2003).
この現象をまさに体現しているのが……アーミッシュの人たちだ D. Bassett et al., “Physical activity in an Old Order Amish community,” *Medicine and Science in Sports and Exercise* 36:1, 79–85 (2004).
研究者が試算したところ…… J. O. Hill et al., “Obesity and the environment: where do we go from here?,” *Science* 299, 853–55 (2003).

207 脳科学者のヘンリエッテ・ファン・プラーグは…… H. van Praag, “Running enhances neurogenesis, learning, and long-term potentiation in mice,” *Proceedings of the National Academy of Sciences* 96, 13427–31 (1999).
BDNFは脳細胞の成長と生存に欠かせない分子であり…… Carl Cotman interview on *The Health Report,* ABC Radio National, Monday, March 24, 1997.

208 「ラットやマウスで観察された……と考えるのが至当でしょう」 Personal

communication with Art Kramer, January 16, 2005.

ウェイン州立大学のナフタリ・ラズらは…… Naftali Raz et al., "Regional brain changes in aging healthy adults: general trends, individual differences, and modifiers," *Cerebral Cortex* 15:11, 1676–89 (2005); personal communication with Raz, February 3, 2005.

209 ヴァージニア大学のティモシー・ソルトハウスは…… Tim Salthouse, personal communication, January 28, 2005.

カナダで行なわれたある大規模な研究によると…… D. Laurin et al., "Physical activity and risk of cognitive impairment and dementia in elderly persons," *Archives of Neurology* 58, 498–504 (2001).

以上は二〇〇四年に……確認された J. Weuve et al., "Physical activity, including walking, and cognitive function in older women," *Journal of the American Medical Association* 292:12, 1454–61 (2004).

210 最近、アート・クレイマーらが運動によってヒトの脳に…… Art Kramer, personal communication, January 16, 2005; S. Colcombe and A. F. Kramer, "Fitness effects on the cognitive function of older adults: a meta-analytic study," *Psychological Science* 14, 125–30 (2003); J. D. Churchill et al., "Exercise, experience, and the aging brain," *Neurobiology of Aging* 23, 941–55 (2002); A. F. Kramer et al., "Aging, fitness and neurocognitive function," *Nature* 400, 418–19 (1999).

第9章 パーティーの顔

215 「さあ酒をくれ…… *Julius Caesar,* act 4, scene 3.(『ジュリアス・シーザー』福田恆存訳、新潮文庫)

一日のうちの時間によって……影響も変わる J. Wasielewski and F. Holloway, "Alcohol's interactions with circadian rhythms," *Alcohol Research and Health* 25:2, 94–100 (2001).

男性二〇人を対象にしたある研究では…… N. W. Lawrence et al., "Circadian variation in effects of ethanol in man," *Pharmacology, Biochemistry, and Behavior* 18 (supp. 1), 555–58 (1983); see also J. Brick et al., "Circadian variations in behavioral and biological sensitivity to ethanol," *Alcoholism: Clinical and Experimental Research* 8, 204–11 (1984).

216 じつはこの時間帯が、あなたの時間感覚を変えるほどの影響力を…… T.

Reilly et al., *Biological Rhythms and Exercise* (New York: Oxford University Press, 1997), 40–41.

大麻やハッシッシなどの……時間を伸ばす効果をもつ L. D. Chait, "Acute and residual effects of alcohol and marijuana, alone and in combination, on mood and performance," *Psychopharmacology* 115, 340–49 (1994).

ウィリアム・ジェイムズは……「不思議な増大効果がある」と書いている William James, *The Principles of Psychology,* vol. 1, 639 (1890), http://psychclassics.yorku.ca/james/principles/prin15.htm.

217 アルコールはストレスを強めも弱めもする M. A. Sayette, "Does drinking reduce stress?," *Alcohol Research and Health* 23:4, 250–55 (1999); M. A. Sayette, "An appraisal-disruption model of alcohol's effects on stress responses in social drinkers," *Psychological Bulletin* 114, 459–76 (1993); Michael Sayette, personal communication, August 2006.

218 酒を飲み始めたあとＢＡＣがピークを迎えるのは…… P. N. Friel et al., "Variability of ethanol absorption and breath concentrations during a large-scale alcohol administration study," *Alcoholism: Clinical and Experimental Research* 19:4, 1055 (1995).

空きっ腹に二本のビールを飲めば…… "Alcohol and transportation safety," Alcohol Alert 52, National Institute on Alcohol Abuse and Alcoholism, April 2001.

血中アルコールレベルのピークとなる値は女性のほうが男性より高く M. Mumenthaler et al., "Gender differences in moderate drinking effects," *Alcohol Research and Health* 23:1, 55–64 (1999).

スタンフォード大学の科学者たちの研究によれば…… Mumenthaler et al., "Gender differences in moderate drinking effects," 57.

219 睡眠が足りないと、アルコールの効き目は絶大で…… T. Roehrs et al., "Sleep extension, enhanced alertness and the sedating effects of ethanol," *Pharmacology, Biochemistry, and Behavior* 34, 321–24 (1989).

220 ウィリアム・ジェイムズはこの失態を心の大きな空所と考える *The Principles of Psychology,* vol. 1, 251.

それはハーヴァード大学の心理学者ダニエル・シャクターが…… Daniel Schacter, *The Seven Sins of Memory* (Boston: Houghton Mifflin, 2001)（『なぜ「あれ」が思い出せなくなるのか』春日井晶子訳、日経ビジネス人文庫), 63; A. Maril et al.,

"On the tip of the tongue: an event-related f MRI study of semantic retrieval failure and cognitive conflict," *Neuron* 31, 653–60 (2001).

あるいは先端技術を駆使した解決法もある　"On the tip of my tongue," *New Scientist* 7, 17 (2002).

「自動顔認識装置を実際に使っても満足な結果は得られない」　P. Sinha, "Recognizing complex patterns," *Nature Neuroscience Supplement* 5, 1093–97 (2002).

いや、そうではない、とミラン・クンデラは書く　Milan Kundera, *Immortality* (New York: Perennial, 1999), 13.（『不滅』菅野昭正訳、集英社文庫）

224　相貌失認症には、紡錘状回に発作や損傷が起きることに起因する……　B. C. Duchaine and K. Nakayama, "Developmental prosopagnosia: a window to content-specific face processing," *Current Opinion in Neurobiology* 16, 166–73 (2006); Brad Duchaine, personal communication, August 2006.

健常者が人の顔を見るときに画像診断を行なえば……　D. Y. Tsao et al., "A cortical region consisting entirely of face-selective cells," *Science* 311, 670–74 (2006); G. Loffler, "fMRI evidence for the neural representation of faces," *Nature Neuroscience* 8:10, 1386–90 (2005).

225　サルを対象にした最近の実験で……　D. Y. Tsao, "A dedicated system for processing faces," *Science* 314, 72–73 (2006).

この考えは二〇〇五年まではあまりありそうにもない話のように思われた　R. Quian Quiroga et al., "Invariant visual representation by single neurons in the human brain," *Nature* 435, 1102–7 (2005).

226　「このニューロンはどう考えても『ジェニファー・アニストン細胞』……　C. E. Connor, "Friends and grandmothers," *Nature* 435, 1036–37 (2005).

「もしこの患者がこれらの細胞を失ったとしても……　Christof Koch, personal communication, September 2006.

ドリス・ツァオの研究によれば……　Tsao, "A dedicated system for processing faces," 72–73.

227　ティエラ・デル・フエゴ諸島に……という表現がある　Howard Rheingold, *They Have a Word for It* (Louisville, Ky.: Sarabande Books, 2000), 80.

眼の虹彩を際立たせる白目の部分によって……　H. Kobayashi and S. Kohshima, "Unique morphology of the human eye and its adaptive meaning: comparative studies on external morphology of the primate eye," *Journal of Human*

Evolution 40, 419–35 (2001).

ロンドン大学ユニバーシティー・カレッジのチームは……　K. Kampe et al., "Reward value of attractiveness and gaze," *Nature* 413, 589 (2001).

228　私たちの大半はきれいに左右対称になった顔立ちを好む　L. Mealey et al., "Symmetry and perceived facial attractiveness," *Journal of Personality and Social Psychology* 76, 151–58 (1999).

スコットランドと日本の合同チームが最近……　D. Perrett et al., "Effects of sexual dimorphism on facial attractiveness," *Nature* 394, 884–87 (1998).

229　ニューキャッスル大学のクレイグ・ロバーツらは……　S. C. Roberts et al., "Female facial attractiveness increases during the fertile phase of the menstrual cycle," *Proceedings of the Royal Society of London B* (Supp.), DOI: 10.1098/rsbl.2004.0174 (2004); I. S. Penton-Voak et al., "Menstrual cycle alters face preference," *Nature* 399, 741–42 (1999); Craig Roberts, personal communication, January 21, 2005.

230　「私は講義のとき女子学生に……　personal communication, Mel Rosenberg, September 2006.

異性の魅力が匂いによって影響されるか否かを調べようと……　F. Thorne et al., "Effects of putative male pheromones on female ratings of male attractiveness: influence of oral contraceptives and the menstrual cycle," *Neuroendocrinology Letters* 23:4, 291–97 (2002).

231　私たちの嗅覚はきわめて感受性が高く……　R. W. Friedrich, "Odorant receptors make scents," *Nature* 430, 511–12 (2004).

男性より女性のほうがこの能力は優れているという……　P. Dalton et al., "Gender-specific induction of enhanced sensitivity to odors," *Nature Neuroscience* 5, 199–200 (2002).

タスマニア大学の動物学者D・マイケル・ストダートによれば……　D. M. Stoddart, *The Scented Ape* (New York: Cambridge University Press, 1991); personal communication, D. M. Stoddart, March 3, 2005.

232　これらの分子は腋毛によって外界に振りまかれる　Charles Wysocki and George Preti, "Facts, fallacies, fears, and frustrations with human pheromones," *Anatomical Record* 281A, 1201–11 (2004); personal communication with Charles Wysocki, September 2006.

ストダートは自著『匂いを振りまくサル』で……　Stoddart, *The Scented Ape,* 63.

233 「腋の下の匂いが性的興奮を誘うのなら…… Mel Rosenberg, personal communication, July 29, 2006.

「フェロモン」という言葉……を指すためにつくられた造語 P. Karlson and M. Luscher, "Pheromones: a new term for a class of biologically active substances," *Nature* 183, 55–56 (1959).

234 眼から分泌される性ホルモンすらこの信号として用いられる H. Kimoto, "Sex-specific peptides from exocrine glands stimulate mouse vomeronasal sensory neurons," *Nature* 437, 898–901 (2005).

ヒトフェロモンの存在を示す最初の手がかりは…… M. K. McClintock, "Menstrual synchrony and suppression," *Nature* 229, 244–45 (1971).

女性の腋の汗を別の女性の上唇に塗るだけで同じ効果が得られる M. McClintock et al., "Regulation of ovulation by human pheromones," *Nature* 392, 177–79 (1998).

最近、マクリントックのチームは……発見した S. Jacob et al., "Effects of breastfeeding chemosignals on the human menstrual cycle," *Human Reproduction* 19:2, 422–29 (2004); N. A. Spencer, "Social chemosignals from breastfeeding women increase sexual motivation," *Hormones and Behavior* 46, 362–70 (2004).

235 女性に男性の腋の匂いを嗅がせたあと…… G. Preti et al., "Male axillary extracts contain pheromones that affect pulsatile secretion of luteinizing hormone and mood in women recipients," *Biology of Reproduction* 68, 2107–13 (2003).

科学者たちは女性に……三夜続けて別のTシャツを着てもらった D. Singh and P. M. Bronstad, "Female body odour is a potential cue to ovulation," *Proceedings of the Royal Society of London B* 268, 797–801 (2001).

236 デューク大学の神経科学者で故人のローレンス・カッツが…… M. Luo et al., "Encoding pheromonal signals in the accessory olfactory bulb of behaving mice," *Science* 299, 1196–1201 (2003).

その後、私たちがフェロモンを感じるのに特殊な器官を必要としない……追認された S. D. Liberles and L. B. Buck, "A second class of chemosensory receptors in the olfactory epithelium," *Nature* 442, 645–50 (2006); H. Yoon et al., "Olfactory inputs to hypothalamic neurons controlling reproduction and fertility," *Cell* 123, 669–82 (2005); Gordon M. Shepherd, "Smells, brains and hormones," *Nature*

439, 149–51 (2006).

237 女性はＭＨＣ遺伝子が自分と異なる男性の匂いを好む C. Wedekind et al., "MHC-dependent mate preferences in humans," *Proceedings of the Royal Society of London B* 260, 245–49 (1995).

マーサ・マクリントックらは、遺伝子が十分に多様な集団の場合 S. Jacob et al., "Paternally inherited MHC alleles are associated with women's choice of male odor," *Nature Genetics* 30, 175–79 (2002).

第10章 魅せられて

239 夜には猫も豹になる Giovanni Torriano, *Piazza Universale di Proverbi Italiani; or, A Common Place of Italian Proverbs and Proverbial Phrases* (London, 1666), 171, quoted in A. Roger Ekirch, *At Day's Close: Night in Times Past* (New York: Norton, 2005), 42.

241 科学者がヒトの性行為の時間分布を調べたところ R. Refinetti, "Time for sex: nycthemeral distribution of human sexual behavior," *Journal of Circadian Rhythms* 3, 4 (2005).

クロノタイプが違う男女の場合……結婚生活の満足度が低かった Larson et al., "Morning and night couples: the effect of wake and sleep patterns on marital adjustment," *Journal of Marital and Family Therapy* 17, 53–65 (1991); reported in Michael Smolensky and Lynne Lamberg, *The Body Clock Guide to Better Health* (New York: Holt, 2000), 51.

242 テストステロンレベルは、夜更けにはかなり低く…… R. Luboshitzky, "Relationship between rapid eye movement sleep and testosterone secretion in normal men," *Journal of Andrology* 20, 731–37 (1999); F. W. Turek, "Biological rhythms in reproductive processes," *Hormone Research* 37 (supp. 3), 93–98 (1992).

精子の質は午後にピークを迎える A. Cagnacci et al., "Diurnal variation of semen quality in human males," *Human Reproduction* 14:1, 106–9 (1999).

243 快楽、幸福感、性的興奮のようなポジティブな状態に関する私たちの理解は……この三〇年で行なわれた研究・調査のうち、不安や怒り、抑鬱を扱ったものが九万件にものぼるのに対し、幸福感や喜びを扱ったものは五〇〇〇件に過ぎない。 Figures from Paul Martin, *Making Happy People* (New York: Harper Perennial, 2006), cited in Maggie McDonald, "Cheer up children," *New Scientist*, February

4, 2006, 56.

244　触覚は生涯を通じていちばん「裏切らない」感覚だ　F. Sachs, "The intimate sense," *The Sciences,* January/February 1988, 28–34.

マッサージの良好な影響は……などに見られる　Touch Research Institutes, University of Miami School of Medicine, www.miami.edu/touch-research/, retrieved February 23, 2006.

245　最近、スウェーデンの神経生理学者ホーカン・オラウソンらは　H. Olausson, "Unmyelinated tactile afferents signal touch and project to insular cortex," *Nature Neuroscience* 5:9, 900–904 (2002); Olausson, personal communication, September 2006.

246　求愛にともなうホルモン変化を調べているイタリアの研究者たちが……　D. Marazziti and D. Canale, "Hormonal changes when falling in love," *Psychoneuroendocrinology* 29, 931–36 (2004).

フィッシャー自身が行なった実験はといえば……　H. E. Fisher et al., "Defining the brain systems of lust, romantic attraction, and attachment," *Archives of Sexual Behavior* 31:5, 413–19 (2002); Helen Fisher, personal communication, February 18, 2005.

248　この結果は……以前の研究結果を追認するもの……　A. Bartels and S. Zeki, "The neural basis of romantic love," *Neuroreport* 11:17, 3829–33 (2000).

249　二〇〇五年にスイスで行なわれ、広く注目を集めた研究によれば……　M. Kosfeld et al., "Oxytocin increases trust in humans," *Nature* 435, 673–76 (2005).

「男は目で恋をし、女は耳で恋をする」　Woodrow Wyatt quoted in "Imaging gender differences in sexual arousal," *Nature Neuroscience* 7:4, 325–26 (2004).

性的興奮を煽るような画像を見たときの反応性差を研究した結果　S. Hamann et al., "Men and women differ in amygdala response to visual sexual stimuli," *Nature Neuroscience* 7:4, 411–16 (2004).

女性は映像より……性的に興奮する　Fisher et al., "Defining the brain systems of lust, romantic attraction, and attachment."

250　認知処理……に関しても性差を示す研究が増えている　D. Kimura, "Sex differences in the brain," www.sciam.com/article.cfm?articleID=00018E9D-879D-1D06-8E49809EC588EEDF.

読書するときの脳をｆＭＲＩで観察すると……　B. A. Shaywitz et al., "Sex differences in the functional organization of the brain for language," *Nature* 373,

607–9 (1995).

すでに古典となった人間の性行動にかかわる研究で…… The Kinsey Reports: *Sexual Behavior in the Human Male* (Bloomington: Indiana University Press, 1948, reprint 1998) and *Sexual Behavior in the Human Female* (Philadelphia: Saunders, 1953).

レオナルド・ダ・ヴィンチは……こう書く Leonardo's essay "The Penis" quoted in Serge Bramly, *Leonardo: The Artist and the Man,* trans. Sian Reynolds (London: Edward Burlingame Books, 1991).

252 勃起を開始して維持する血流を起こしているのは一酸化窒素だ K. J. Hurt et al., "Akt-dependent phosphorylation of endothelial nitric-oxide synthase mediates penile erection," *Proceedings of the National Academy of Sciences* 99:6, 4061–66 (2002).

ウェスタンオンタリオ大学の神経科学者、リック・クーレンの研究によると…… W. A. Truitt and L. M. Coolen, "Identification of a potential ejaculation generator in the spinal cord," *Science* 297, 1566–69 (2002).

253 さらにクーレンの研究によれば…… L. M. Coolen et al., "Activation of mu opioid receptors in the medial preoptic area following copulation in male rats," *Neuroscience* 124:1, 11–21 (2003).

今度は女性について考えてみると…… A. M. Traish et al., "Biochemical and physiological mechanisms of female genital sexual arousal," *Archives of Sexual Behavior* 31:5, 393–400 (2002).

Gスポットは実際にあるという M. Giorgi et al., "Type 5 phosphodiesterase expression in the human vagina," *Urology* 60, 191–95 (2002).

254 この場所を優しく押すと…… B. Whipple and B. R. Komisaruk, "Elevation of pain threshold by vaginal stimulation in women," *Pain* 21, 357–67 (1985); B. Whipple and B. R. Komisaruk, "Analgesia produced in women by genital self-stimulation," *Journal of Sex Research* 24:1, 130–40 (1988).

二〇〇六年、イギリスの科学者たちが…… S. Brody, "Blood pressure reactivity to stress is better for people who recently had penile-vaginal intercourse than for people who had other or no sexual activity," *Biological Psychology* 71, 214–22 (2006).

ラトガース大学の科学者たちは…… B. R. Komisaruk et al., "Brain activation during vaginocervical self-stimulation and orgasm in women with complete

spinal cord injury: fMRI evidence of mediation by the vagus nerves," *Brain Research* 1024, 77–88 (2004).

ある新しい研究は遺伝という興味深い可能性を示唆している　K. Dunn et al., "Genetic influences on variation in female orgasmic function: a twin study," *Biology Letters,* June 2005; online edition, DOI: 10.1098/rsbl.2005.0308.

255　《ランセット》誌に発表された症例　P. J. Reading and R. G. Will, "Unwelcome orgasms," *Lancet* 350, 1746 (1997).

オーガズムは脳の経験であり　J. P. Changeux, *Neuronal Man: The Biology of the Mind* (Princeton, N.J.: Princeton University Press, 1997), 112–14.

オランダの科学者たちが……神経科学者の度肝を抜いた　G. Holstege et al., "Brain activation during human male ejaculation," *Journal of Neuroscience* 23, 9185–93 (2003); J. R. Georgiadis et al., "Brain activation during female sexual orgasm," *Society of Neuroscience Abstracts* 727:7, 31 (2003); J. R. Georgiadis et al., "Deactivation of the amygdala during human male sexual behavior," program no. 727.6, Society for Neuroscience meeting, November 8–12, 2003, New Orleans; B. R. Komisaruk and B. Whipple, "Functional MRI of the brain during orgasm in women," *Annual Review of Sex Research* 16, 62–86 (2005).

256　オーガズムをもっとも頻繁に経験する男性では　G. D. Smith et al., "Sex and death: are they related? Findings from the Caerphilly cohort study," *British Medical Journal* 315, 1641–44 (1997); S. Ebrahim et al., "Sexual intercourse and risk of ischaemic stroke and coronary heart disease: the Caerphilly study," *Journal of Epidemiology and Community Health* 56, 99–102 (2002).

257　週に一、二度セックスする学生は……　C. J. Charnetski and F. X Brennan, "Sexual frequency and immunoglobulin A (IgA)," paper presented at the annual meeting of the Eastern Psychological Association, Providence, R.I., 1999.

性交渉のある女子大学生の場合……　G. Gallup et al., "Does semen have antidepressant properties?," *Archives of Sexual Behavior* 31:3, 289–93 (2002).

この科学者たちは抜け目なく……　R. Persaud, "Semen acts as an antidepressant," *New Scientist,* June 26, 2002, www.newscientist.com/article.ns?id=dn2457.

第11章　夜　風

258　一六世紀イタリアの司祭　Quoted in A. Roger Ekirch, *At Day's Close* (New

York: Norton, 2005), 13.

いろいろな病気が夜間に悪化する　The following discussion of circadian aspects of disease comes from M. H. Smolensky and M. L. Bing, "Chronobiology and chronotherapeutics in primary care," *Patient Care* (Clinical Focus supp.), Summer 1997, 1–21; M. H. Smolensky et al., "Medical chronobiology: concepts and applications," *American Review of Respiratory Disease* 147:6 (part 2), S2–19; Michael Smolensky and Lynne Lamberg, *The Body Clock Guide to Better Health* (New York: Holt, 2000); Russell Foster and Leon Kreitzman, *Rhythms of Life* (London: Profile Books, 2004), 212 f; G. A. Bjarnason and R. Jordan, "Rhythms in human gastrointestinal mucosa and skin," *Chronobiology International* 19:1, 129–40 (2002).

259　夜間に喘息発作が　Foster and Kreitzman, *Rhythms of Life,* 224; R. J. Martin, "Small airway and alveolar tissue changes in nocturnal asthma," *American Journal of Respiratory and Critical Care Medicine* 157:5, S188–90 (1998).

肺から空気を出し入れする気管支内腔　*bronchial passageways that move air:* Martin, "Small airway and alveolar tissue changes in nocturnal asthma."

260　大人は一年に二〜四回……風邪を引く　F. Hayden, "Introduction: emerging importance of the rhinovirus," *American Journal of Medicine* 112:6A, 1s–3s (2002); J. M. Gwaltney, "Rhinoviruses," in A. S. Evans and R. A. Kaslow, eds., *Viral Infection of Humans: Epidemiology and Control,* 4th ed. (New York: Plenum Press, 1997), 815–38.

風邪が巻き起こす混乱を研究者が綿密に計算したところ　A. M. Fendrick, "The economic burden of non-influenza-related viral respiratory tract infection in the United States," *Archives of Internal Medicine* 163:4, 487–94 (2003).

ギリシアの哲学者ケルススは二世紀にこう書いた　Celsus, *De Medicina,* vol. 2, ed. W. G. Spencer (London: W. Heinemann, 1938), 91.

この研究で科学者たちは、二〇〇人以上のボランティアに……　H. F. Dowling et al., "Transmission of the common cold to volunteers under controlled conditions," *American Journal of Hygiene* 68, 659–65 (1958).

261　一〇年後……同様の実験がふたたび行なわれた　R. G. Douglas et al., "Exposure to cold environment and rhinovirus common cold: failure to demonstrate effect," *New England Journal of Medicine* 279, 742–47 (1968).

新たな研究が昔からの知恵を裏づける証拠を提供することとなった　C. Johnson

and R. Eccles, "Acute cooling of the feet and the onset of common cold symptoms," *Family Practice* 22:6, 608–13 (2005).

懐疑的な人びとはこう反論する　personal communication with J. Owen Hendley, February 2007.

寒い季節に風邪が流行るのは……湿度と人間の行動のせいだ　The following discussion of colds and cold viruses comes from an interview with Jack Gwaltney, March 8, 2004; J. M. Gwaltney, "Viral respiratory infection therapy: historical perspectives and current trials," *American Journal of Medicine* 112:6A, 33s–41s (2002).

262　ウイルスは著しく感染力の強い微生物である　J. M. Gwaltney, "Clinical significance and pathogenesis of viral respiratory infections," *American Journal of Medicine* 112:6A, 13s–18s (2002). J. M. Harris and J. M. Gwaltney, "Incubation periods of experimental rhinovirus infection and illness," *Clinical Infectious Diseases* 23, 1287–90 (1996).

ライノウイルスはさまざまなもの……の表面で生き続けて感染力を維持し　J. M. Gwaltney and J. O. Hendley, "Rhinovirus transmission: one if by air, two if by hand," *American Journal of Epidemiology* 107, 357–61 (1978).

263　たったの一〇秒あれば……　J. M. Gwaltney et al., "Hand-to-hand transmission of rhinovirus colds," *Annals of Internal Medicine* 88:4, 463–67 (1978).

グワルトニーらによれば……すれば感染は防げるそうだ　J. M. Gwaltney, "Transmission of experimental rhinovirus infection by contaminated surfaces," *American Journal of Epidemiology* 116:5, 828–33 (1982); Arnold Monto, "Epidemiology of viral respiratory infections," *American Journal of Medicine* 112:6A, 4s–12s (2002).

264　鼻甲介は風邪を引いていないときでも……左右が交互に腫れ上がる　Donald Proctor and Ib Andersen, eds., *The Nose: Upper Airway Physiology and the Atmospheric Environment* (New York: Elsevier Biomedical Press, 1982), 203.

力を入れて鼻をかむのは鼻をかまないより悪いという　J. M. Gwaltney et al., "Nose blowing propels nasal fluid into the paranasal sinuses," *Clinical Infectious Diseases* 30, 387–91 (2000).

鼻水が鼻腔内の神経終末を刺激してむずむずすると　L. Suranyi, "Localization of the 'sneeze center,' " *Neurology* 57:1, 161 (2001).

咳はさらに強力な排除作用を有する　R. S. Irwin et al., "Managing cough as a defense mechanism and a symptom: a consensus panel report of the American College of Chest Physicians," *Chest* 114 (supp. 2), 133s–81s (1998), www.chestjournal.org/cgi/reprint/114/2/133S.pdf.

265　かつて咳は単純な反射作用と考えられていたが　S. B. Mazzone, "An overview of the sensory receptors regulating cough," *Cough* 1:2, DOI: 10.1186/1745-9974-1-2 (2005); J. G. Widdicombe, "Afferent receptors in the airways and cough," *Respiratory Physiology* 114, 5–15 (1998); S. B. Mazzone, "Sensory regulation of the cough reflex," *Pulmonary Pharmacology and Therapy* 17, 361–68 (2004).

鼻水、くしゃみ、咳　The following discussion is from an interview with Gwaltney, March 8, 2004; B. Winther et al., "Viral-induced rhinitis," *American Journal of Rhinology* 12:1, 17–20 (1998).

267　慢性的なストレスのせいで、体力が落ちていたのかもしれない　S. Cohen et al., "Types of stressors that increase susceptibility to the common cold in healthy adults," *Health Psychology* 17:3, 214–23 (1998); J. M. Gwaltney and F. G. Hayden, "Psychological stress and the common cold," *New England Journal of Medicine* 325, 644 (1992).

ウイルスにさらされた人……全員が風邪の症状に悩むわけではない　J. M. Gwaltney, "Clinical significance and pathogenesis of viral respiratory infections," *American Journal of Medicine* 112:6A, 13s–18s (2002).

268　抗ヒスタミン薬は……くしゃみを抑制する　P. S. Muether and J. M. Gwaltney, "Variant effect of first- and second-generation antihistamines as clues to their mechanism of action on the sneeze reflex in the common cold," *Clinical Infectious Diseases* 33, 1483–88 (2001).

処方箋なしに買える医薬品に関するある有力な報告は……　Knut Schroeder and Tom Fahey, "Systematic review of randomised controlled trials of over the counter cough medicines for acute cough in adults," *British Medical Journal* 324, 329 (2002).

一世紀後、風邪の一般的な予防法は……となっていた　*Scientific American,* May 1895, quoted in *Scientific American,* May 1995, 10.

269　抗ウイルス・抗炎症感冒薬の開発に心血を注いで一〇年になる　J. M. Gwaltney et al., "Combined antiviral-antimediator treatment for the common cold," *Journal of Infectious Diseases* 186, 147–54 (2002); J. M. Gwaltney, "Viral

respiratory infection therapy: historical perspectives and current trials," *American Journal of Medicine* 112:6A, 33s–41s (2002).

270　鼻がむずむずする感じを覚えたときをグラフにしてみると　A. C. Grant and E. P. Roter, "Circadian sneezing," *Neurology* 44:3, 369–75 (1994).

咳の頻度にも明確な概日リズムが見られ　J. Kuhn et al., "Antitussive effect of guaifenesin in young adults with natural colds," *Chest* 82:6, 713–18 (1982).

多くの疾患は体が有する生物リズムの影響下にある　M. H. Smolensky et al., "Medical chronobiology: concepts and applications," *American Review of Respiratory Disease* 147:6 (part 2), S2–S19 (1993); Smolensky and Lamberg, *The Body Clock Guide to Better Health;* Foster and Kreitzman, *Rhythms of Life,* 212 f.

271　しかし、スモレンスキーが指摘するように……Smolensky et al., "Medical chronobiology: concepts and applications."

同じ患者でも、診察が午前中だと……ということが起こり得る　Y. Watanabe et al., "Thousands of blood pressure and heart rate measurements at fixed clock hours may mislead," *Neuroendocrinology Letters* 24:5,339–40 (2003).

残念ながら、調査によると、多くの医師はいまだに……　M. H. Smolensky, "Knowledge and attitudes of American physicians and public about medical chronobiology and chronotherapeutics. Findings of two 1996 Gallup surveys." *Chronobiology International* 15, 377–94 (1998); Foster and Kreitzman, *Rhythms of Life,* 226.

概日リズムが医薬品の作用に……直接的な証拠はないに等しい　C. B. Green and J. S. Takahashi, "Xenobiotic metabolism in the fourth dimension: PARtners in time," *Cell Metabolism* 4:1, 3–4 (2006). Personal communication with Carla B. Green, October 2006.

272　午後一時～三時に投与されたリドカインは……　A. Reinberg and M. Reinberg, "Circadian changes of the duration of action of local anaesthetic agents," *Naunyn- Schmiedeberg's Archives of Pharmacology* 297, 149–59 (1977).

一方で、二〇〇六年のある研究によると　M. C. Wright et al., "Time of day effects on the incidence of anesthetic adverse events," *Quality and Safety in Health Care* 15:4, 258–63 (2006).

こうした一日のうちの時間帯による効能の違いは……　G. A. Bjarnason et al., "Circadian variation in the expression of cell-cycle proteins in human oral

epithelium," *American Journal of Pathology* 154, 613–22 (1999).

投薬タイミング調整の目的は……バランスを取ることである　Foster and Kreitzman, *Rhythms of Life,* 215.

273　癌治療薬の多くは急速に分裂する細胞のみ破壊するようにできている　Smolensky and Lamberg, *The Body Clock Guide to Better Health,* 227–29. G. A. Bjarnason and R. Jordan, "Rhythms in human gastrointestinal mucosa and skin," *Chronobiology International* 19:1, 129–40 (2002); Foster and Kreitzman, *Rhythms of Life,* 216–19.

274　フランシス・レヴィは……いつ投与するかにかかっていると考えている　The following discussion of Lévi's work comes from his "Circadian interactions with cancer," presented at the Society for Research on Biological Rhythms annual meeting, Amelia Island, Florida, 2002; M. C. Mormont and F. Lévi, "Cancer chronotherapy: principles, applications, and perspectives," *Cancer* 98:4, 881–82 (2003).

ウィリアム・ルシェスキーは、消化管内壁の細胞は……発見した　K. Buchi et al., "Circadian rhythm of cellular proliferation in the human rectal mucosa," *Gastroenterology* 101, 410–15 (1991).

二〇年以上前、ルシェスキーは……化学療法のタイミングに関する研究を行なった　W. Hrushesky, "Circadian timing of cancer chemotherapy," *Science* 228, 73–75 (1985). 同じような結果を、小児白血病の研究者も得ている。急性白血病の小児一一八人のケースで、午後遅くか夕方に治療を受けた小児は、午前中に受けた小児に比べて、癌の寛解を見たケースが三倍あった。 G. E. Rivard et al., "Circadian time-dependent response of childhood lymphoblastic leukemia to chemotherapy: a long-term follow-up study of survival," *Chronobiology International* 10, 201–4 (1993).

275　フランシス・レヴィはオキサリプラチンと呼ばれる薬剤で……　F. Lévi et al., "Chronotherapy of colorectal cancer metastases," *Hepatogastroenterology* 48, 320–22 (2001).

第12章 眠り

277　「眠りは世界でもっとも馬鹿馬鹿しい友愛会だ　Vladimir Nabokov, *Speak, Memory* (New York: Vintage, 1989), 108.（『ナボコフ自伝——記憶よ、語れ』大津栄一郎訳、晶文社）

278　眠りへの移行時には脳は一度も「休止」しない　The following material on sleep is from Jerome M. Siegel, "The phylogeny of sleep," presented at the Society for Research on Biological Rhythms annual meeting, Amelia Island, Florida, 2002 (hereafter, SRBR meeting, 2002); personal communication with Jerome Siegel, February 15, 2005; J. M. Siegel, "Clues to the functions of mammalian sleep," *Nature* 437, 1264–71 (2005).

深い眠りの段階でさえ……　J. A. Hobson, "Sleep is of the brain, by the brain, and for the brain," *Nature* 437, 1254 (2005).

健康管理を念頭に置くならば……　William C. Dement and Christopher Vaughan, *The Promise of Sleep* (New York: Dell, 2000).

279　この移行は脳の視床下部にある睡眠スイッチによって起こる……　Quotes from Saper referring to the sleep switch are from C. B. Saper, "Hypothalamic regulation of sleep and circadian rhythms," *Nature* 437, 1257–63 (2005).

このスイッチが存在する脳領域を初めて特定したのは……　C. von Economo, "Sleep as a problem of localization," *Journal of Nervous and Mental Disorders* 71, 249–59 (1930).

280　最近になって科学者は、このスイッチ……の正確な位置を突き止めた　Saper, "Hypothalamic regulation of sleep and circadian rhythms."

しかし、科学者は……ではないかと考えている　C. S. Colwell and S. Michel, "Sleep and circadian rhythms: do sleep centers talk back to the clock?," *Nature Neuroscience* 6:10, 1005–6 (2003); T. Deboer et al., "Sleep states alter activity of suprachiasmatic nucleus neurons," *Nature Neuroscience* 6:10, 1086–90 (2003); D. J. Dijk and C. A. Czeisler, "Contribution of the circadian pacemaker and the sleep homeostat to sleep propensity, sleep structure, electroencephalographic slow waves, and sleep spindle activity in humans," *Journal of Neuroscience* 15, 3526–38 (1995).

281　眠りが私の娘を捕えたとき　The following description of sleep stages draws from Dement and Vaughan, *The Promise of Sleep,* 18–22; Peretz Lavie, *The Enchanted World of Sleep* (New Haven: Yale University Press, 1996), 26 f; J. M. Siegel, "Why we sleep," *Scientific American,* November 2003, 92–97.

282　科学者たちが子羊の脛骨に微小なセンサーを埋め込んで……　K. J. Noonan, "Growing pains: are they due to increased growth during recumbency as documented in a lamb model?," *Journal of Pediatric Orthopaedics* 24, 6 (2004).

283 スイスの研究者たちが……アデノシンの分泌を調整する遺伝子を調べたところ J. V. Rétey et al., "A functional genetic variation of adenosine deaminase affects the duration and intensity of deep sleep in humans," *Proceedings of the National Academy of Sciences* 102, 15676–81 (2005).

脳からの信号が……複雑な神経伝達物質系によって阻まれる J. M. Siegel, "Clues to the functions of mammalian sleep," *Nature* 437, 1264–71 (2005).

284 J・アラン・ホブソンによれば、夢を見ない人はいないという Hobson, "Sleep is of the brain, by the brain, and for the brain."

昨今の画像技術の発達により…… Siegel, "Why we sleep."

285 活発な領域は視覚空間処理に欠かせない皮質領域であり…… T. A. Nielsen and P. Stenstrom, "What are the memory sources of dreaming?," *Nature* 437, 1286–89 (2005).

悪夢は概日リズムの狂い……のせいかもしれず T. Nielsen, "Chronobiological features of dream production," *Sleep Medicine Reviews* 8, 403–24 (2004).

女性のほうが一般に男性より悪夢を見ることを見出した T. A. Nielsen, "The typical dreams of Canadian university students," *Dreaming* 13:4, 211 (2003).

「この性差はきわめて顕著で…… Tore Nielsen, personal communication, September 2006.

286 「レム睡眠で見た夢は…… A. Rechtschaffen, personal communication, February 11, 2005.

287 運動は……不眠症の人の睡眠パターンを改善し S. D. Youngstedt and C. E. Kline, "Epidemiology of exercise and sleep," *Sleep and Biological Rhythms* 4:3, 215 (2006); see also S. D. Youngstedt et al., "No association of sleep with total daily physical activity in normal sleepers," *Physiology and Behavior* 78, 395–401 (2003); S. D. Youngstedt, "Does exercise truly enhance sleep?," *Physician and Sports Medicine* 25:10, 72–82 (1997).

その理由が最近になって……突き止められた J. Mu et al., "Ethanol influences on native T-type calcium current in thalamic sleep circuitry," *Journal of Pharmacology and Experimental Therapy* 307:1, 197–204 (2003).

289 「もし睡眠に絶対不可欠な機能がないのであれば…… A. Rechtschaffen and B. M. Bergmann, "Sleep deprivation in the rat: an update of the 1989 paper," *Sleep* 25, 18–24 (2002).

290 これについては彼を観察したウィリアム・デメントも同様だった Dement and

Vaughan, *The Promise of Sleep,* 245.

「現代社会では……進行中だと言えます」 This and the following quotes from Charles Czeisler are from C. Czeisler, "Sleep: what happens when doctors do without it?," Medical Center Hour, University of Virginia, March 1, 2006.

米国立睡眠財団（ＮＳＦ）が二〇〇五年にまとめた調査結果 www.sleepfoundation.org/press/index.php?secid=&id=120.

292 わずか一〇年前のこと、高名な睡眠研究者たちが…… Lavie, *The Enchanted World of Sleep,* 114; C. A. Czeisler, "Quantifying consequences of chronic sleep restriction," *Sleep* 26:3, 247–48 (2003); H.P.A. Van Dongen et al., "The cumulative cost of additional wakefulness," *Sleep* 26:2, 117 (2003).

何時間寝るのが最適か See D. F. Kripke et al., "Mortality associated with sleep duration and insomnia," *Archives of General Psychiatry* 59, 131–36 (2002).

293 二週にわたって毎晩六時間未満しか寝なかった人には…… Van Dongen et al., "The cumulative cost of additional wakefulness." *in terms of sedative effects:* T. Roehrs et al., "Ethanol and sleep loss: a 'dose' comparison of impairing effects," *Sleep* 26:8, 981–85 (2003); D. Dawson and K. Reid, "Fatigue, alcohol and performance impairment," *Nature* 388, 235 (1997).

「一晩睡眠時間が足りなかったくらいでは…… Czeisler, "Sleep: what happens when doctors do without it?"; L. K. Barger et al., "Extended work shifts and the risk of motor vehicle crashes among interns," *New England Journal of Medicine* 352, 125–34 (2005).

294 もし高速道を時速約一一〇キロメートルで走っていたとすると Dement and Vaughan, *The Promise of Sleep,* 218.

睡魔によって……危険性は少なくとも四倍になり "Breakthrough research on real-world driver behavior released," press release, April 20, 2006, www.nhtsa.gov; editorial page, *Nature Insight: Sleep* 437, 1206 (2005).

ウィリアム・デメントが指摘するように Dement and Vaughan, *The Promise of Sleep,* 51–53; Russell Foster and Leon Kreitzman, *Rhythms of Life* (London: Profile Books, 2004), 208-9.

295 この悲劇に関する報告書 http://history.nasa.gov/rogersrep/v2appg.htm#g25.

科学者が……自己申告するのを鵜呑みにしたのが理由の一つ Czeisler, "Quantifying consequences of chronic sleep restriction."

睡眠が足りないと病気を発症しやすくなるという通念を検証するため　K. Spiegel et al., "Effect of sleep deprivation on response to immunization," *Journal of the American Medical Association* 288:12, 1471–72 (2002).

296　バンコーターはさらに、睡眠不足によって……　K. Spiegel et al., "Impact of sleep debt on metabolic and endocrine function," *Lancet* 354, 1435–39 (1999); E. Tasali, "Slow wave activity levels are correlated with insulin secretion in healthy young adults," *Sleep* 26 (abstract supp.), A62 (2003).

バンコーターらはこのわけも突き止めた　K. Spiegel et al., "Brief communication: sleep curtailment in healthy young men is associated with decreased leptin levels, elevated ghrelin levels, and increased hunger and appetite," *Annals of Internal Medicine* 141, 846–50 (2004); see also K. Spiegel, "Sleep curtailment results in decreased leptin levels and increased hunger and appetite," *Sleep* 26 (abstract supp.), A174 (2003).

297　肥満が睡眠時間と密接なつながりがある　J. E. Gangwisch et al., "Inadequate sleep as a risk factor for obesity: analyses of the NHANES I," *Sleep* 28:10, 1217–20 (2005). For a similar study of children, see J.-P. Chaput et al., "Relationship between short sleeping hours and childhood overweight/obesity: results from the 'Quebec en Forme' Project," *International Journal of Obesity,* 30:7, 1080–85 (2006).

ここで思わぬ展開が待っていた　report presented by Sanjay Patel at the American Thoracic Society international conference, May 23, 2006, San Diego.

298　「睡眠不足が与える影響のみによって……　A. Rechtschaffen and B. M. Bergmann, "Sleep deprivation in the rat: an update of the 1989 paper," *Sleep* 25, 18–24 (2002); personal communication with Rechtschaffen, February 16, 2005.

ジェリー・シーゲルらは、数十種に及ぶ動物の睡眠を調べ　The following discussion comes from J. M. Siegel, "Clues to the functions of mammalian sleep," *Nature* 437, 1264–71 (2005); Siegel, "The phylogeny of sleep"; Siegel, "Why we sleep."

300　シーゲルは、レム睡眠の機能の謎を解き明かす鍵は……　Siegel, "Clues to the functions of mammalian sleep"; J. M. Siegel and M. A. Rogawski, "A function for rem sleep: regulation of noradrenergic receptor sensitivity," *Brain Research Review* 13, 213–33 (1988).

302　レム睡眠が……ニューロンを活性化し　M. J. Morrissey, "Paradoxical sleep

and its role in the prevention of apoptosis in the developing brain," *Sleep* 26 (abstract supp.), A46 (2003).

フィンランドの研究者グループが……　M. Cheour et al., "Speech sounds learned by sleeping newborns," *Nature* 415, 599–600 (2002).

303　ハーヴァード大学のロバート・スティックゴールドらが最近……　R. Stickgold et al., "Visual discrimination learning requires sleep after training," *Nature Neuroscience* 3, 1237–38 (2000); M. P. Walker et al., "Practice with sleep makes perfect: sleepdependent　motor skill learning," *Neuron* 35, 205–11 (2002).

304　数年前には、私たちがあるタスクを学ぶときに活性化する……　P. Maquet et al., "Experience-dependent changes in cerebral activation during rem sleep," *Nature Neuroscience* 3:8, 831–36 (2000).

最新の研究によれば……　P. Peigneux et al., "Are spatial memories strengthened in the human hippocampus during slow-wave sleep?," *Neuron* 44, 535–45 (2004).

おそらく、私たちが睡眠を取ることによって……　I. S. Hairston and R. R. Knight, "Sleep on it," *Nature* 430, 27–28 (2004).

二〇〇四年、トノーニらは……　R. Huber et al., "Local sleep and learning," *Nature* 430, 78–81 (2004).

ドイツのリューベック大学のウルリッヒ・ワグナーに率いられたチームは……　U. Wagner et al., "Sleep inspires insight," *Nature* 427, 352–55 (2004).

306　文学の世界には……逸話が多い　Lavie, *The Enchanted World of Sleep,* 90.

ロバート・ルイス・スティーヴンソンは　Lavie, *The Enchanted World of Sleep,* 90; James Pope Hennessy, *Robert Louis Stevenson* (New York: Simon and Schuster, 1975), 207; quote from Stevenson, *Across the Plains,* http://sunsite.berkeley.edu/literature/stevenson/plains/plains8.html.

科学の世界でも……逸話には事欠かない　Lavie, *The Enchanted World of Sleep,* 90; Paolo　Mazzarello, "What dreams may come," *Nature* 408, 523 (2000); Dement and Vaughan, *The Promise of Sleep,* 321.

第13章　狼の時刻

308　ウィリアム・デメントとメアリー・カースカドンが　M. A. Carskadon et al., "Sleep and daytime sleepiness in the elderly," *Journal of Geriatric Psychiatry* 13:2, 135–51 (1980); R. M. Coleman et al., "Sleep-wake disorders in the elderly:

polysomnographic analysis," *Journal of the American Geriatric Society* 27:9, 289–96 (1981); William C. Dement and Christopher Vaughan, *The Promise of Sleep* (New York: Dell, 2000), 121; see also D. J. Dijk et al., "Age-related increase in awakenings: impaired consolidation of non-rem sleep at all circadian phases," *Sleep* 24:5, 565–77 (2001).

深い睡眠が得られなくなるのは中年期から始まっている　E. Van Cauter, "Age-related changes in slow wave sleep and rem sleep and relationship with growth hormone and cortisol levels in healthy men," *Journal of the American Medical Association* 284, 861–68 (2000).

309　高齢者では、メラトニンやコルチゾールなどの……　J. F. Duffy et al., "Later endogenous circadian temperature nadir relative to an earlier wake time in older people," *American Journal of Physiology* 275:5 (part 2), R1478–87 (1998); E. Van Cauter et al., "Effects of gender and age on the levels of circadian rhythmicity of plasma cortisol," *Journal of Clinical Endocrinology and Metabolism* 81, 2468–73 (1996); T. Reilly et al., "Aging, rhythms of physical performance, and adjustment to changes in the sleep-activity cycle," *Occupational and Environmental Medicine* 54, 812–16 (1997); J. F. Duffy and C. A. Czeisler, "Age-related change in the relationship between circadian period, circadian phase, and diurnal preference in humans," *Neuroscience Letters* 318:3, 117–20 (2002); C. A. Czeisler et al., "Association of sleep-wake habits in older people with changes in output of circadian pacemaker," *Lancet* 340, 933–36 (1992); F. Aujard et al., "Circadian rhythms in firing rate of individual suprachiasmatic nucleus neurons from adult and middle-aged mice," *Neuroscience* 106:2, 255–61 (2001); E. Satinoff, "Patterns of circadian body temperature rhythms in aged rats," *Clinical and Experimental Pharmacology and Physiology* 25:2, 135–40 (1998).

それは眼に起きる年齢変化……のかもしれない　W. N. Charman, "Age, lens transmittance, and the possible effects of light on melatonin suppression," *Ophthalmic and Physiological Optics* 23, 181–87 (2003).

正常な加齢では……　M. D. Madeira et al., "Age and sex do not affect the volume, cell numbers, or cell size of the suprachiasmatic nucleus of the rat: an unbiased stereological study," *Journal of Comparative Neurology* 361:4, 585–601 (1995).

新しい研究のなかに少なくとも一つ……　S. Yamazaki, "Effects of aging on

central and peripheral mammalian clocks," *Proceedings of the National Academy of Sciences* 99:16, 10801 (2002); F. Aujard et al., "Circadian rhythms in firing rate"; D. E. Kolker, "Aging alters circadian and light-induced expression of clock genes in golden hamsters," *Journal of Biological Rhythms* 18:2, 159 9 (2003).

310 伝統的な非西欧社会では……しばしば起きる C. M. Worthman and M. Melby, "Toward a comparative developmental ecology of human sleep," in M. A. Carskadon, ed., *Adolescent Sleep Patterns: Biological, Social, and Psychological Influences* (New York: Cambridge University Press), 69–117; personal communication with Carol Worthman, August 8, 2006.

311 ヨーロッパにおける過去の睡眠パターンや…… A. Roger Ekirch, *At Day's Close* (New York: Norton, 2005).

312 何度かに分けて眠る習慣は…… I. Tobler, "Napping and polyphasic sleep in mammals," in D. F. Dinges and R. J. Broughton, eds., *Sleep and Alertness: Chronobiological, Behavioral, and Medical Aspects of Napping* (New York: Raven Press, 1989), 9–30.

トーマス・ウェアが、かつて……ある実験を考え出した T. A. Wehr, "In short photoperiods, human sleep is biphasic," *Journal of Sleep Research* 1:2, 103–7 (1992).

314 私たちの体内時計には……闇も不可欠である H. Ohta et al., "Constant light desynchronizes mammalian clock neurons," *Nature Neuroscience* 8:3, 267–69 (2005).

日没後にランプや明かりをつけることで…… J. M. Zeitzer et al., "Temporal dynamics of late-night photic stimulation of the human circadian timing system," *American Journal of Physiology: Regulatory, Integrative, and Comparative Physiology* 289:3, R839–44 (2005).

一〇〇ルクスほどの弱い光……ですら D. B. Boivin et al., "Dose-response relationships for resetting of human circadian clock by light," *Nature* 379, 540–42 (1996).

それに先立ってチャールズ・ツァイスラーのチームが発見していたのは…… S. B. S. Khalsa et al., "A phase response curve to single bright light pulses in human subjects," *Journal of Physiology* 549 (Pt. 3): 945–52 (2003); J. M. Zeitzer et al., "Sensitivity of the human circadian pacemaker to nocturnal light: melatonin

phase resetting and suppression," *Journal of Physiology* 526:3, 695–702 (2000).

315 夜中にわずかの時間でも光を浴びると…… J. A. Gastel, "Melatonin production: proteasomal proteolysis in serotonin N-acetyltransferase regulation," *Science* 279, 1358–60 (1998).

316 世界を半周すると…… C. Dunlop and J. Cortazar in *Los Autonautas de la Cosmopista o un Viage Atemporal* (1983), quoted in Russell Foster and Leon Kreitzman, *Rhythms of Life* (London: Profi le Books, 2004), 201.

ある研究でメナカーらは…… S. Yamazaki et al., "Resetting central and peripheral circadian oscillators in transgenic rats," *Science* 288, 682 (2000); personal communication with Michael Menaker, March 2005.

317 ブリストル大学のチョウ・カンウクは…… Kwangwook Cho, "Chronic 'jet lag' produces temporal lobe atrophy and spatial cognitive deficits," *Nature Neuroscience* 4:6, 567–68 (2001); K. Cho et al., "Chronic jet lag produces cognitive deficits," *Journal of Neuroscience* 20, RC66 (2000).

318 アメリカの総労働人口の一五パーセントほどが夜間…… Bureau of Labor Statistics, "Workers on flexible and shift schedules in 2004 summary," www.bls.gov/news.release/fl ex.nr0.htm, retrieved October 16, 2006.

夜勤が身体に与える影響を確かめるため J. Arendt, "Shift-work: adapting to life in a new millennium," presentation at the 2002 meeting of the Society for Sleep Research and Biological Rhythms, Amelia Island, Florida; personal communication with Josephine Arendt, March 21, 2005.

320 看護師保健調査による女性七万八五〇〇人を対象にした研究では E. S. Schernhammer et al., "Rotating night shifts and risk of breast cancer in women participating in the Nurses' Health Study," *Journal of the National Cancer Institute* 93:20, 1563–68 (2001); E. S. Schernhammer et al., "Night-shift work and risk of colorectal cancer in the Nurses' Health Study," *Journal of the National Cancer Institute* 95:11, 825–28 (2003).

日本の研究者たちが男性一万四〇〇〇人以上を対象に調査し…… T. Kubo et al., "Prospective cohort study of the risk of prostate cancer among rotating-shift workers: findings from the Japan collaborative cohort study," *American Journal of Epidemiology* 164:6, 549–55 (2006).

交代勤務条件を再現するため概日リズムを操作したマウス実験 L. Fu et al., "The circadian gene *Period2* plays an important role in tumor suppression and DNA-

damage response in vivo," *Cell* 111, 41–50 (2002); M. Rosbash and J. S. Takahashi, "The cancer connection," *Nature* 420, 373–74 (2002).

二〇〇六年の研究でウィリアム・ルシェスキーと同僚のパトリシア・ウッドは　P. A. Wood et al., "Circadian clock BMAL-1 nuclear translocation gates WEE1 coordinating cell cycle progression, thymidylate synthase, and 5-fluorouracil therapeutic index," *Molecular Cancer Therapeutics* 5:8, 2023–33 (2006).

321　両者に関係があることを強く示唆する初の実験証拠　D. E. Blask et al., "Melatonindepleted blood from premenopausal women exposed to light at night stimulates growth of human breast cancer xenografts in nude rats," *Cancer Research* 65, 11174–84 (2005).

322　スリーマイル島の原子力発電所で起きた一九七九年の危機は……　*Report of the President's Commission on the Accident at Three Mile Island* (Washington, D.C.: U.S. Government Printing Office, 1979), www.pddoc.com/tmi2/kemeny/accident/htm.

チェルノブイリ原子力発電所で起きた世界最悪の事故は……　M. A. Anderson, "Living in the shadow of Chernobyl," *Science* 292, 420–21 (2001).

アメリカにおけるインターンの長時間労働は……　C. Czeisler, "Sleep: what happens when doctors do without it?," Medical Center Hour, University of Virginia, March 1, 2006; Howard Markel, "The accidental addict," *New England Journal of Medicine* 352, 966–68 (2005).

323　二〇〇四年、ハーヴァード労働時間保健安全研究所の科学者たちが……　C. Landrigan et al., "Effect of reducing interns' work hours on serious medical errors in intensive care units," *New England Journal of Medicine* 351, 1838–48 (2004).

「一七〜一九時間起きていると……　This and the following quotes are from Czeisler, "Sleep: what happens when doctors do without it?" *A 2006 study by the Harvard group:* N. Ayas et al., "Extended work duration and the risk of self-reported percutaneous injuries in interns," *Journal of the American Medical Association* 296, 1055–62 (2006).

324　原則として毎晩五〜六時間しか寝ていない人……の研究　J. K. Wyatt et al., "Circadian temperature and melatonin rhythms, sleep, and neurobehavioral function in humans living on a 20-h day," *American Journal of Physiology* 277:4 (part 2), R1152–63 (1999).

二〇〇五年、ツァイスラーのチームは……　L. K. Barger et al., "Extended work shifts and the risk of motor vehicle crashes among interns," *New England Journal of Medicine* 352, 125–34 (2005).

「これだけの証拠があるのですから……　personal communication, Christopher Landrigan, October 2006.

325　二〇〇六年にランドリガンが行なった研究によると　C. P. Landrigan et al., "Interns' compliance with accreditation council for graduate medical education workhour limits," *Journal of the American Medical Association* 296:9, 1063–70 (2006).

この種の「生活改善薬」は実際に存在し　J. K. Walsh, "Modafinil improves alertness, vigilance, and executive function during simulated night shifts," *Sleep* 27:3, 434–39 (2004).

326　必ず薬効を現わすとも限らない　C. A. Czeisler et al., "Modafinil for excessive sleepiness associated with shift-work sleep disorder," *New England Journal of Medicine* 353:5, 476–86 (2005).

夜間労働者のミス……がピークを見せる時間帯である　Dement and Vaughan, *The Promise of Sleep,* 107; Foster and Kreitzman, *Rhythms of Life,* 12; Michael Smolensky and Lynne Lamberg, *The Body Clock Guide to Better Health* (New York: Holt, 2000), 133.

327　「神は初めて時を分けし者を呪う　Quoted in Foster and Kreitzman, *Rhythms of Life,* 12.

328　二〇〇五年、科学者は……「光格子」時計をつくりだした　M. Takamoto et al., "An optical lattice clock," *Nature* 435, 321–24 (2005).

329　ヴァージニア・ウルフも書いたように　Letter to Gerald Brennan, December 25, 1922, in Nigel Nicolson and Joanne Trautmann, eds., *The Letters of Virginia Woolf,* vol. 2 (New York: Harcourt, 1976), 598.

すべての体内時計の深奥には　L. Shearman et al., "Interacting molecular loops in the mammalian circadian clock," *Science* 288, 1013–19 (2000).

からだの一日《いちにち》
あなたの24時間を医学・科学で輪切りにする
2009年10月25日　初版発行
2011年 5 月31日　再版発行
＊
著　者　ジェニファー・アッカーマン
訳　者　鍛《かじ》原《はら》多《た》恵《え》子《こ》
発行者　早　川　　浩
＊
印刷所　三松堂株式会社
製本所　大口製本印刷株式会社
＊
発行所　株式会社　早川書房
東京都千代田区神田多町2−2
電話　03-3252-3111（大代表）
振替　00160-3-47799
http://www.hayakawa-online.co.jp
定価はカバーに表示してあります
ISBN978-4-15-209080-5　C0045
Printed and bound in Japan